H. Kittler, E. Riedl, W. Weninger

Die 100 wichtigsten Hauterkrankungen

Harald Kittler
Elisabeth Riedl
Wolfgang Weninger

Die 100 wichtigsten Hauterkrankungen

facultas

Bibliografische Information der Deutschen Nationalbibliothek
Die Deutsche Nationalbibliothek verzeichnet diese Publikation in der Deutschen Nationalbibliografie; detaillierte bibliografische Daten sind im Internet über http://dnb.d-nb.de abrufbar.

Abbildungen: © Medizinische Universität Wien
Lektorat: Facultas Verlags- und Buchhandels AG
Umschlaggestaltung, Typografie und Satz: Florian Spielauer, Wien
Druck: Finidr, Tschechien
ISBN 978-3-7089-2314-7 (Print)
ISBN 978-3-99111-781-0 (E-Pdf)

TREE ONE FOR TITLE
Mit der Erscheinung dieses Buches haben wir **zusammen mit der Druckerei FINIDR** einen neuen Baum gepflanzt.

FSC www.fsc.org
MIX
Papier aus verantwortungsvollen Quellen
FSC® C014138

Vorwort

Die Vielfalt der Erscheinungsbilder dermatologischer Erkrankungen kann überwältigend sein. Ein Lehrbuch für Dermatologie enthält Tausende Krankheitsbezeichnungen und diese Opulenz hinterlässt bei Studierenden oft den Eindruck der Unzugänglichkeit. Hinzu kommt das weitverbreitete Missverständnis, dass Hauterkrankungen zwar unangenehm, aber im Vergleich zu anderen Erkrankungen weniger bedrohlich sind und dass es nur begrenzte Therapiemöglichkeiten gibt. Beide Aussagen sind hartnäckige Vorurteile und könnten nicht falscher sein. Hauterkrankungen können lebensbedrohlich sein oder wichtige Hinweise für schwere Erkrankungen anderer Organe liefern und die Dermatologie ist ein häufiges Einsatzgebiet für moderne, zielgerichtete Therapien.

Zudem liegen die Hauterscheinungen offen zutage und sind für jedermann ohne großen apparativen Aufwand sichtbar. Nun ist leider die Anschauung ohne Wissen leer und es fehlt während des Studiums oder während der Ausbildung zum Allgemeinmediziner oft die Zeit, sich dieses Wissen anzueignen und sich eingehender mit Hauterkrankungen zu befassen. Die zunehmende Dichte der Ausbildungsinhalte und berechtigte Ansprüche anderer Fächer verkürzen die Zeit, die für die Dermatologie zur Verfügung steht. Wir haben uns daher gefragt, was das Minimum an Wissen über Hauterkrankungen ist, das notwendig ist, um einerseits im Studium erfolgreich zu sein und andererseits die wichtigsten Hauterkrankungen, mit denen man im medizinischen Alltag in Berührung kommen könnte, erkennen zu können.

Herausgekommen ist eine kompakte Darstellung von 100 Hauterkrankungen, die entweder häufig oder bedrohlich sind. Da wir der Auffassung sind, dass wir immunologische, pathophysiologische oder genetische Grundlagen hier nicht vermitteln müssen, sondern voraussetzen können, haben wir die Erkrankungen in Form von prägnanten Steckbriefen dargestellt. Bilder sind dabei das wichtigste Mittel der Darstellung, denn die Dermatologie lebt von der visuellen Betrachtung. Bilder sind aber auch aus datenschutzrechtlicher Sicht problematisch, da sie Patient:innen exponieren. Die Bilder stammen aus dem Fundus der Universitätsklinik für Dermatologie in Wien und viele Aufnahmen aus der Sammlung von Univ.-Prof. Klaus Wolff, dem langjährigen Leiter der Klinik, der seine Diasammlung vor seinem Tod an einen der Autor:innen übergeben hat. Wir sind ihm dafür zu tiefem Dank verpflichtet. Außerdem möchten wir uns bei Andreas Ebner bedanken, der die meisten Bilder aufgenommen und bearbeitet hat, sowie bei Murat Cavdar für das Heraussuchen von Bildern.

Um die Anonymität der Patient:innen zu wahren, haben wir in den Fällen, wo eine Darstellung von Gesichtern zur Präsentation der Erkrankung unumgänglich ist, auf modernste Mittel zurückgegriffen. Wir haben künstliche Intelligenz (KI) eingesetzt, um die Gesichter der Patient:innen durch KI-generierte Gesichter zu ersetzen. So war es möglich, auf schwarze Balken oder andere störende optische Eingriffe zu verzichten. Soweit es die kompakte Form der Darstellung zuließ, haben wir ferner darauf geachtet, Hauterkrankungen bei Personen unterschiedlicher Hautfarbe zu präsentieren. Insbesondere die Vermittlung der Kenntnis der Erscheinungsformen entzündlicher Erkrankungen auf dunkler Haut war uns ein wichtiges Anliegen.

Dieses Buch ist kein all umfassendes Lehrbuch. Es beschränkt sich auf eine Auswahl von 100 Erkrankungsentitäten, wobei der Einschluss oder Ausschluss der ein oder anderen Erkrankung diskutiert werden kann. Es soll Studierenden, Allgemeinmediziner:innen und Ärzt:innen anderer Fächer innerhalb der kurzen Zeit, die uns heutzutage für das Studium zur Verfügung steht, einen kompakten Überblick über die wichtigsten Hauterkrankungen geben. Das Buch stellt, wenn man so will, das praktisch bewältigbare theoretische Minimum dar und wir haben versucht, dieses Minimum in einer Form zu präsentieren, die weder unter- noch überfordert.

Wien, im Mai 2024

Harald Kittler
Elisabeth Riedl
Wolfgang Weninger

Inhalt

Acanthosis nigricans

Acanthosis nigricans ist ein Reaktionsmuster der Haut, bei dem es zu einer Verdickung (Akanthose) und Verfärbung (Hyperpigmentierung) der Epidermis kommt und das klinisch durch samtartige, hyperkeratotische und bräunliche bis gräuliche Veränderungen, insbesondere in den intertriginösen Arealen, gekennzeichnet ist.

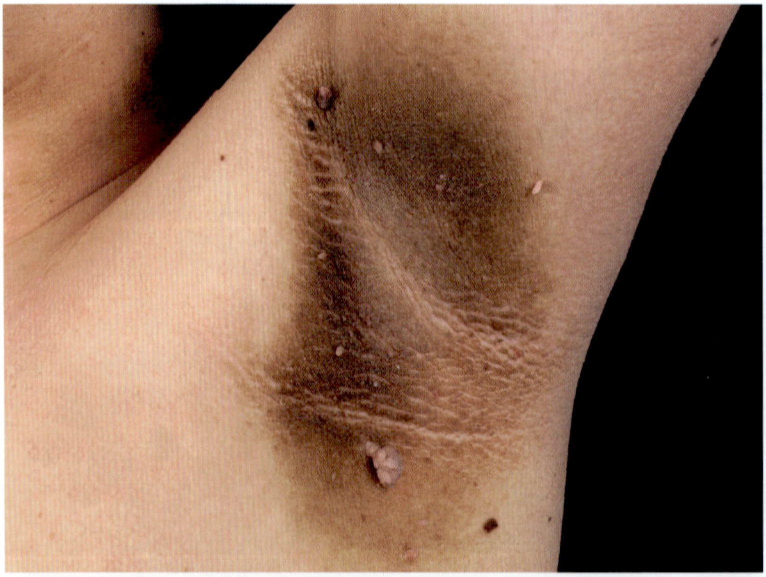

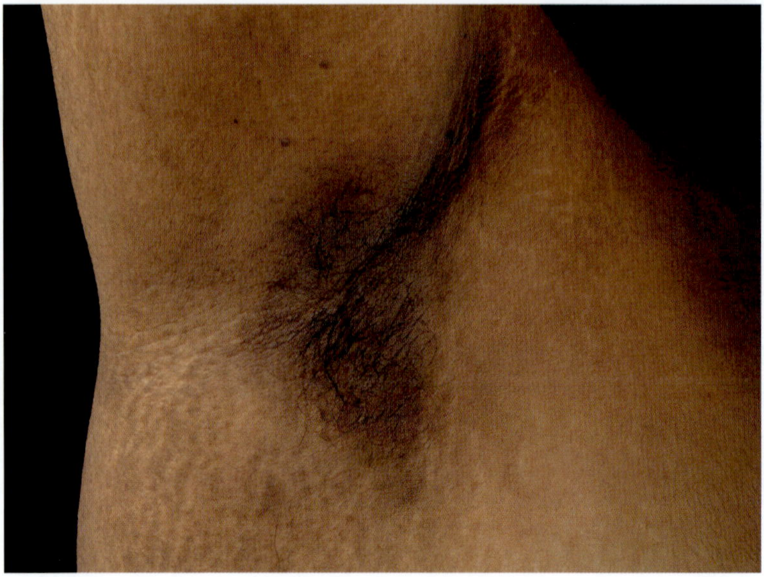

Acanthosis nigricans auf heller Haut und dunkler Haut: In beiden Fällen sieht man axillär eine flächige verruköse Hyperpigmentierung.

Epidemiologie: Die Prävalenz der Erkrankung variiert je nach Hauttyp bzw. ethnischer Herkunft. Acanthosis nigricans ist selten bei Personen mit heller (Prävalenz <1%) und häufiger bei Personen mit dunkler Hautfarbe (> 10%).

Risikogruppen und Risikofaktoren: Personen mit Adipositas, Diabetes mellitus oder anderen endokrinen Erkrankungen sowie Malignomen (v.a. Adenokarzinomen); gelegentlich besteht eine familiäre Häufung.

Ätiologie und Pathophysiologie: Wachstumsfaktoren wie „insulin-like growth factor" oder „epidermal growth factor" führen zur Hyperproliferation der Epidermis. Eine vermehrte Produktion dieser Wachstumsfaktoren kann einerseits Folge endokriner oder parakriner Stimuli sein, andererseits können Tumore Wachstumsfaktoren produzieren.

Klinische Beschreibung und Symptome: symptomlose, flächige, samtartige, verruköse Hyperpigmentierung mit Bevorzugung der intertriginösen Areale und des Nackens. Gelegentlich finden sich in diesen Arealen warzige Papillome und weiche Fibrome (vor allem axillär und inguinal).

Prädilektionsstellen: intertriginöse Areale (axillär, inguinal, submammär), Hals und Nacken, Beugen

Diagnosestellung: Die Diagnose wird meist aufgrund der typischen klinischen Präsentation gestellt. Eine Tumorsuche ist dann sinnvoll, wenn andere Ursachen (Adipositas, Diabetes, familiär gehäuftes Auftreten) ausgeschlossen wurden oder wenn die Erkrankung sehr stark ausgeprägt ist.

Dermatopathologie: Akanthose und Papillomatose der Epidermis mit Hyperkeratose und Hyperpigmentierung der basalen Keratinozyten

Sonderformen: Cutis verticis gyrata (exzessive Proliferation der Kopf- und Nackenhaut) und „tripe palms" (Hyperkeratose und Papillomatose der Handflächen und Fußsohlen) werden zwar von den meisten Autor:innen als eigenständige Krankheitsbilder gesehen, können aber durchaus als Teil des Spektrums der Acanthosis nigricans betrachtet werden, da sie gelegentlich gemeinsam auftreten und ähnliche Ursachen zu haben scheinen.

Differentialdiagnosen: bei typischer Ausprägung keine, ansonsten andere Formen der Hyperpigmentierung

Therapie: Behandlung der Grunderkrankung wie zum Beispiel des zugrunde liegenden Diabetes mellitus bzw. eines eventuell bestehenden Tumors. Zu empfehlen ist eine Reduktion des Körpergewichts. Sowohl die Lokaltherapie mit Tretinoin oder Calcipotriol als auch eine systemische Therapie mit Retinoiden wird gelegentlich empfohlen, ist aber von fraglichem Wert.

Verlauf: chronisch persistierend

Das, A., Datta, D., Kassir, M. et al. (2020): Acanthosis nigricans: A review. J. Cosmet. Dermatol. 19: 1857–1865. https://doi.org/10.1111/jocd.13544

Akne

Akne ist ein Sammelbegriff für Erkrankungen des Haarfollikels und der darin mündenden Talgdrüsen, die zusammengenommen aufgrund ihrer nahen anatomischen und funktionellen Beziehung auch als pilosebazäre Einheit bezeichnet werden. Akne ist eine vorwiegend in der Adoleszenz auftretende, multifaktorielle Erkrankung, die in leichten Fällen mit Komedonen und Pusteln (Acne vulgaris, Acne papulopustulosa) und in schwereren Fällen mit Zysten und Knoten (Acne nodulocystica, Acne conglobata) einhergeht.

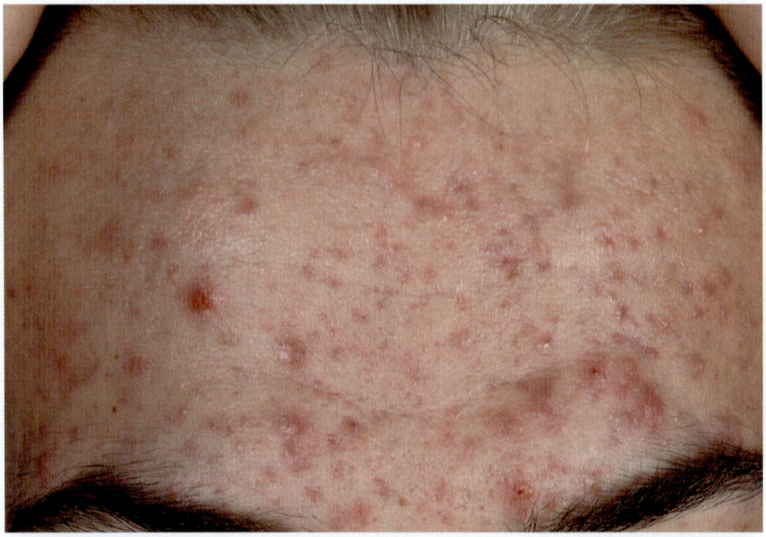

Acne vulgaris auf heller Haut: entzündliche Papeln, Pusteln und vereinzelte Komedonen im Stirnbereich

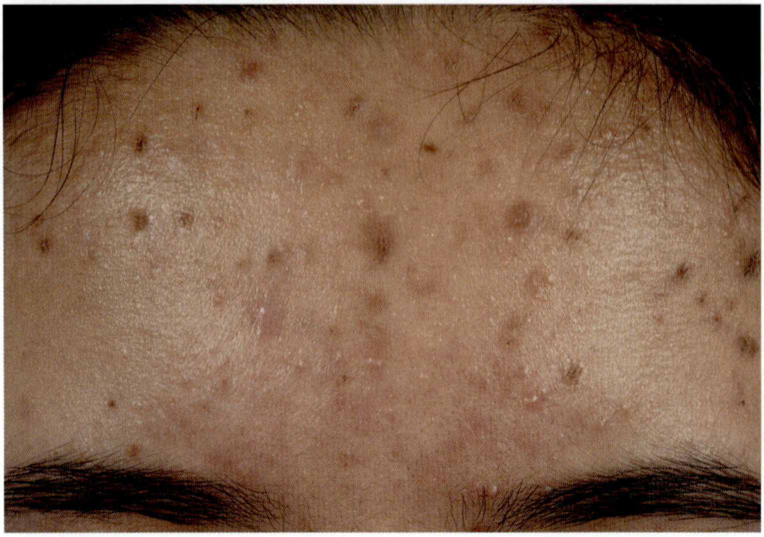

Acne vulgaris auf dunkler Haut: Pusteln, exkoriierte Papeln, zum Teil hyperpigmentiert, im Stirnbereich

Epidemiologie: Es wird geschätzt, dass mehr als 80 % aller Jugendlichen von der Erkrankung betroffen sind, wobei es sich meistens um leichte Fälle handelt. Junge Männer sind in der Regel häufiger und schwerer betroffen als junge Frauen. Die Prävalenz der Erkrankung nimmt mit steigendem Lebensalter ab, wobei die Erkrankung im Erwachsenenalter, anders als in der Adoleszenz, häufiger bei Frauen als bei Männern auftritt.

Risikogruppen und Risikofaktoren: Außer bei Jugendlichen kommt die Erkrankung vermehrt bei Personen mit in Folge einer Stoffwechselstörung gesteigerten Androgenproduktion vor, sowie bei Personen, die Substanzen mit androgenisierender Wirkung einnehmen.

Ätiologie und Pathophysiologie: Bei Akne handelt es sich um ein multifaktorielles Geschehen, wobei sich die verschiedenen Faktoren gegenseitig bedingen und auf komplexe Weise zusammenspielen, so dass die individuelle Ausprägung, je nachdem welcher Faktor überwiegt, sehr stark variieren kann. Am Anfang der Kaskade steht eine Hyperkeratinisierung des Infundibulums des Haarfollikels, welche im Zusammenspiel mit der hormonell gesteuerten vermehrten Talgproduktion zu einer Talgretention im Follikel und damit zur Bildung von Komedonen führt. Danach kommt es, möglicherweise angetrieben durch die Besiedelung durch das anaerobe Bakterium *Cutibacterium acnes*, zur Einschmelzung des Inhalts der Komedonen, zur Pustelbildung und einer begleitenden Entzündung. Die Talgretention kann so ausgeprägt sein, dass Zysten entstehen. Platzen die Zysten, kann es zu tiefen, abszedierenden und fistulierenden Prozessen kommen.

Klinische Beschreibung und Symptome: Meist findet sich eine Mischung aus offenen und geschlossenen Komedonen und Pusteln vor allem im Gesicht mit unterschiedlich starker Entzündungsreaktion. Gelegentlich ist, vor allem bei männlichen Patienten, neben dem Gesicht auch der obere Stammbereich betroffen. In schweren Fällen zeigen sich mitunter schmerzhafte, mit Eiter gefüllte Zysten und inflammierte Knoten, die auch konfluieren können. Die schwerste Form der Akne, Acne fulminans, ist durch akut auftretende, abszedierende und konfluierende Knoten sowie Allgemeinsymptome wie Fieber und Gelenkschmerzen gekennzeichnet.

Prädilektionsstellen: Gesicht, oberer Brust- und Rückenbereich (insbesondere bei Männern)

Diagnosestellung: Die Diagnose wird nahezu ausschließlich anhand der Klinik gestellt.

Sonderformen: Acne comedonica (kaum Entzündung, vor allem Komedonen), Acne fulminans (schwere Verlaufsform mit Allgemeinsymptomen), Acne cosmetica und persistierende Akne des Erwachsenen (meist bei Frauen auftretende, persistierende Akne, die durch Kosmetika und Manipulation verschlechtert wird), Acne excoriée (durch Manipulation aggravierte Akne), Acne conglobata im Rahmen eines follikulären Okklusionssyndroms (Acne conglobata, Folliculitis decalvans, Hidradenitis suppurativa und Pilonidalsinus)

Differentialdiagnosen: Rosazea, akneiforme Arzneimittelreaktionen, bakterielle Follikulitis, Chlorakne (durch halogenierte aromatische Kohlenwasserstoffe ausgelöste akneiforme Eruption), Neugeborenenakne (durch Besiedelung mit Malassezia ausgelöste akneiforme Eruption in den ersten Lebensmonaten)

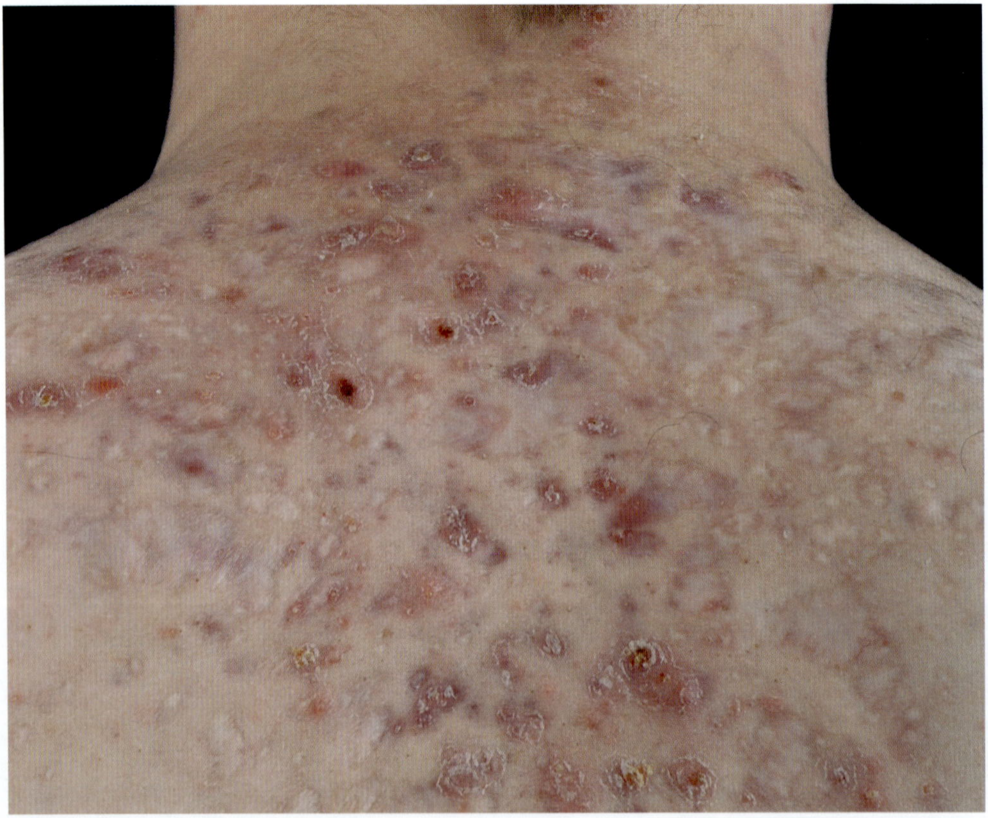

Acne conglobata mit Vernarbung: erythematöse Knoten mit Serokrusten, Komedonen und Narben

Therapie: Die Therapie der Akne umfasst komedolytische Maßnahmen (z. B. durch topische Retinoide), topische antiseptische Substanzen (Benzoylperoxid, Azelainsäure), antibiotische Therapien (topisch mit Erythromycin oder Clindamycin oder systemisch mit Tetrazyklinen), antiandrogene Therapien (nur bei Frauen) und schließlich die systemische Retinoidtherapie mit Isotretinoin, die insgesamt die effizienteste Therapieform ist. Bei Acne fulminans werden kurzfristig systemisch Kortikosteroide verabreicht.

Verlauf: Akne hat einen chronisch-rezidivierenden Verlauf mit Phasen der Besserung, die dann wieder von Krankheitsschüben unterbrochen werden können. In der Regel klingt die Erkrankung im Laufe der Adoleszenz ab, kann aber in Ausnahmefällen auch länger persistieren (siehe Sonderformen). Knoten und Zysten neigen zur Narbenbildung.

Hywel, C. W., Dellavalle, R. P., Garner, S. (2012): Acne vulgaris. The Lancet 379, Issue 9813: 361–372. https://doi.org/10.1016/S0140-6736(11)60321-8

Bhate, K., Williams, H. C. (2013): Epidemiology of acne vulgaris. British Journal of Dermatology 168(3), 474–485. https://doi.org/10.1111/bjd.12149

Huang, C.-Y., Chang, I.-J., Bolick, N., Hsu, W.-T., Su, C.-H., Hsieh, T.-S., Huang, I.-H., Lee, C.-C. (2023): Comparative Efficacy of Pharmacological Treatments for Acne Vulgaris: A Network Meta-Analysis of 221 Randomized Controlled Trials. The Annals of Family Medicine 21(4), 358–369. doi: 10.1370/afm.2995

Aktinische Keratosen und Morbus Bowen

Aktinische Keratosen und Morbus Bowen sind keratinozytäre Neoplasien der Haut, die von manchen Autor:innen als Präkanzerosen, von anderen als nicht-invasive Plattenepithelkarzinome interpretiert werden.

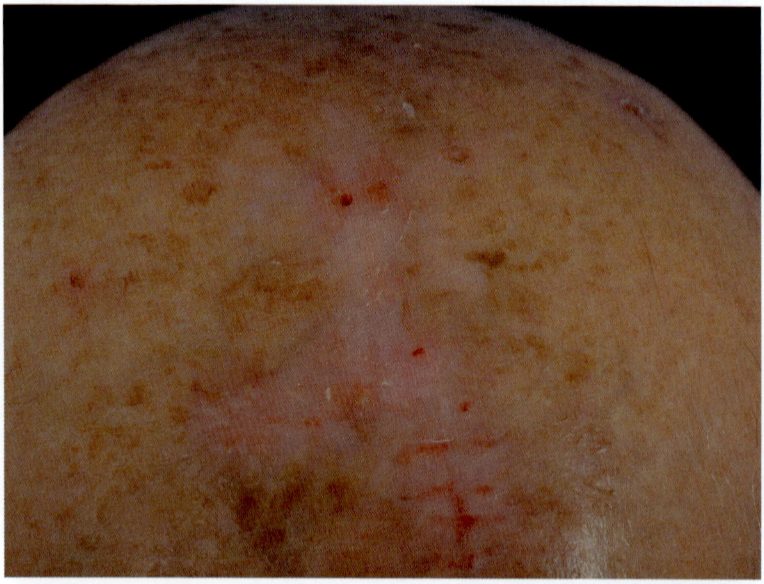

Aktinische Keratosen: multiple, weißliche, hyperkeratotische Herde auf sonnengeschädigter Haut

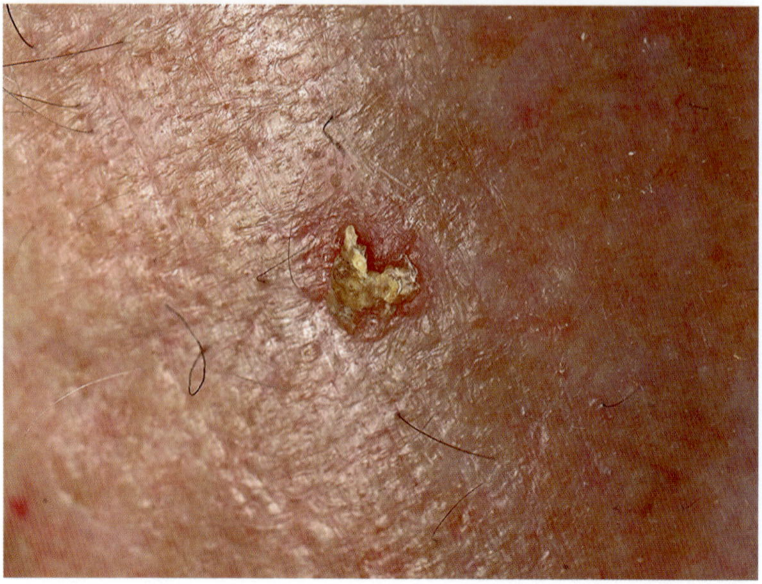

Aktinische Keratose: flacher, weißlicher, hyperkeratotischer Herd mit geröteter Umgebung

Epidemiologie: sehr häufig, vor allem bei Personen mit heller Haut. Es wird geschätzt, dass in einer vulnerablen Bevölkerung mit heller Haut ab dem 50. Lebensjahr 50 % aller Männer und 30 % aller Frauen betroffen sind.

Risikogruppen und Risikofaktoren: Bei aktinischen Keratosen und Morbus Bowen handelt es sich um Erkrankungen im höheren Lebensalter, die vor allem Personen mit heller Haut und mit chronischer UV-Exposition betreffen. Männer sind häufiger betroffen als Frauen. Ein erhöhtes Risiko besteht auch bei Immunsuppression (z. B. nach Organtransplantation).

Ätiologie und Pathophysiologie: Karzinogene wie UV-Licht führen zu somatischen Mutationen in Keratinozyten. Andere physikalische Karzinogene wie Röntgenstrahlen oder Chemikalien (z. B. Arsen) spielen heutzutage eine untergeordnete Rolle. Während UV-Licht das wichtigste Karzinogen für aktinische Keratosen darstellt, kann Morbus Bowen auch durch humane Papillomaviren (HPV) ausgelöst werden.

Klinische Beschreibung und Symptome: Aktinische Keratosen treten in der Regel multipel auf und finden sich obligat vor dem Hintergrund UV-geschädigter Haut. Die einzelnen Läsionen sind durch hyperkeratotische, weißliche Herde auf gerötetem Grund gekennzeichnet, die bei Betastung rau erscheinen. Die Läsionen sind zuerst flach und werden dann verrukös. Bei geringer Entzündungsreaktion sind sie besser tastbar als sichtbar. Morbus Bowen tritt klinisch als gerötete Plaque mit irregulärer Schuppung in Erscheinung.

Dermatoskopie: aktinische Keratose: Schuppung, Erythem, weiße Kreise um Follikelöffnungen; Morbus Bowen: Schuppung, knäuelartige Gefäße; pigmentierter Morbus Bowen: strukturlos braun sowie graue oder braune Punkte, die gelegentlich linear angeordnet sind

Prädilektionsstellen: chronisch UV-exponierte Areale, außer jene Formen des Morbus Bowen, die durch HPV und nicht durch UV ausgelöst werden. Diese finden sich bevorzugt genital oder periungual.

Diagnosestellung: klinisch und dermatoskopisch, im Zweifelsfall bioptisch

Sonderformen: Genital lokalisierte, in der Regel HPV-induzierte intraepidermale Neoplasien werden auch als „bowenoide Papeln" oder, bei Lokalisation an der Glans penis, als Erythroplasie bezeichnet.

Histopathologie: Hyper- und Parakeratose mit Differenzierungsstörung der Epidermis und basal dicht gedrängten, teilweise atypischen Keratinozyten

Sonderformen: pigmentierte aktinische Keratosen, pigmentierter M. Bowen, aktinische Cheilitis (aktinische Keratose der Lippe), bowenoide Papel (HPV-induziert, Genitalbereich), Erythroplasie (Glans penis und Vulva, HPV-induziert), Arsenkeratosen

Differentialdiagnosen: Basalzellkarzinome, schuppende entzündliche Erkrankungen wie Ekzem, kutaner Lupus oder Psoriasis

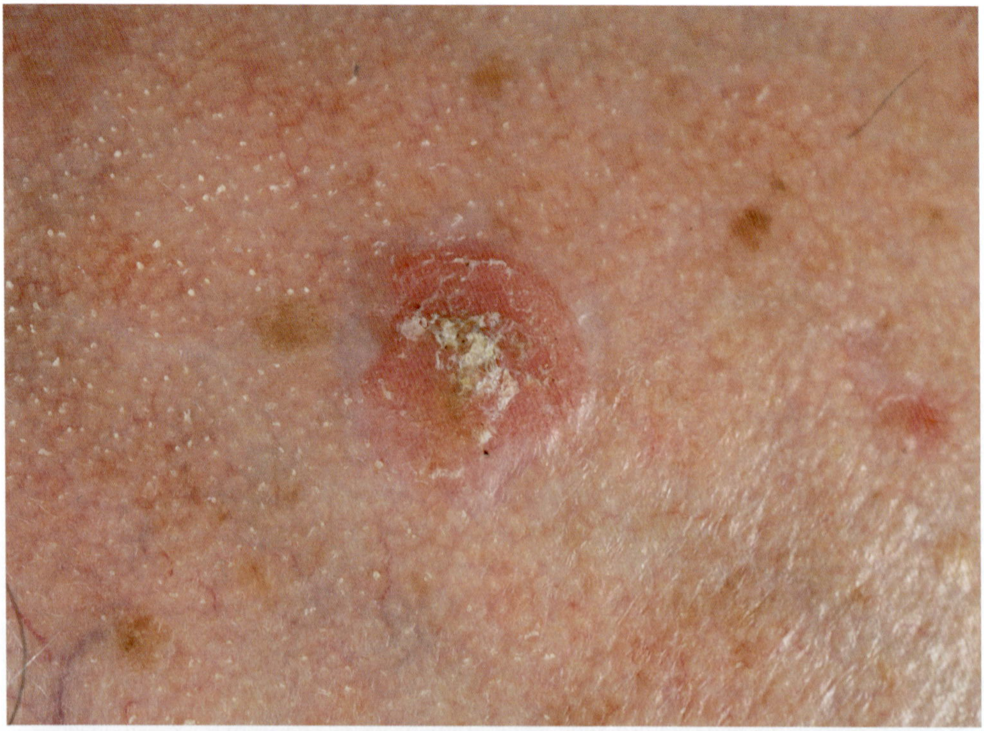

Morbus Bowen, Klinik: rötliche Plaque mit festhaftender Schuppung

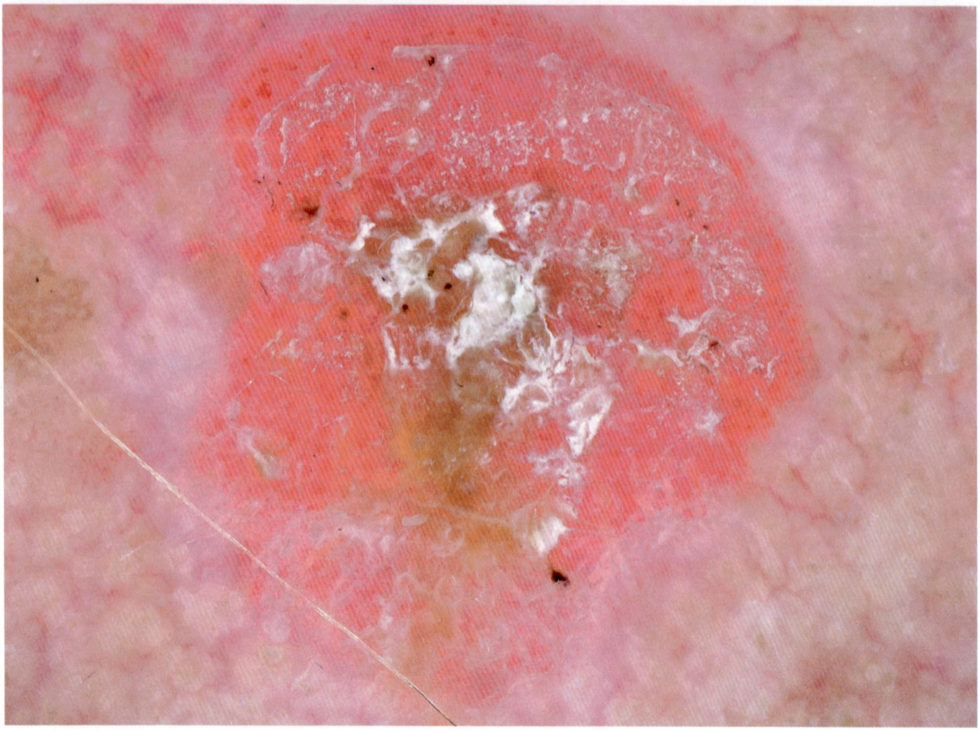

Morbus Bowen, Dermatoskopie: gelblich-weiße Schuppung, knäuelartige Gefäße

Therapie: Kryotherapie, bei aktinischen Keratosen auch Lokaltherapie mit Diclofenac oder 5-Fluoruracil, fotodynamische Therapie, lokale Immuntherapien mit Imiquimod, chirurgische Entfernung

Verlauf: Aktinische Keratosen und Morbus Bowen wachsen langsam und bleiben längere Zeit oberflächlich, können aber nach Jahren in ein invasives Plattenepithelkarzinom übergehen. Das Risiko steigt mit der Anzahl der Herde. Manche aktinischen Keratosen bilden sich infolge einer Entzündungsreaktion spontan zurück.

George, C. D., Tokez, S., Hollestein, L., Pardo, L. M., Keurentjes, A. J., Wakkee, M., Nijsten, T. (2023): Longitudinal Assessment of the Prevalence of Actinic Keratosis and Extensive Risk Factor Evaluation: An Update from the Rotterdam Study. J. of Investigative Dermatology 143(11), 2193–2203. e12, ISSN 0022-202X, https://doi.org/10.1016j.jid.2023.02.042

Worley, B., Harikumar, V., Reynolds, K. et al. (2023): Treatment of actinic keratosis: a systematic review. Arch. Dermatol. Res. 315, 1099–1108. https://doi.org/10.1007/s00403-022-02490-5

Albinismus (okulokutaner)

Der Begriff okulokutaner Albinismus (OCA) beschreibt eine genetisch heterogene Gruppe vorwiegend autosomal rezessiv-vererbter Erkrankungen mit teilweisem oder vollständigem Defekt der Melaninsynthese und daraus folgender Hypopigmentierung der Haut, Haare und Augen, die bei schweren Varianten auch mit Sehstörungen verbunden sind. Man unterscheidet je nach betroffenem Gen verschiedene Typen. Derzeit sind 7 Typen bekannt, OCA1 bis OCA7, wobei OCA1 und OCA2 den Großteil der Fälle ausmachen.

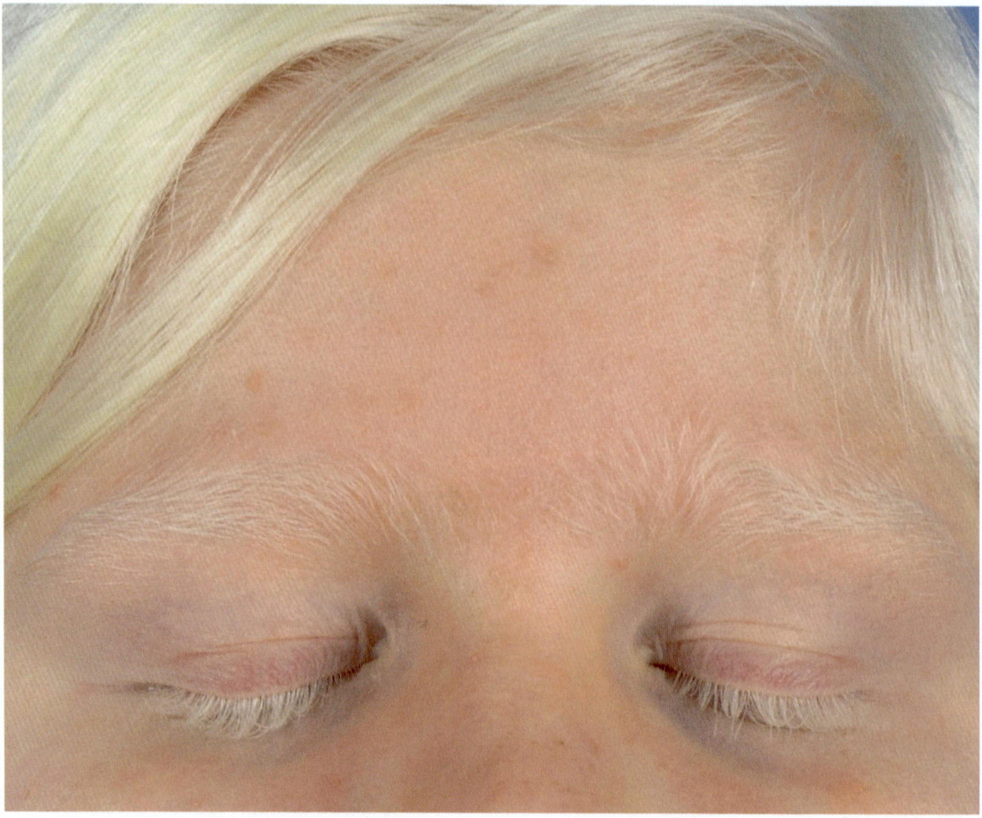

OCA: Haut-Fototyp 1 mit Hypopigmentierung der Kopf- und Gesichtsbehaarung

Epidemiologie: Die Prävalenz von OCA1 wird in der Literatur mit 1:20.000 bis 1:40.000 angegeben. OCA2 ist der häufigste Subtyp, insbesondere in Afrika, wo die Prävalenz je nach Region von 1:15.000 bis 1:1.500 reicht. Es muss allerdings in Betracht gezogen werden, dass die Erkrankung in einer dunkelhäutigen Mehrheitsbevölkerung auffälliger ist als in einer Bevölkerung mit vorwiegend heller Hautfarbe, was ein Grund sein könnte, warum OCA2 in Afrika häufiger diagnostiziert wird als anderswo.

Ätiologie und Pathophysiologie: OCA1 wird durch Mutationen im Tyrosinase-Gen hervorgerufen, wodurch die Tyrosinaseaktivität fehlt (OCA1A) oder vermindert ist (OCA1B). Infolgedessen kann Tyrosin nicht mehr zu Melanin umgewandelt werden. OCA2 entsteht durch Mutationen im OCA2-Gen (früher P-Gen). Dabei handelt es sich um ein Membranprotein, das für den Transport von Tyrosin in Melanozyten benötigt wird.

Klinische Beschreibung und Symptome: Je nach Schwere des Defekts fehlt die Pigmentierung vollständig oder ist mehr oder weniger stark vermindert. Bereits bei der Geburt findet sich eine diffuse Hypopigmentierung der Haut und der Haare. Bei vollständigem Synthesedefekt ist die Haut rosa, die Haare sind weiß und die Iris ist nahezu unpigmentiert, was bei Lichteinfall den rötlichen Augenhintergrund durchschimmern lässt. Es besteht eine Fotophobie und die betroffenen Personen können unter schweren Sehstörungen leiden. Meist findet sich ein Nystagmus. Diese schwere Ausprägung ist allerdings selten. Häufiger besteht eine mehr oder weniger hohe Restaktivität der Melaninsynthese. In diesen Fällen finden sich in der Regel blaue oder sogar braune Augen und die Haare sind blond oder rötlich, da das rötliche Phäomelanin weniger stark vom Synthesedefekt betroffen ist als das schwarze Eumelanin. Das Erscheinungsbild kann auch innerhalb der Subtypen je nach Mutation variieren. Bei milden Varianten ohne Sehstörungen verschwimmt die Grenze zwischen Krankheit und Normalzustand. So ist zum Beispiel die helle Haut und das blonde Haar bei Nordeuropäern auf Mutationen in Genen zurückzuführen, die auch für OCA verantwortlich sind.

Diagnosestellung: Die Diagnose wird in der Regel klinisch gestellt, im Zweifelsfall erfolgt der Nachweis des Gendefekts durch Sequenzierung.

Sonderformen: Eine Sonderform von OCA1B ist durch eine Temperatursensitivität der Tyrosinaseaktivität gekennzeichnet, die erst ab einer Temperatur von 35 °C abnimmt. Dadurch sind Haut und Haare in kälteren Körperregionen mehr oder weniger stark pigmentiert, während wärmere Regionen unpigmentiert bleiben.

Differentialdiagnosen: andere hereditäre und erworbene Hypomelanosen

Therapie: Es ist keine kausale Therapie bekannt. Da die betroffenen Personen aufgrund der fehlenden bzw. reduzierten Pigmentierung der Haut ein erhöhtes Risiko für UV-induzierte Malignome, insbesondere für Plattenepithelkarzinome, aufweisen, ist lebenslanger UV-Schutz angezeigt.

Ma, E. Z., Zhou, A. E., Hoegler, K. M. et al. (2023): Oculocutaneous albinism: epidemiology, genetics, skin manifestation, and psychosocial issues. Arch. Dermatol. Res. 315, 107–116. https://doi.org/10.1007/s00403-022-02335-1

Allergische und irritative Kontaktdermatitis

Die Kontaktdermatitis (Kontaktekzem) ist ein Sammelbegriff für ein durch exogene Faktoren ausgelöstes, entzündliches Reaktionsmuster der Haut (Ekzemreaktion), das bei akuter Ausprägung durch ein interzelluläres Ödem der Keratinozyten (Spongiose) und Bläschenbildung gekennzeichnet ist. Bei chronischem Verlauf tritt die Spongiose in den Hintergrund und es kommt zu einer Verbreiterung der Epidermis (Akanthose) mit Schuppung. Der Begriff Dermatitis wird eher für das Akutstadium verwendet, der Begriff Ekzem eher für die chronische Verlaufsform.

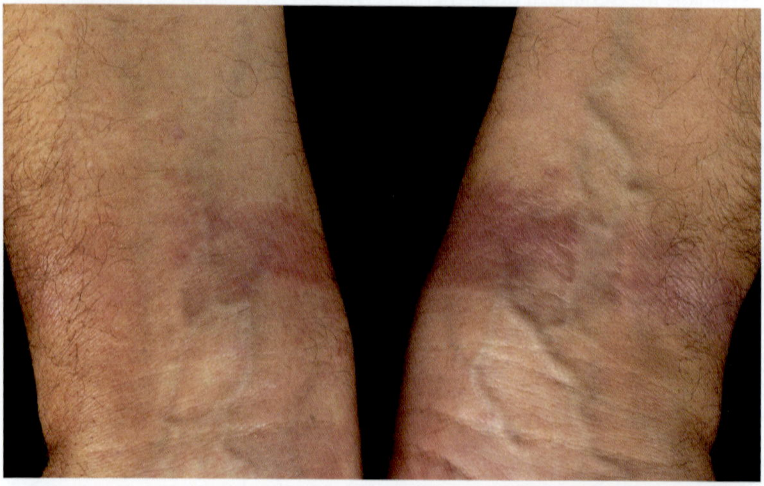

Allergisches Kontaktekzem: rötliche Papeln und Plaques nach Tragen von nickelhaltigem Schmuck (Armbanduhr)

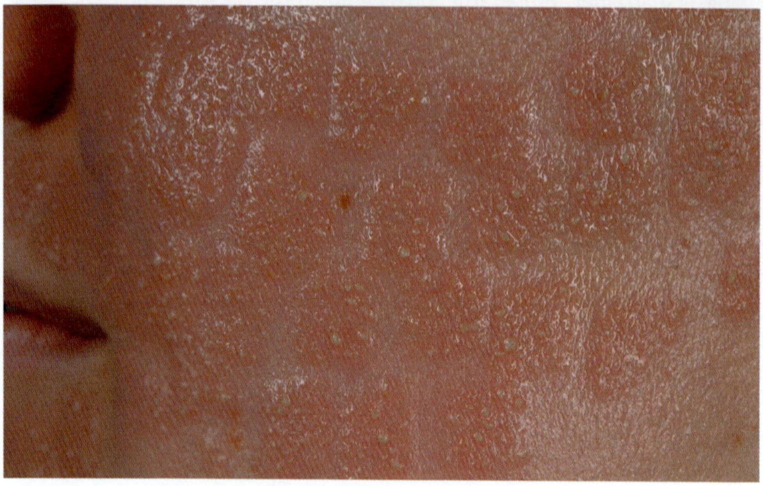

Irritative Kontaktdermatitis: scharf begrenztes Erythem mit Bläschen

Epidemiologie: Die Prävalenz der Kontaktdermatitis liegt zwischen 15–20 %, die Inzidenz zwischen 2–8 pro 100.000 Einwohner jährlich. Die irritative Kontaktdermatitis stellt mit 80 % die häufigste Form dar, bei 20 % der Betroffenen liegt eine allergische Kontaktdermatitis vor, wobei Nickel und Duftstoffe die häufigsten Kontaktallergene sind.

Risikogruppen und Risikofaktoren: Frauen und Erwachsene sind häufiger betroffen als Männer und Kinder. Risikofaktoren sind eine Vorschädigung der Hautbarriere, Tätigkeiten und Berufe, die mit einem häufigen Kontakt mit irritierenden Substanzen oder Allergenen einhergehen, sowie eine atopische Disposition.

Ätiologie und Pathogenese: Die irritative Kontaktdermatitis resultiert aus dem direkten Einwirken schädlicher Substanzen, die allergische Form entsteht durch eine T-Zell-vermittelte Immunreaktion bei wiederholtem Kontakt mit Allergenen (Sensibilisierung). Häufige Kontaktallergene sind Nickel, das z. B. in Schmuck und Gürtelschnallen vorkommt; Duftstoffe in Kosmetika und Seifen; Konservierungsmittel in Hautpflegeprodukten und Latex. Stoffe, die eine irritative Kontaktdermatitis verursachen, sind aggressive Reinigungsmittel wie Seifen und Bleichmittel, industrielle Reiniger, die Säuren und Laugen enthalten, sowie bestimmte Pflanzen, die bei direktem Kontakt Hautirritationen auslösen können.

Klinisches Erscheinungsbild: In der akuten Phase einer Kontaktdermatitis findet sich ein Erythem begleitet von Vesikeln, während in der chronischen Phase eine Verdickung der Hautstruktur, Rötungen, Schuppenbildung und Rhagaden auftreten. Ein intensiver Juckreiz ist für beide Phasen charakteristisch. Während die irritative Kontaktdermatitis strikt auf das Kontaktareal begrenzt bleibt, weist die allergische Kontaktdermatitis oft eine Ausbreitung über das ursprüngliche Kontaktareal hinaus auf (Streuung).

Prädilektionsstellen: Die am häufigsten betroffenen Körperbereiche sind die Hände, insbesondere bei berufsbedingten Fällen, das Gesicht (Kosmetika), der Hals und die Achseln (Parfüms, Deos), die Füße (Schuhmaterialien) und alle Körperstellen, die mit Schmuck, Uhren oder anderen eng anliegenden Gegenständen in Berührung kommen.

Diagnosestellung: Die Diagnose basiert auf einer gründlichen Anamnese, klinischer Untersuchung und bei Verdacht auf allergische Kontaktdermatitis einem Epikutantest. Dermatoskopisch zeigen sich gelbliche Schuppen (durch Serumeinschlüsse infolge der Spongiose), während man bei Psoriasis in der Regel weiße Schuppen sieht.

Differentialdiagnose: andere Ekzemformen wie seborrhoisches Ekzem, Psoriasis, Skabies

Sonderformen und Subtypen: fotoallergische und fototoxische Kontaktdermatitis; berufliche Kontaktdermatitis: Diese tritt bei Menschen auf, die aufgrund ihres Berufes ständig mit Reizstoffen in Kontakt kommen; typische Beispiele sind Friseur:innen, Reinigungspersonal und Bauarbeiter:innen.

Therapie: Die Behandlung umfasst die Vermeidung des auslösenden Agens, eine stadiengerechte Hautpflege-Basistherapie, topische Glukokortikoide oder Calcineurininhibitoren und in bestimmten Fällen systemische Therapie mit Alitretinoin oder Fototherapie.

Verlauf: Wird die Ursache nicht beseitigt, kann es zu chronischen Verläufen mit Beeinträchtigung der Lebensqualität kommen. Berufsbedingte Formen können einen Berufswechsel erzwingen.

Tramontana, M., Hansel, K., Bianchi, L., Sensini, C., Malatesta, N., Stingeni, L. (2023): Advancing the understanding of allergic contact dermatitis: from pathophysiology to novel therapeutic approaches. Front Med (Lausanne) 10: 1184289. doi: 10.3389/fmed.2023.1184289. PMID: 37283623; PMCID: PMC10239928

Alopecia areata

Alopecia areata (AA) ist eine Autoimmunerkrankung, bei der es zu einem nicht-vernarbenden Haarausfall kommt.

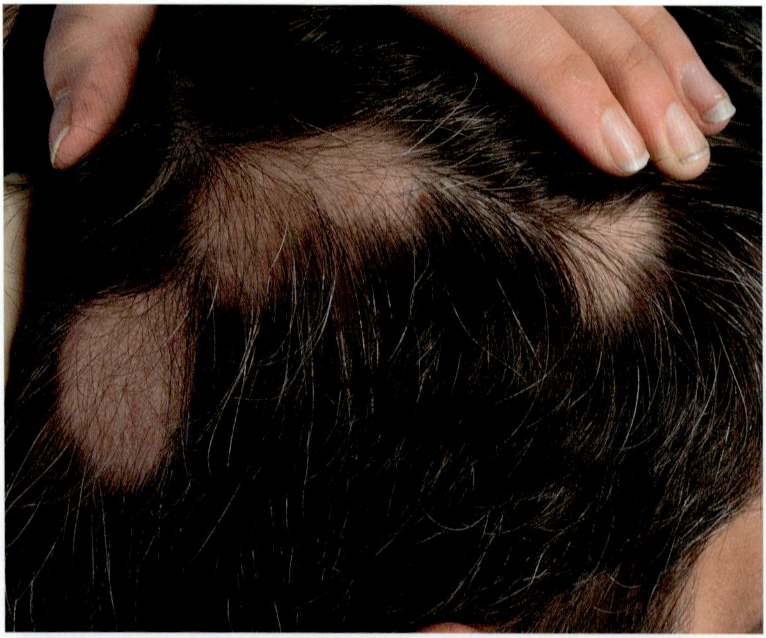

Alopecia areata: scharf begrenzte, haarlose Areale mit erhaltenen Follikelöffnungen

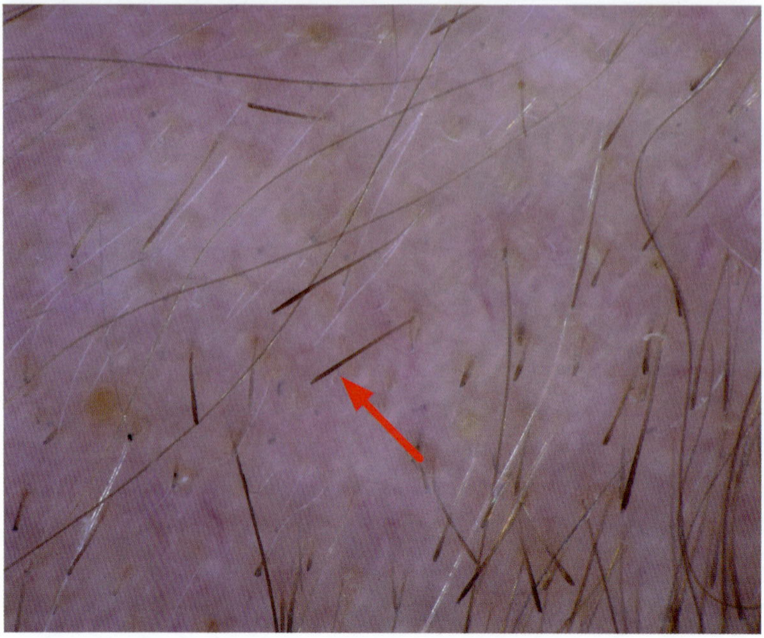

Diagnose mittels Trichoskopie: gelbe Punkte, abgebrochene Haare, „Ausrufezeichen"-Haare (Pfeil)

Epidemiologie: Die Inzidenzrate beträgt ca. 30 pro 100.000 Personen pro Jahr und die Lebenszeitprävalenz liegt bei ca. 2%. Die Erkrankung beginnt meist im jungen Erwachsenenalter und betrifft Frauen und Männer gleich häufig.

Ätiologie und Pathogenese: Der gesunde Haarfollikel ist als eine der „immunprivilegierten" Körperstellen vor Angriffen durch das Immunsystem geschützt. Bei AA wird dieses Privileg aufgehoben und autoreaktive T-Zellen infiltrieren den Haarbulbus während der Anagenphase (Wachstumsphase des Haarzyklus). Dies führt zur vorzeitigen Umwandlung von Anagenfollikel in Telogenfollikel und in weiterer Folge zum Haarausfall.

Risikogruppen und Risikofaktoren: Eine positive Familienanamnese erhöht das Risiko. Bei Verwandten ersten Grades liegt das Risiko bei etwa 5%, bei eineiigen Zwillingen bei 50%.

Klinisches Bild und Trichoskopie: relativ rasch einsetzender Haarausfall mit gut abgegrenzten, runden oder ovalen haarlosen Arealen. Die Haut darunter zeigt keine entzündlichen Veränderungen und die Follikelöffnungen bleiben sichtbar. Es kann auch zu Nagelveränderungen kommen. In der Trichoskopie finden sich gelbe Punkte, abgebrochene Haare sowie dünne, kurze Haare mit verdickten Enden, die einem Ausrufezeichen ähneln.

Prädilektionsstellen: Es können alle haartragenden Areale befallen sein, am häufigsten sind die Kopfhaut und bei Männern der Bartbereich betroffen.

Diagnosestellung: Die Diagnose wird in erster Linie klinisch, basierend auf dem typischen Erscheinungsbild gestellt. Die Trichoskopie und der Zupftest unterstützen die Diagnose. Eine Biopsie kann in unklaren Fällen notwendig sein.

Dermatopathologie: lymphozytäre Infiltrate um tiefe Anteile des Haarfollikels im Bereich des Bulbus

Differentialdiagnosen: andere Alopezien wie androgenetische Alopezie oder frontal-fibrosierende Alopezie, Tinea capitis, Trichotillomanie, sekundäre Syphilis

Subtypen und Sonderformen: Alopecia totalis: kompletter Haarverlust auf der Kopfhaut; Alopecia universalis: Haarverlust am gesamten Körper, einschließlich Augenbrauen, Wimpern und Körperbehaarung; Ophiasis: ein bandförmiges Muster des Haarverlusts am Hinterkopf

Therapie: topisch: Kortikosteroide, Minoxidil, Diphencyprone (DPCP); intraläsionale Steroidinjektionen; systemisch: Steroide, Januskinase (JAK)-Inhibitoren

Verlauf: variabel und schwer vorhersehbar. Einige Personen haben nur eine Episode, während andere rezidivierende Episoden oder dauerhaften Haarausfall haben. Früher Krankheitsbeginn, ausgedehnter Haarausfall zu Beginn und positive Familienanamnese können mit einem ungünstigeren Verlauf assoziiert sein.

Seneschal, J., Boniface, K., Jacquemin, C. (2022): Alopecia areata: Recent advances and emerging therapies. Annales de Dermatologie et de Vénéréologie 149(4), 222–227. ISSN 0151-9638, https://doi.org/10.1016/j.annder.2022.03.006

Amyloidose

Der Begriff Amyloidose bezeichnet eine heterogene Gruppe an Erkrankungen, deren gemeinsames Merkmal die Ablagerung von Amyloid im Gewebe ist. Aus Sicht der Dermatologie unterscheidet man die primär kutanen Amyloidosen (makulöse Amyloidose, Lichen amyloidosus) von den systemischen Amyloidosen. Im ersteren Fall sind die Amyloidablagerungen auf die Haut beschränkt, im letzteren Fall ist die Haut nur eines von vielen betroffenen Geweben.

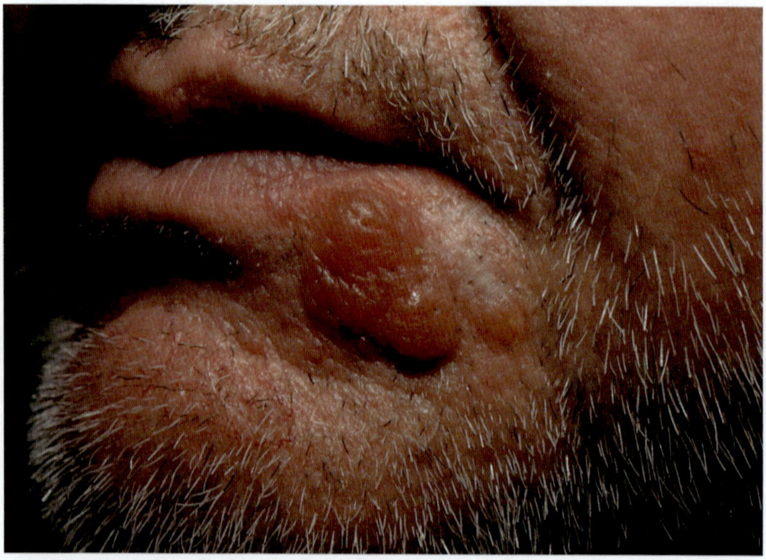

Systemische Amyloidose: hautfarbene, wachsartige Papeln und Plaques

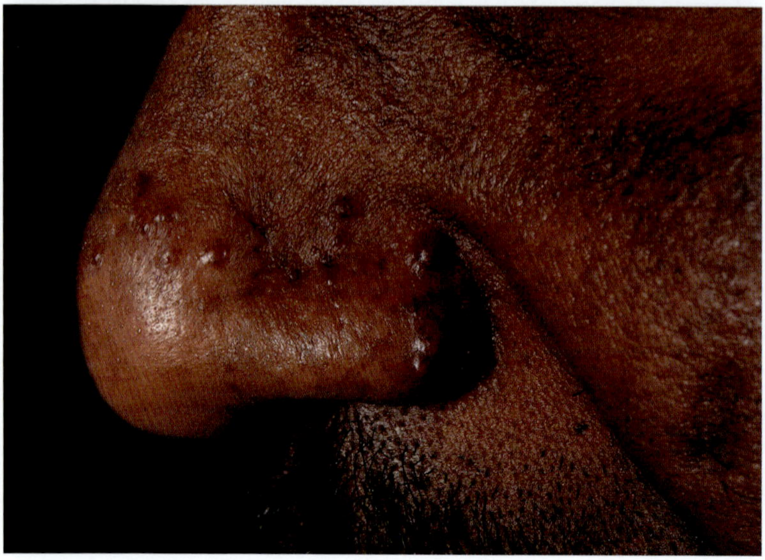

Systemische Amyloidose: hautfarbene Papeln und Knoten mit glatter Oberfläche

Epidemiologie: Primär kutane Amyloidosen sind weltweit verbreitet, treten aber häufiger bei Personen mit dunklerer Hautfarbe auf, wobei die Inzidenz in Asien und Südamerika am höchsten zu sein scheint. In manchen Regionen, insbesondere in Asien, ist die erhöhte Inzidenz auch auf Mutationen im OSMR- oder IL31RA-Gen zurückzuführen. Systemische Amyloidosen sind ebenfalls weltweit verbreitet und zeigen keine klare Präferenz für eine Personengruppe. Die jährliche Inzidenz wird auf 1:100.000 geschätzt.

Risikogruppen und Risikofaktoren: primär kutane Amyloidosen: Personen mit Mutationen im OSMR- oder IL31RA-Gen, habituelles Reiben und Kratzen; systemische Amyloidose mit Hautbefall: multiples Myelom bzw. Gammopathien (AL-Amyloid)

Ätiologie und Pathophysiologie: Amyloid selbst umfasst eine heterogene Gruppe an Substanzen, deren Hauptbestandteil fibrilläre Proteine mit β-Faltblattstruktur sind, die aus unterschiedlichen Vorläuferproteinen entstehen können. Die wichtigsten Vorläuferproteine bei Hautamyloidose sind Immunglobulin-Leichtketten (AL-Amyloid) und, im Falle der primär kutanen Amyloidosen, Proteine, die von Keratinozyten produziert werden. Im Zusammenhang mit chronisch entzündlichen oder neoplastischen Erkrankungen sowie hereditären periodischen Fiebersyndromen können Akute-Phase-Proteine AA-Amyloid bilden, was aber selten zu Symptomen an der Haut führt. Die Entstehung von Amyloid aus diesen Vorläuferproteinen ist nach wie vor im Detail nicht bekannt, am Ende des Prozesses steht jedoch immer die Ablagerung von Amyloid im Gewebe. Amyloid ist weder löslich, noch kann es von Makrophagen phagozytiert werden. Je nach befallenem Organsystem führen diese Ablagerungen zu den entsprechenden Symptomen der Amyloidose. Habituelles Kratzen und Reiben wird als Ursache oder zumindest als aggravierender Faktor bei kutanen Amyloidosen vermutet.

Klinische Beschreibung und Symptome: Die makulöse Amyloidose der Haut ist durch hyperpigmentierte juckende Herde vorwiegend im Bereich des oberen Rückens oder den Streckseiten der Extremitäten gekennzeichnet. Bei Lichen amyloidosus finden sich juckende, hautfarbene Papeln und Plaques bevorzugt an den Streckseiten der Extremitäten. Knotige Hautläsionen hingegen sind eher mit systemischer Amyloidose assoziiert. Bei systemischer Amyloidose in Folge eines multiplen Myeloms bzw. einer Gammopathie finden sich neben wachsartigen, hautfarbenen bis rötlichen Papeln und Knoten der Haut noch andere Symptome wie Makroglossie, Purpuraherde und Petechien (typischerweise periorbital), sowie in Ausnahmefällen auch Nageldystrophien und eine vernarbende Alopezie. Selten kommt es auch zu Blasenbildung, insbesondere zu hämorrhagischen Blasen. Eine typische Begleiterscheinung der systemischen Amyloidose ist ein Karpaltunnelsyndrom.

Prädilektionsstellen für primär kutane Amyloidosen: Streckseite der unteren Extremität und Rücken

Diagnosestellung: Biopsie und Nachweise des Amyloids in der Kongorotfärbung oder mittels Immunhistochemie. Die Unterscheidung zwischen Amyloidsubtypen gelingt am verlässlichsten mit der Massenspektroskopie. Bei systemischer Amyloidose ohne Hautbeteiligung kann eine Feinnadelbiopsie des subkutanen Fettgewebes zur Diagnosesicherung entnommen werden.

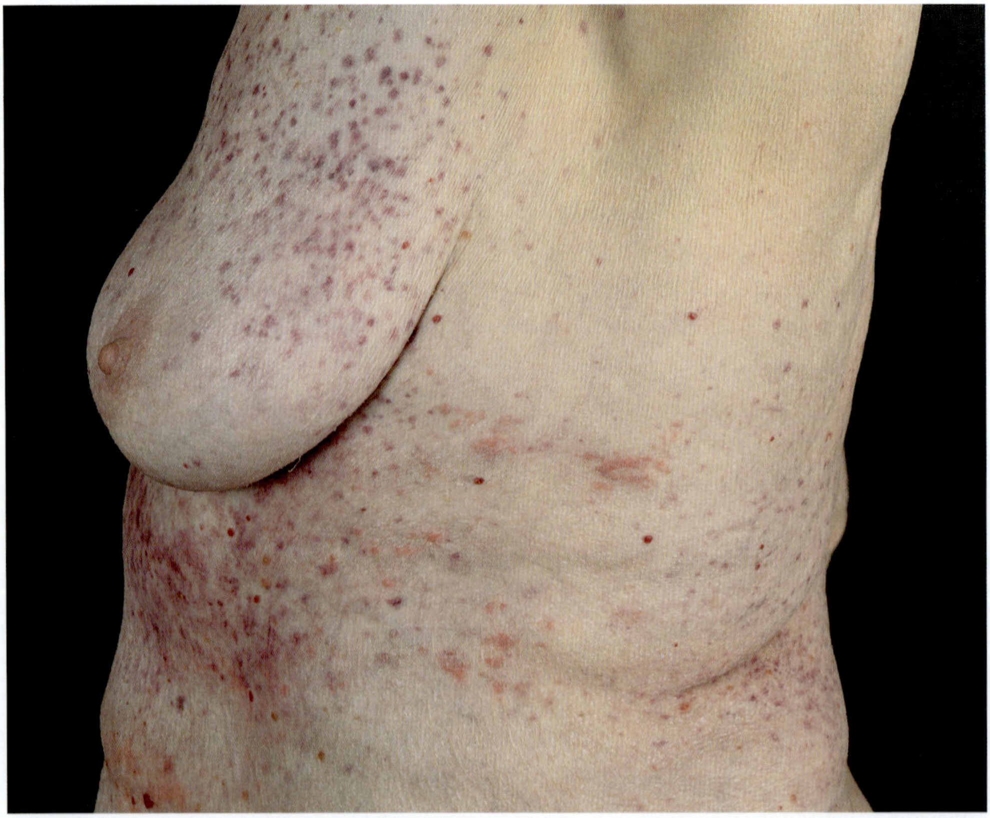

Systemische Amyloidose: rötliche Papeln und Plaques am Stamm sowie ausgedehnte Purpura

Sonderformen: Notalgia paresthetica (eine juckende Hyperpigmentierung, die vorwiegend am Rücken auftritt) wird von manchen Autor:innen als eine Sonderform der makulösen Amyloidose der Haut betrachtet.

Differentialdiagnosen: makulöse Amyloidose: Lichen simplex chronicus; Lichen amyloidosus: Lichen planus, Lichen myxoedematosus; systemische Amyloidose mit knotiger Hautamyloidose: Lymphome der Haut, Sarkoidose

Therapie: primäre Hautamyloidosen: Aufklärung über habituelles Reiben und Kratzen als mögliche Ursache, u. a.: topische Kortikosteroide, Calcineurininhibitoren, Fototherapie, Lasertherapie; systemische Amyloidose mit Hautbefall: Behandlung der Grunderkrankung

Verlauf: primäre Hautamyloidosen: chronisch-persistierend; systemische Amyloidose mit Hautbefall: der Verlauf der Erkrankung hängt von der Schwere des Befalls lebenswichtiger Organe wie Herz und Nieren ab und vom Ansprechen auf die Therapie der Grunderkrankung.

Hamie, L., Haddad, I., Nasser, N., Kurban, M., Abbas, O. (2021): Primary Localized Cutaneous Amyloidosis of Keratinocyte Origin: An Update with Emphasis on Atypical Clinical Variants. Am. J. Clin. Dermatol. 22(5), 667–680. doi: 10.1007/s40257-021-00620-9. Epub 2021 Jul 21. PMID: 34286474

Angiosarkom

Das Angiosarkom ist eine maligne (kutane) Neoplasie endothelialen Ursprungs.

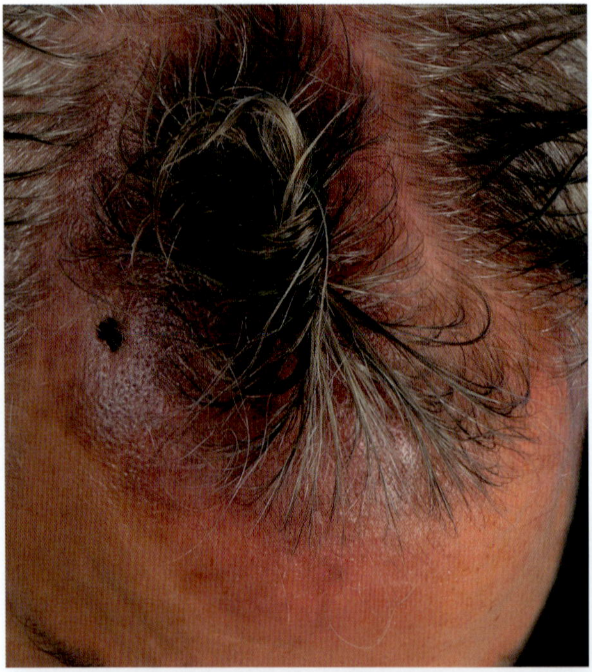

Kutanes Angiosarkom: rötlich-livide, unscharf begrenzte Läsion der Kopfhaut

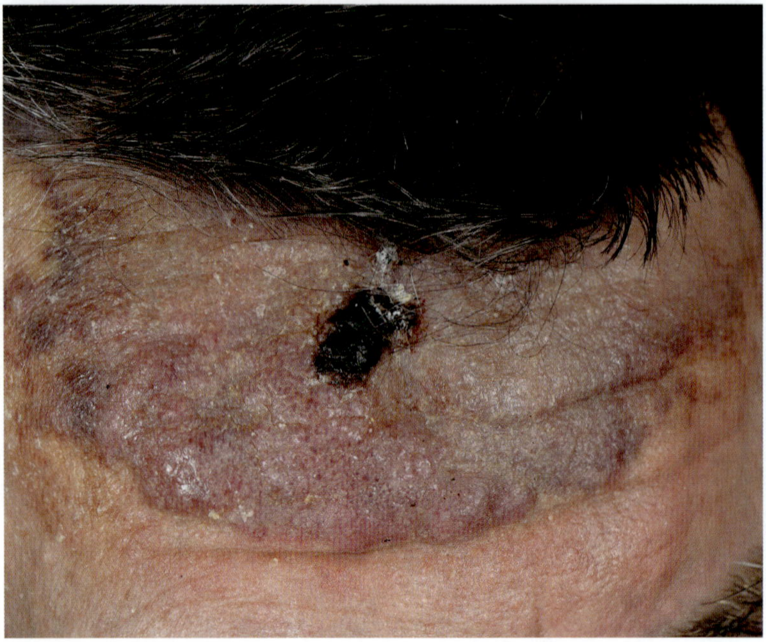

Kutanes Angiosarkom: rötlich-livide, plattenartige Verdickung mit hämorrhagischer Kruste im Zentrum

Epidemiologie: Es handelt sich um eine seltene Erkrankung, die bevorzugt im höheren Lebensalter auftritt. Männer sind zwar insgesamt häufiger betroffen, bei Frauen mit Zustand nach Mammakarzinom stellt jedoch ein chronisches Lymphödem in Kombination mit vorangegangener Bestrahlungstherapie einen wichtigen Risikofaktor dar.

Risikogruppen und Risikofaktoren: chronisches Lymphödem und vorangegangene Radiotherapie

Klinische Beschreibung und Symptome: Im Anfangsstadium erscheint das Angiosarkom als ein rötlicher bzw. livider Fleck oder eine flächenhafte Schwellung und Rötung. Gelegentlich treten die Veränderungen multifokal auf. Im Laufe der Zeit erscheinen in den befallenen Arealen Papeln und Knoten, die ulzerieren können.

Prädilektionsstellen: Capillitium und Gesicht, insbesondere bei Männern, andererseits Regionen mit chronischem Lymphödem und vorangegangener Bestrahlungstherapie, wie zum Beispiel der Brust- oder der Oberarmbereich bei Frauen mit Zustand nach Mammakarzinom

Diagnosestellung: Die Diagnosestellung erfolgt nach Biopsie aufgrund eines klinischen Verdachts. Zur Ausbreitungsdiagnostik wird meist ein MRT der betroffenen Region angefertigt.

Dermatopathologie: Es findet sich ein schlecht abgrenzbarer, vaskulärer Tumor mit anastomosierenden Gefäßen. Im Anfangsstadium sind die Veränderungen sehr diskret und die pathologische Diagnose kann schwierig sein, insbesondere bei Angiosarkomen, die in Folge eines Lymphödems und einer Strahlentherapie auftreten. Immunhistochemisch exprimieren die Tumorzellen die Endothelzellmarker CD31 und CD34, sowie in manchen Fällen auch Podoplanin, das normalerweise auf lymphatischen Endothelzellen exprimiert ist.

Differentialdiagnosen: andere vaskuläre Neoplasien und Fehlbildungen, wie zum Beispiel Morbus Kaposi

Therapie: Die Therapie erfolgt in erster Linie chirurgisch, wobei Rezidive häufig sind. Palliative Therapieansätze umfassen eine Strahlentherapie allein oder in Kombination mit einer Chemotherapie, zum Beispiel mit Paclitaxel oder Vinblastin. Derzeit sind auch neuere zielgerichtete Therapieansätze in Erprobung, wie zum Beispiel Bevacizumab und Pazopanib, aber auch β-Adrenorezeptorblocker wie Propranolol und Immun-Checkpoint-Inhibitoren wie Pembrolizumab und Nivolumab.

Verlauf: Die Prognose des Angiosarkoms ist trotz Therapie schlecht und die 5-Jahres-Überlebensrate liegt nur bei 10–15 %.

Guan, L., Palmeri, M., Groisberg, R. (2023): Cutaneous angiosarcoma: A review of current evidence for treatment with checkpoint inhibitors. Front Med (Lausanne). Mar 13; 10: 1090168. doi: 10.3389/fmed.2023.1090168. PMID: 36993810; PMCID: PMC10040781

Antiphospholipid-Syndrom

Das Antiphospholipid-Syndrom (APLS) ist eine Autoimmunerkrankung, die mit der Bildung von Antiphospholipid-Antikörpern verbunden ist und zu Thrombosen bzw. Thromboembolien in verschiedenen Organsystemen sowie bei Frauen zu Spontanaborten und Fehlgeburten führen kann.

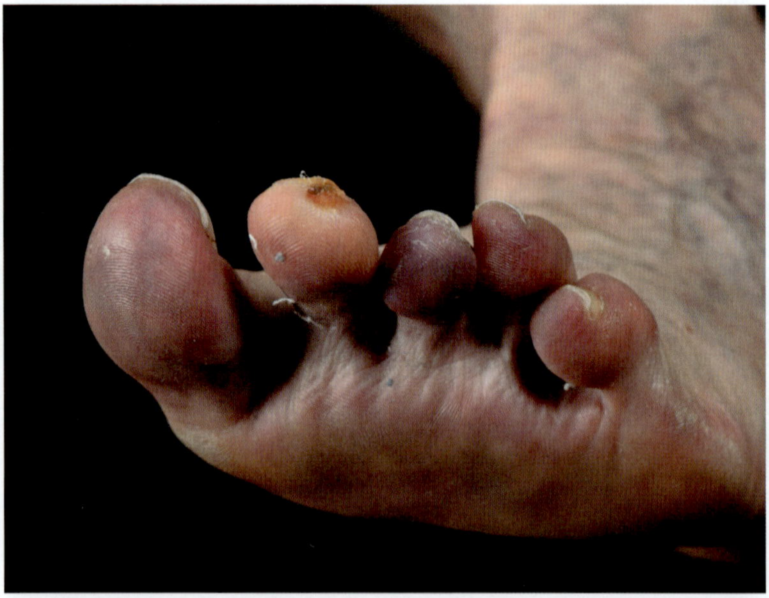

APLS: livide Verfärbung und akrale Ulcera

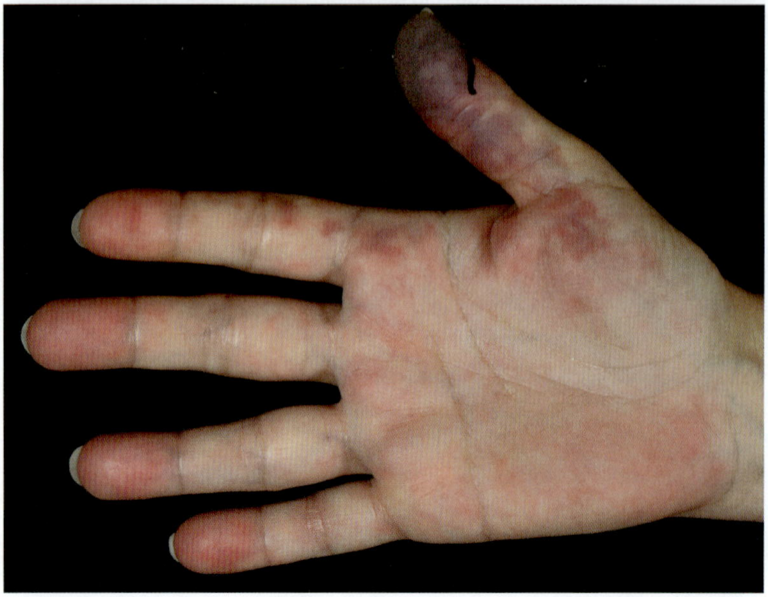

APLS: retikuläre rötlich-livide Verfärbung und Akrozyanose

Epidemiologie: Das APLS ist eine seltene, erworbene Thrombophilie (Inzidenz ca. 2 pro 100.000) und tritt bevorzugt im mittleren Lebensalter auf. Etwa die Hälfte der Patient:innen hat ein primäres APLS ohne Grunderkrankung, während das sekundäre APLS vor allem mit Lupus erythematodes oder anderen Erkrankungen aus dem rheumatischen Formenkreis assoziiert ist.

Risikofaktoren: rheumatologische Erkrankungen wie Lupus erythematodes oder rheumatoide Arthritis

Ätiologie und Pathophysiologie: Antiphospholipid-Antikörper führen zur Thrombozytenaktivierung und zur Aktivierung der Gerinnungskaskade mit nachfolgender Thrombenbildung bzw. Entwicklung von Thromboembolien.

Klinische Beschreibung und Symptome: Das APLS kann verschiedene Organsysteme betreffen. Kutane Manifestationen sind vielfältig und beinhalten vor allem Ulcera (primär an den unteren Extremitäten), akrale Gangrän, Purpura, Livedo reticularis oder racemosa sowie Thrombophlebitiden. Daneben kann es zu extrakutanen Manifestationen, insbesondere tiefen Beinvenenthrombosen, aber auch Lungenembolien, Myokardinfarkten und zerebralen Symptomen (z. B. transiente ischämische Attacken bzw. Schlaganfälle) kommen. Bei Frauen treten vermehrt Spontanaborte und Fehlgeburten auf.

Diagnosestellung: Das APLS wird durch eine Kombination klinischer und labormedizinischer Kriterien diagnostiziert. Zu den klinischen Kriterien zählt man Episoden von Thrombosen bzw. Thromboembolien in verschiedenen Geweben oder Organen sowie Spontanaborte und Frühgeburten. Zu den labormedizinischen Kriterien zählen der Nachweis von Antiphospholipid-Antikörpern (Lupus Antikoagulans, Anti-Cardiolipin und Anti-β2-Glycoprotein-1 Antikörper) sowie eine Verlängerung der aktivierten partiellen Thromboplastinzeit (aPTT). Erwähnenswert ist, dass Antiphospholipid-Antikörper auch transient (z. B. im Rahmen von Infekten) ohne assoziierte Thrombophilie auftreten können.

Dermatopathologie: Verschluss von Blutgefäßen mit Fibrinthromben ohne Zeichen einer Vaskulitis

Sonderformen: „Catastrophic Antiphospholipid-Syndrome“ (CAPS) stellt eine besonders schwere Form des APLS mit Befall multipler Organe, in erster Linie Nieren, Lunge, Zentralnervensystem, Herz, Haut, Leber und Magen-Darm-Trakt, dar. CAPS kann zu einem Multiorganversagen führen und ist mit einer hohen Mortalität behaftet.

Differentialdiagnosen: Vaskulitis sowie andere Formen von Gerinnungsstörungen, wie z. B. disseminierte intravaskuläre Koagulation oder Heparin-induzierte Thrombozytopenie

Therapie: Die Therapie besteht in der Verabreichung von Antikoagulanzien. Bei Patient:innen mit wiederholten Thrombosen und insbesondere mit Herzklappenbeteiligung kann die zusätzliche Verabreichung von Plättchenaggregationshemmern in Erwägung gezogen werden. Bei CAPS wird eine umfassende Behandlung mit Antikoagulanzien, Kortikosteroiden und/oder anderen Immunsuppressiva, Plasmapherese sowie intravenösen Immunglobulinen durchgeführt.

Verlauf: Der Verlauf der Krankheit kann sehr unterschiedlich sein, die Prognose ist abhängig von der Schwere der Erkrankung, den betroffenen Organen und dem individuellen Ansprechen auf die Therapie.

Gaspar, P., Sciascia, S., Tektonidou, M. G. (2024): Epidemiology of antiphospholipid syndrome: macro- and microvascular manifestations. Rheumatology (Oxford) 6: 63(SI), SI24–SI36. doi: 10.1093/rheumatology/kead571. PMID: 38320589; PMCID: PMC10846913

Artefakte

Artefakte sind Hautveränderungen, die durch Manipulation entstehen.

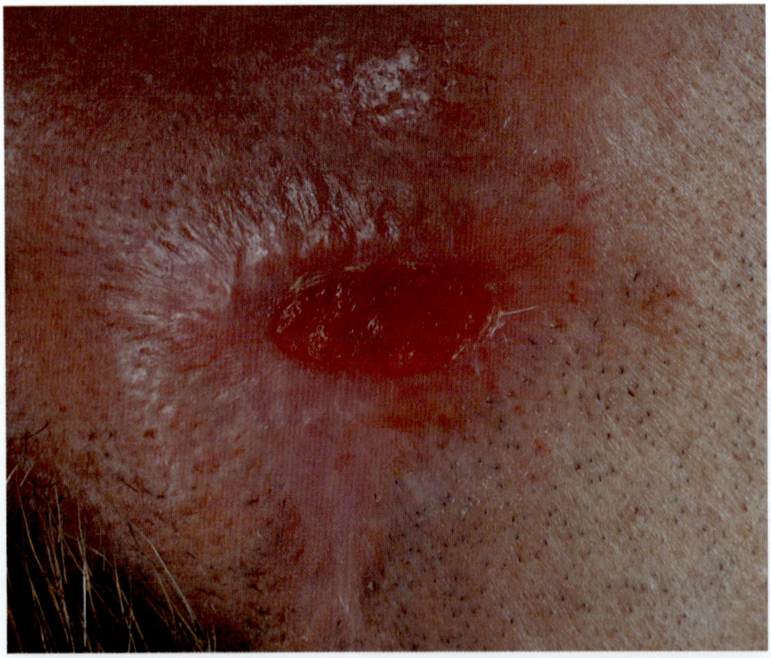

Artefakt: Narbe mit zentralem, scharf begrenztem Ulcus

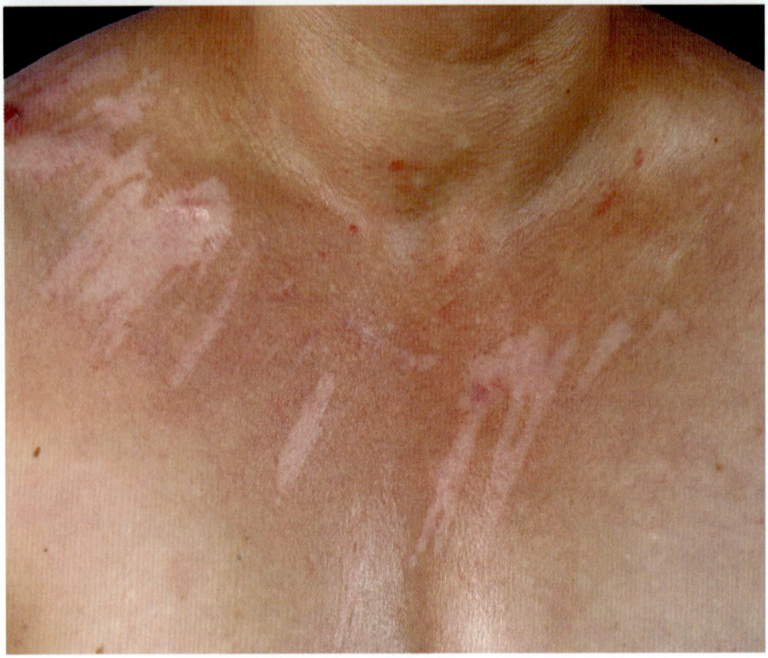

Artefakte: lineare Narben in kragenartiger Anordnung am Dekolleté

Epidemiologie: Artefakte treten in allen Bevölkerungsgruppen auf, sind aber bei Personen mit juckenden Hautveränderungen und psychischen Erkrankungen häufiger.

Risikogruppen und Risikofaktoren: Neben Hauterkrankungen spielen psychische Erkrankungen wie Angststörungen, Depressionen und Zwangsstörungen oder Dermatozoenwahn eine wichtige Rolle. Risikofaktoren sind außerdem Stress und emotionale Traumata.

Ätiologie und Pathophysiologie: Artefakte können durch verschiedene externe Faktoren verursacht werden, wie mechanische Reizung, z. B. wiederholtes Reiben und Kratzen mit dem Fingernagel, durch Kontakt mit reizenden Chemikalien, durch Kälte- oder Hitzeexposition sowie durch die Verwendung von Instrumenten wie Nadeln oder Scheren.

Klinische Beschreibung und Symptome: Manche Hauterkrankungen, insbesondere jene, die mit Juckreiz einhergehen, können gewohnheitsmäßig mit Kratzen und Reiben verbunden sein, was zu flächenhafter Verdickung der Haut (Lichen simplex chronicus) oder zu Papeln und Knoten (Prurigo nodularis) führen kann. Andere Erscheinungsformen sind flächenhafte Rötungen, Blasen und Ulcera. Im Allgemeinen sind artifizielle Veränderungen an Körperstellen lokalisiert, die mit den Händen erreicht werden können. Oft zeigen die Läsionen eine scharfe Begrenzung zur umgebenden normalen Haut.

Prädilektionsstellen: häufig an Stellen, die leicht selbst manipuliert werden können, wie Arme, Beine und Gesicht

Diagnosestellung: Die Diagnose erfordert eine gründliche Anamnese und Untersuchung, um die auslösenden Faktoren zu erkennen.

Sonderformen: Trichotillomanie, Onychotillomanie

Differentialdiagnosen: Die Differentialdiagnosen umfassen je nach Erscheinungsform eine Vielzahl an entzündlichen, infektiösen oder neoplastischen Hauterkrankungen.

Therapie: Die Behandlung kann komplex sein und sollte die auslösenden Faktoren der Hautveränderungen in Betracht ziehen. Wenn juckende Hauterkrankungen, wie beispielsweise atopische Dermatitis, die Ursache für die Artefakte sind, muss die Therapie der Grunderkrankung im Vordergrund stehen. Auch interne Erkrankungen wie Nieren- oder Leberinsuffizienz können zu intensivem Juckreiz und damit zu Kratzartefakten führen. Bei psychiatrischen Erkrankungen könnten therapeutische Ansätze wie Psychotherapie und antidepressive Medikation notwendig sein, wobei in diesen Fällen eine enge Kooperation zwischen Dermatolog:innen und Psychiater:innen notwendig ist.

Verlauf: Der Verlauf kann variabel sein und hängt oft von der erfolgreichen Behandlung der zugrunde liegenden psychiatrischen Erkrankung ab. Zusammengefasst sind dermatologische Artefakte oft eng mit psychischen Faktoren verknüpft und die Erkennung und Behandlung dieser Faktoren sind entscheidend für das Management dieser komplexen Hautveränderungen.

Gupta, M. A., Gupta, A. K. (2019): Self-induced dermatoses: A great imitator. Clinics in Dermatology 37(3), 268–277. ISSN 0738-081X, https://doi.org/10.1016/j.clindermatol.2019.01.006

Arzneimittelexantheme

Arzneimittelexantheme (AZME) umfassen eine Gruppe von Hautreaktionen, die durch Medikamente verursacht werden. Diese Reaktionen können allergischer oder pseudoallergischer Natur sein und reichen von harmlosen Erscheinungen bis hin zu lebensbedrohlichen Zuständen.

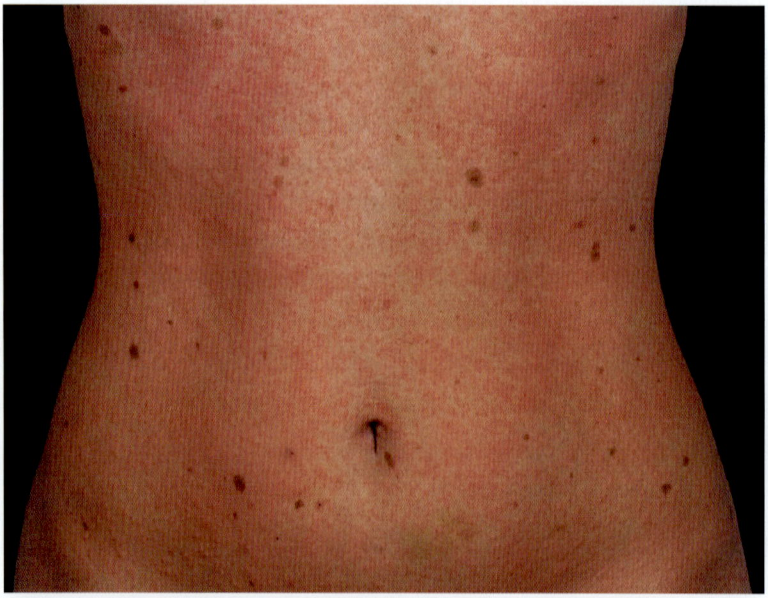

Makulopapulöses AZME: stammbetontes, juckendes Exanthem

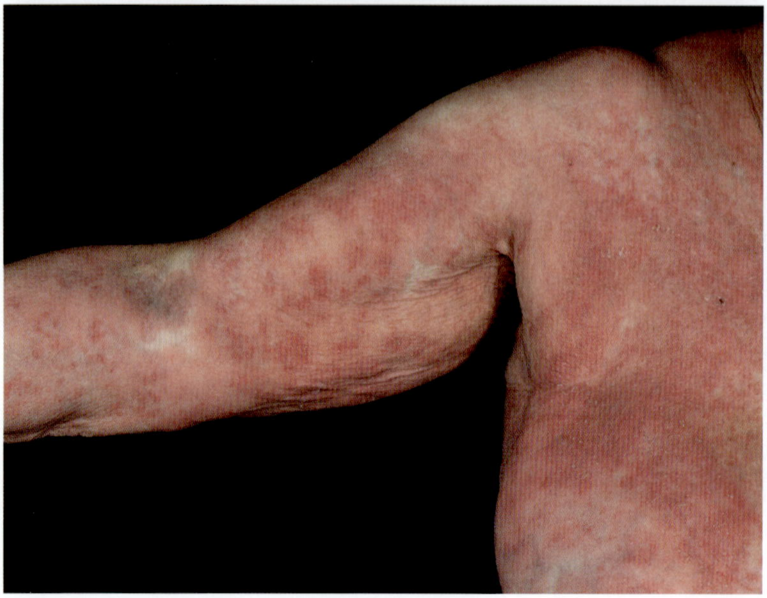

AGEP: generalisiertes, pustulöses Exanthem

Epidemiologie: Medikamenteninduzierte Hautreaktionen treten bei 2–5 % der stationär behandelten Patient:innen auf. In der ambulanten Versorgung sind die Zahlen geringer, aber dennoch relevant.

Risikogruppen und Risikofaktoren: Frauen sind häufiger betroffen als Männer sowie Patient:innen im höheren Alter aufgrund vermehrter Medikamenteneinnahme. HIV-infizierte Personen und Patient:innen mit anderen Erkrankungen des Immunsystems sind eine weitere Risikogruppe.

Ätiologie und Pathophysiologie: Allergische Reaktionen werden durch eine Sensibilisierung des Immunsystems auf ein Medikament ausgelöst. Typische Beispiele sind Typ-I-Reaktionen (allergische Reaktion vom Soforttyp, z. B. auf Penicillin) und Typ-IV-Reaktionen (allergische Reaktion vom verzögerten Typ). Pseudoallergische Reaktionen ähneln den allergischen Reaktionen, sind aber nicht immunvermittelt und entstehen ohne vorherige Sensibilisierung. Die häufigsten Auslöser für AZME sind Beta-Lactam-Antibiotika (z. B. Penicillin), Sulfonamide, Antikonvulsiva, Allopurinol, nicht-steroidale Antirheumatika (NSAR) und Diuretika.

Klinische Beschreibung und Symptome: Die meisten AZME treten 2–7 Tage nach Einnahme des auslösenden Medikaments als akuter makulopapulöser, juckender Ausschlag in Erscheinung, der typischerweise am Stamm beginnt und sich dann weiter über das Integument ausbreitet. Das Gesicht und die Kopfhaut bleiben oft ausgespart. Neben dieser häufigsten Variante können Arzneimittel auch andere Reaktionsmuster auslösen, wie z. B. Urtikaria und Angioödem, Erythema multiforme sowie lichenoide und psoriasiforme Reaktionen.

Zu den schweren Arzneimittelreaktionen zählt man „toxisch epidermale Nekrolyse/Steven-Johnson-Syndrom" (TEN/SJS), „akute generalisierte exanthematische Pustulose" (AGEP) und „drug reaction with eosinophilia and systemic symptoms" (DRESS). Bei TEN/SJS kommt es zu großflächigen Ablösungen der Epidermis mit Schleimhautbeteiligung. Bei AGEP finden sich disseminierte, stecknadelkopfgroße Pusteln. DRESS ist begleitet von einem Exanthem, das einem einfachen AZME ähnelt, aber zusätzlich bestehen Fieber, vergrößerte Lymphknoten, Leberbeteiligung und Eosinophilie.

Prädilektionsstellen: AZME beginnen oft am Stamm, bei schweren Formen kann die gesamte Körperoberfläche beteiligt sein. Schleimhäute sind ebenfalls oft betroffen.

Diagnosestellung: Die Diagnose basiert hauptsächlich auf der Anamnese und dem klinischen Bild. In manchen Fällen wird eine Hautbiopsie zur Bestätigung entnommen. Nach Abklingen der Akutphase kann in manchen Fällen eine allergologische Testung angezeigt sein.

Sonderformen: Neben den bereits erwähnten TEN/SJS, AGEP und DRESS können auch fixe Arzneimittelexantheme (bei erneuter Exposition tritt eine Reaktion an derselben Stelle auf) oder Medikamenten-induzierter Lupus auftreten.

Differentialdiagnosen: makulopapulöse AZME: virale Exantheme; TEN/SJS: „staphylococcal scalded skin syndrome" (SSSS), wobei bei SSSS die Ablösung der Epidermis durch Bakterientoxine ausgelöst wird; AGEP: generalisierte pustulöse Psoriasis

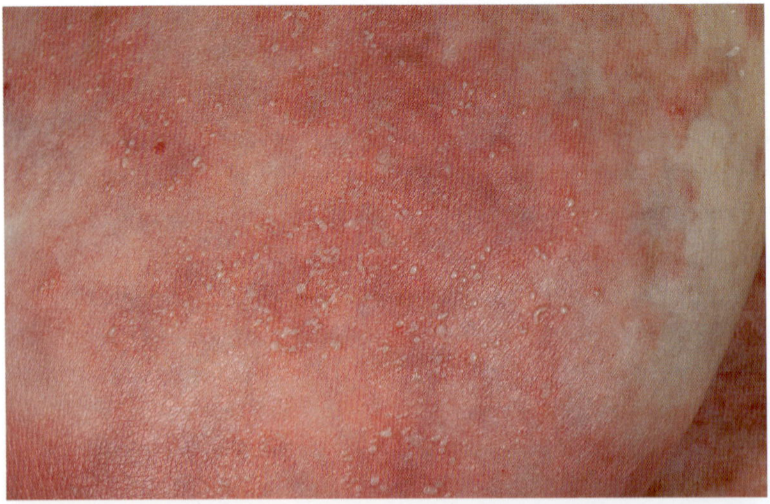

AGEP: stecknadelkopfgroße Pusteln, teils konfluierend, auf erythematösem Grund

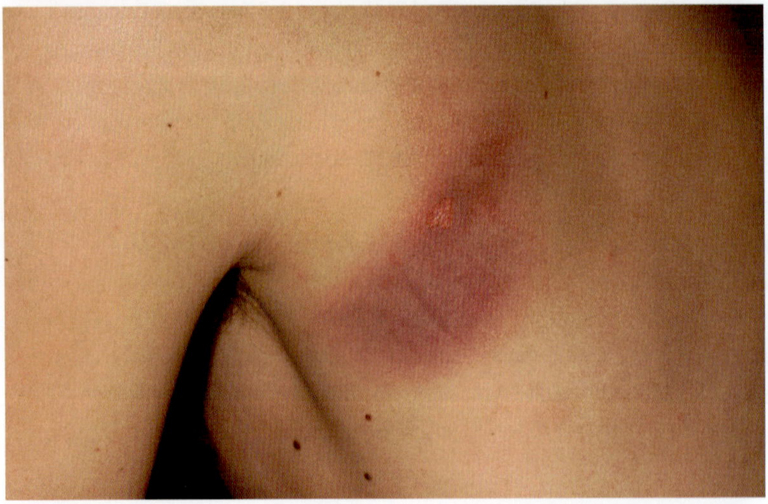

Fixes AZME: umschriebene, livide makulöse Läsion

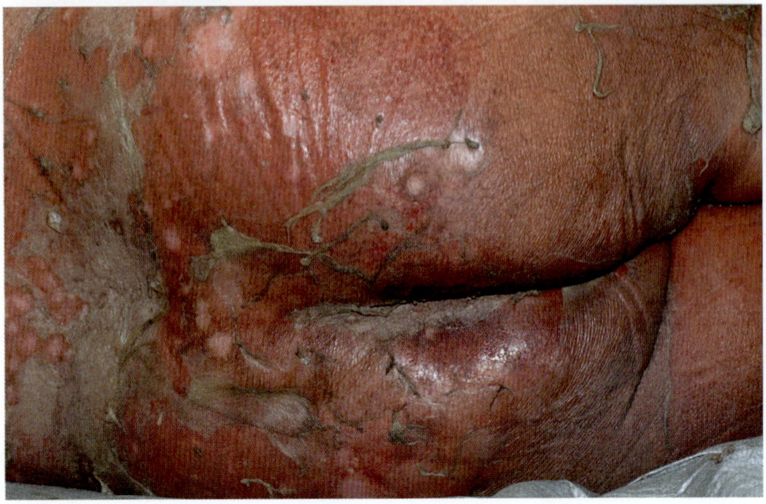

TEN: großflächige Ablösung der Epidermis

Therapie: Die wichtigste Maßnahme ist das sofortige Absetzen des vermuteten Medikaments. Bei milden Reaktionen können topische Steroide helfen. Bei schwereren Formen, insbesondere bei TEN oder DRESS, sind u. a. systemische Kortikosteroide und eine intensivmedizinische Betreuung indiziert.

Verlauf: Milde Reaktionen klingen in der Regel innerhalb weniger Tage bis Wochen ab. Schwerere Reaktionen können jedoch zu bleibenden Schäden oder sogar zum Tod führen.

Del Pozzo-Magaña, B. R., Liy-Wong, C. (2022): Drugs and the skin: A concise review of cutaneous adverse drug reactions. Br. J. Clin. Pharmacol. 16. doi: 10.1111/bcp.15490. Epub ahead of print. PMID: 35974692

Atopische Dermatitis

Die atopische Dermatitis (AD) ist eine genetisch prädisponierte, chronisch-rezidivierende, entzündliche Hauterkrankung, die durch intensiven Juckreiz, trockene Haut und ekzematöse Hautläsionen charakterisiert ist.

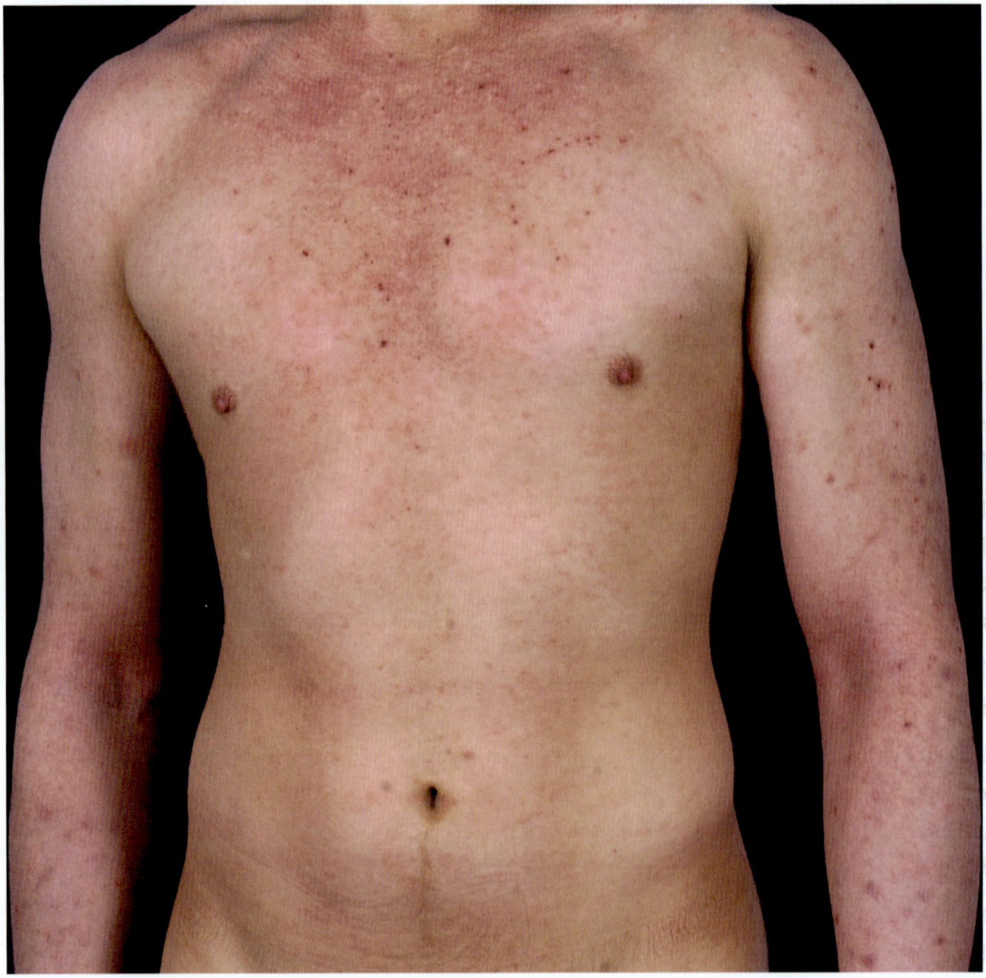

Atopische Dermatitis: disseminierte, exkoriierte Papeln

Epidemiologie: AD betrifft zwischen 5 % und 20 % der Kinder in Europa, wobei die Prävalenz in urbanen Gebieten und in Nordeuropa höher ist. Die Prävalenz bei Erwachsenen liegt bei 1–3 %. Die Erkrankung zeigt einen Anstieg in den letzten Jahrzehnten.

Risikogruppen und Risikofaktoren: Kinder, insbesondere in den ersten fünf Lebensjahren und in Familien mit einer Vorgeschichte von atopischen Erkrankungen (Asthma, Heuschnupfen), Personen mit Mutationen im Filaggrin-Gen (FLG)

Ätiologie und Pathophysiologie: Die Pathogenese von AD ist multifaktoriell und durch genetische, immunologische und Umweltfaktoren geprägt. Hauptmerkmale sind eine gestörte Hautbarriere, eine fehlgesteuerte Immunreaktion und ein verändertes Hautmikrobiom. Mutationen, vor allem im Filaggrin-Gen, führen zu Trockenheit der Haut und zu einer Beeinträchtigung der Hautbarriere. Reizstoffe, Allergene, Infektionen und psychischer Stress in Kombination mit exzessivem Kratzen können Schübe auslösen. Eine Dysbalance des Hautmikrobioms und Besiedelung mit *Staphylococcus aureus* können die Entzündung intensivieren. Immunologisch dominieren in der akuten AD-Phase Th2-Zellen mit erhöhter IL-4-, IL-13- und IL-31-Zytokinproduktion, während chronische Läsionen eine Th1-Reaktion mit Erhöhung von Interferon-gamma (IFN-γ) aber auch IL-17 und IL-22 zeigen.

Klinische Beschreibung und Symptome: Im Vordergrund stehen ekzematöse Veränderungen, verbunden mit starkem Juckreiz, der oft so intensiv ist, dass er den Schlaf stört. Die Haut ist trocken und schuppt, zusätzlich zeigen sich Areale mit Rötung und Schwellung, entzündlichen Papeln und Plaques sowie Nässen und Krustenbildung.

Im chronischen Stadium kommt es durch chronisches Kratzen und Reiben zu einer Verdickung der Haut (Lichenifikation) oder zu zentral aufgekratzten Papeln und Knoten (Prurigo). Zusätzlich ist die chronisch geschädigte Haut anfällig für sekundäre Infektionen, speziell mit Herpes-simplex-Viren und Bakterien.

Prädilektionsstellen: Säuglinge: Gesicht, Kopf, Extremitäten; Kinder: Beugeseiten der Arme und Beine, Hals, Handgelenke, Knöchel; Erwachsene: Hautfalten, Gesicht, Hals, Hände, Füße

Diagnosestellung: Die Diagnose wird meist anhand der typischen klinischen Symptome und der Anamnese gestellt. Es gibt keine spezifischen Labortests, aber oft zeigen Patient:innen mit AD erhöhte Serum-IgE-Werte. Allerdings gibt es auch Fälle mit normalem IgE. In manchen Fällen können Allergietests zum Nachweis spezifischer Allergien sinnvoll sein.

Differentialdiagnosen: Kontaktekzem, seborrhoisches Ekzem, Psoriasis, Skabies (Krätze), Pilzinfektionen

Therapie: Die Behandlung von AD zielt darauf ab, die Symptome zu lindern und Krankheitsschübe zu verhindern. Dies kann durch Vermeidung von Auslösern, Hautpflege, Stressmanagement und medikamentöse Behandlung erreicht werden. Wesentlicher Bestandteil einer Therapie der AD ist eine Basispflege mit rückfettenden Cremen und Lotionen. Im Schub werden topische Glukokortikoide und topische Calcineurininhibitoren eingesetzt. In schweren Fällen kommen als systemische Therapien Ciclosporin, Biologika sowie JAK-Inhibitoren zum Einsatz.

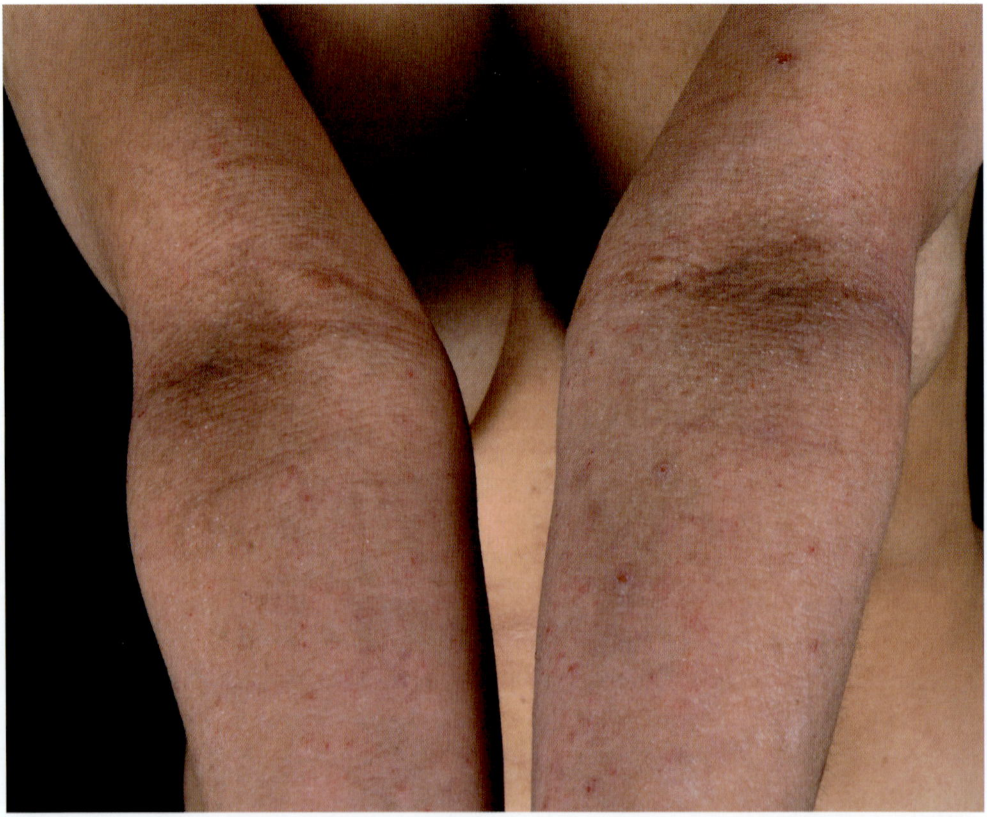

Atopische Dermatitis: Beugenekzem mit Lichenifikation

Zusätzlich können Antibiotika, Methotrexat und auch Kortikosteroide notwendig sein. Letztere sollten allerdings, wenn überhaupt, nur kurzfristig verwendet werden. Wichtig ist auch eine Patient:innenaufklärung insbesondere über Triggermeidung (intensives Kratzen führt zu Verschlechterung), Allergenvermeidung, Stressmanagement sowie richtige Kleidung.

Verlauf: chronisch-rezidivierend mit Perioden von Exazerbation und Remission. Bei vielen Kindern bessert sich der Zustand mit zunehmendem Alter, jedoch können Symptome bis ins Erwachsenenalter andauern.

Langan, S. M., Irvine, A. D., Weidinger, S. (2020): Atopic dermatitis. Lancet 1: 396(10247), 345–360. doi: 10.1016/S0140-6736(20)31286-1. Erratum in: Lancet. 2020 Sep 12: 396(10253), 758. PMID: 32738956

Basalzellkarzinom

Das Basalzellkarzinom (Basaliom) ist eine maligne, keratinozytäre Neoplasie der Haut mit Differenzierung in Richtung Haarfollikel, die zwar infiltrativ und lokal destruierend wächst, aber in der Regel nicht metastasiert und daher auch als „semimaligne“ bezeichnet wird.

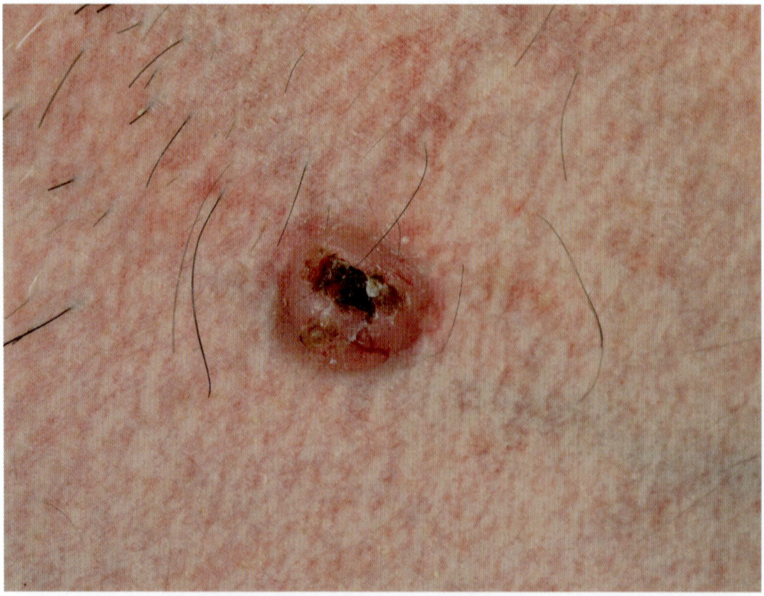

Knotiges Basaliom: rötliche Papel, zentral mit hämorrhagischer Kruste

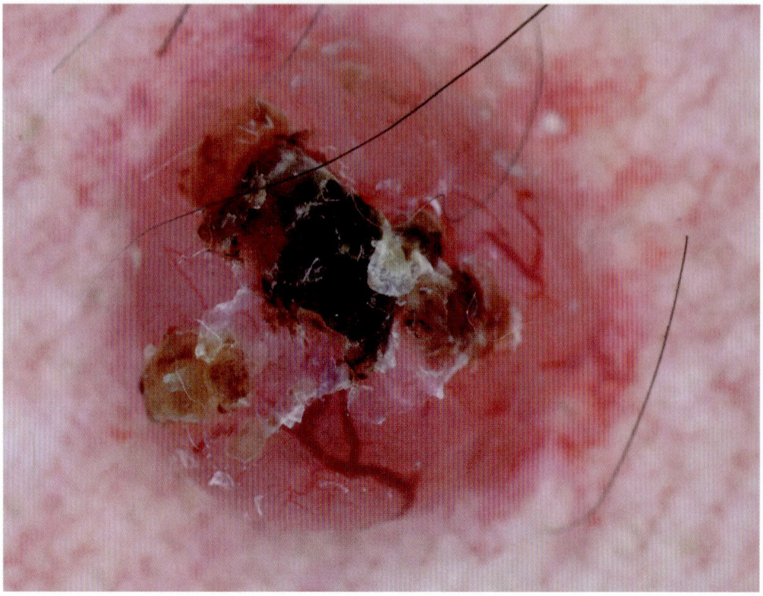

Knotiges Basaliom, Dermatoskopie: geschlängelte und verzweigte Gefäße

Epidemiologie: Extrem häufig mit einer Inzidenz von ca. 200/100.000 bei Personen mit heller Haut, wobei die wahre Inzidenz aufgrund unzureichender Dokumentation wahrscheinlich deutlich höher liegt.

Risikogruppen und Risikofaktoren: Personen mit heller Haut und hoher kumulativer UV-Exposition sowie Personen mit bestimmten Genodermatosen wie Basalzellnävus-Syndrom oder Xeroderma pigmentosum

Ätiologie und Pathophysiologie: Ätiologisch besteht ein Zusammenhang mit der kumulativen UV-Bestrahlung. Pathogenetisch ist für die Entstehung des Basalzellkarzinoms eine Aktivierung des Sonic-Hedgehog (SHH)-Signalweges verantwortlich, wobei diese Aktivierung in erster Linie durch Mutationen in Inhibitor Patched (PTCH)-Genen ausgelöst wird, die zu einer unkontrollierten Aktivierung von Smoothened (SMO) führen.

Klinische und dermatoskopische Beschreibung: Basalzellkarzinome treten in der Regel als singuläre Papeln, Plaques oder Knoten in Erscheinung. Größere Läsionen sind oft ulzeriert und zeigen perlschnurartig angeordnete, kleinere Papeln am Rand. Pigmentierte Basalzellkarzinome finden sich öfter bei Patient:innen mit dunklem Hauttyp. Dermatoskopisch sind Basalzellkarzinome, insbesondere die knotige Variante, durch geschlängelte und verzweigte Gefäße charakterisiert, während pigmentierte Basalzellkarzinome typischerweise blaue Schollen aufweisen. Das Erscheinungsbild variiert je nach Subtyp. So können bei flachen, oberflächlichen Basaliomen die typischen verzweigten Gefäße vollständig fehlen. Die sklerodermiforme Variante des Basalzellkarzinoms ist klinisch unscheinbar und schlecht von der umgebenden Haut abgrenzbar. Große, ulzerierte Tumore mit ausgedehnter Infiltration und Destruktion der umgebenden Weichteile werden gelegentlich beobachtet.

Prädilektionsstellen: Basalzellkarzinome finden sich bevorzugt an UV-exponierten Arealen, insbesondere im Gesicht, können aber im Prinzip an allen behaarten Stellen der Haut auftreten.

Diagnosestellung: Die Diagnose erfolgt in der Regel aufgrund des typischen klinischen bzw. dermatoskopischen Erscheinungsbildes und wird meist durch eine Biopsie bzw. Exzision der Gesamtläsion histopathologisch bestätigt. In zweifelhaften Fällen kann der Nachweis nicht-invasiv auch durch konfokale Laserscanningmikroskopie oder optische Kohärenztomographie erfolgen.

Dermatopathologie: Es finden sich von der Epidermis ausgehende Tumorzellaggregate mit randständiger Palisadenstellung und einer Spaltbildung zwischen den Tumorzellen und dem angrenzenden Stroma.

Subtypen: Die Klassifikation der Subtypen erfolgt anhand der Histopathologie und der Rezidivrate. Zu den weniger aggressiven Subtypen zählen das knotige, das oberflächliche und das fibroepitheliale Basalzellkarzinom. Höheres Rezidivrisiko haben das sklerodermiforme, das mikronoduläre und das infiltrative Basalzellkarzinom. Die Subtypenklassifikation ist allerdings nicht einheitlich und wird immer wieder revidiert.

Differentialdiagnosen: andere maligne und benigne Hauttumore, insbesondere Plattenepithelkarzinom, Melanom, Adnextumore, Zysten, seborrhoische Keratosen und, vor allem im Gesicht, dermale Nävi und Talgdrüsenhyperplasien

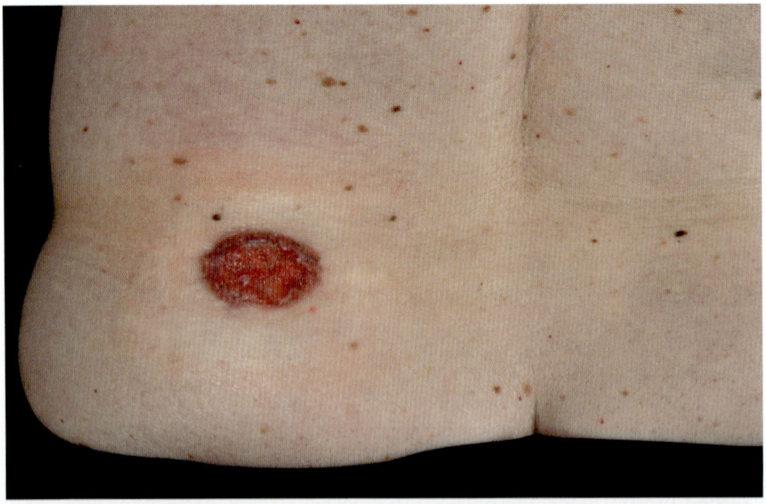

Ulzeriertes Basalzellkarzinom: ulzerierte Plaque mit erhabenem, perlmuttartigem Rand

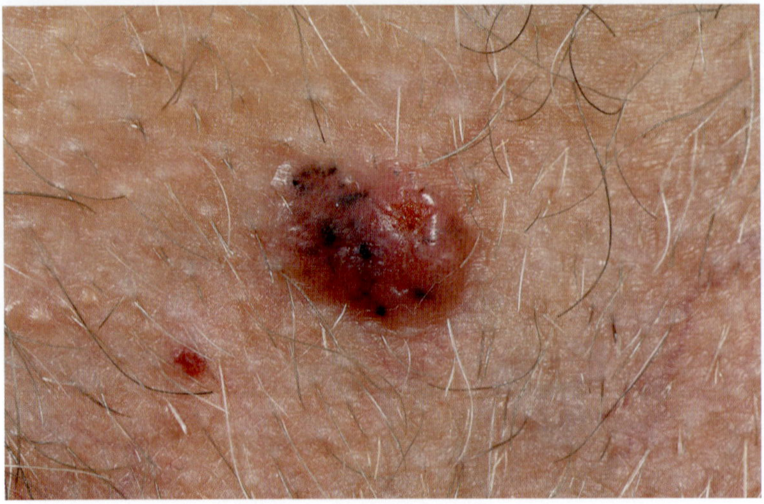

Pigmentiertes Basalzellkarzinom: mit dem freien Auge gesehen

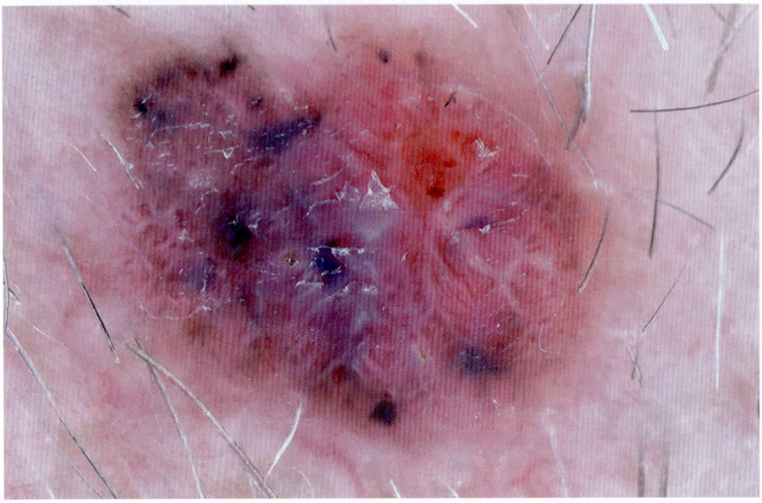

Pigmentiertes Basalzellkarzinom, Dermatoskopie: multiple blaue Schollen

Therapie: Therapie der Wahl ist zumeist die Exzision im gesunden Gewebe. Bei oberflächlichen Basalzellkarzinomen können auch andere ablative Verfahren (z. B. Kryotherapie, Elektrokaustik, Laser) oder eine Lokaltherapie mit Imiquimod erwogen werden. Nicht-operable Tumoren werden bestrahlt oder mit Inhibitoren des Sonic-Hedgehog-Signalweges systemisch behandelt.

Verlauf: Die meisten Basalzellkarzinome können durch eine vollständige chirurgische Entfernung im gesunden Gewebe geheilt werden und die Prognose ist hervorragend. Bei großen Tumoren, die nicht operabel sind, kann es jedoch zu weitreichender Gewebedestruktion und einer hohen Morbidität kommen. In seltenen Fällen können solche Tumoren auch Metastasen bilden, was mit einer ungünstigen Prognose einhergeht.

Peris, K., Fargnoli, M. C., Kaufmann, R., Arenberger, P., Bastholt, L., Basset-Seguin, N., Bataille, V., Brochez, L., del Marmol, V., Dummer, R., Forsea, A.-M., Gaudy-Marqueste, C., Harwood, C. A., Hauschild, A., Höller, C., Kandolf, L., Kellerners-Smeets, N. W. J., Lallas, A., Leiter, U., Malvehy, J., Marinović, B., Mijuskovic, Z., Moreno-Ramirez, D., Nagore, E., Nathan, P., Stratigos, A. J., Stockfleth, E., Tagliaferri, L., Trakatelli, M., Vieira, R., Zalaudek, I., Garbe, C. (2023): European consensus-based interdisciplinary guideline for diagnosis and treatment of basal cell carcinoma – update 2023. European Journal of Cancer 192, 113254. ISSN 0959-8049, https://doi.org/10.1016/j.ejca.2023.113254

Borreliose

Die Borreliose der Haut ist eine stadienhaft verlaufende Infektionskrankheit, die durch das Bakterium *Borrelia burgdorferi* verursacht wird und sowohl in der Früh- als auch in der Spätphase dermatologische Manifestationen aufweisen kann.

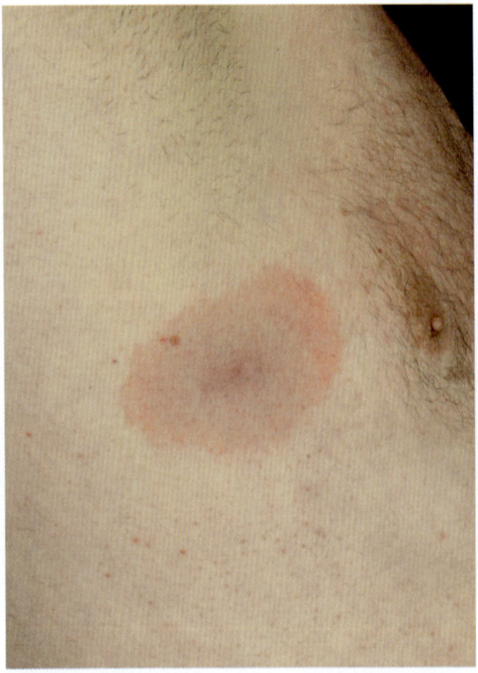

Erythema chronicum migrans: randständig betontes, hellrotes Erythem

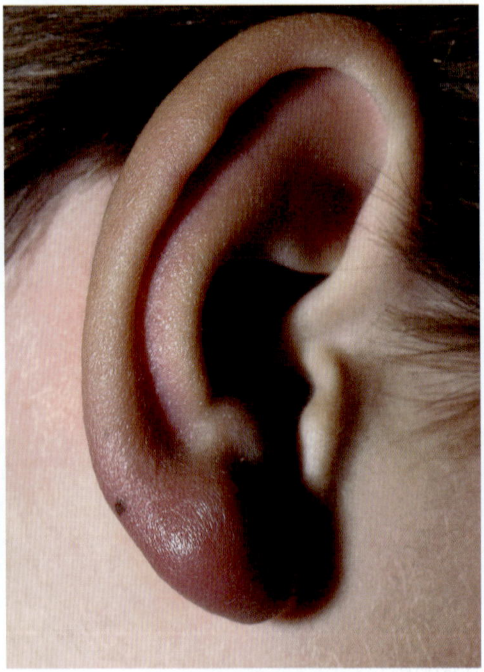

Lymphozytom: Ohrläppchen mit umschriebener rötlich-livider Schwellung

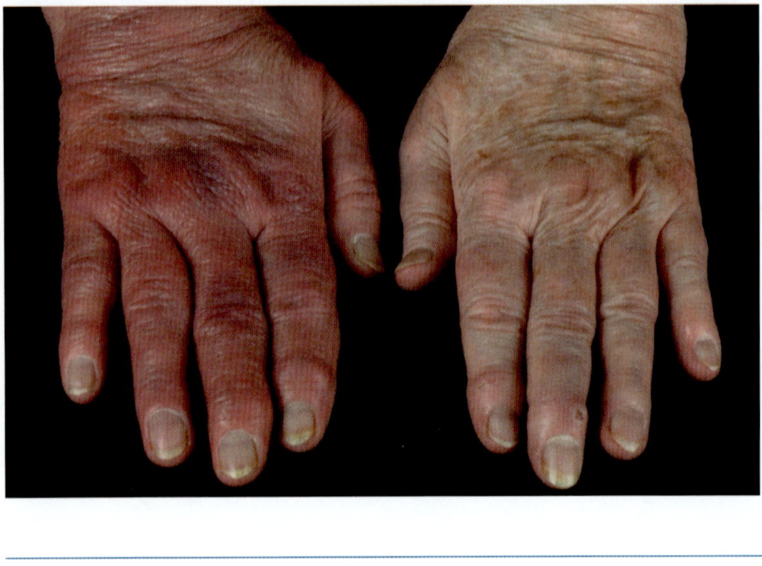

ACA: rechter Handrücken mit livid-roter Verfärbung und Atrophie

Epidemiologie: Die Borreliose der Haut tritt weltweit auf, wobei die Inzidenz in Gebieten mit hoher Zeckenprävalenz am höchsten ist.

Ätiologie und Pathophysiologie: Die Infektion erfolgt in der Regel durch den Stich einer infizierten Zecke der Gattung Ixodes. Die Borrelien werden während der Blutmahlzeit der Zecke auf den Menschen übertragen.

Klinische Beschreibung und Symptome: In der Frühphase kommt es 2–3 Wochen nach dem Zeckenstich zum Auftreten eines symptomlosen, sich zentrifugal um die Einstichstelle ausbreitenden Erythems (Erythema chronicum migrans, ECM), das mit der Zeit im Zentrum aufhellt. In der Regel findet sich nur ein einziger Herd, multiple Herde können jedoch gelegentlich vorkommen. Nicht immer ist ein Zeckenstich in Erinnerung. Nach einer gewissen Latenzzeit (Wochen bis Monate) kommt es bei manchen Personen zum Auftreten einer juckenden, solitären, rötlichen Schwellung (Lymphozytom), bevorzugt akral, wie etwa am Ohrläppchen, der Brustwarze oder skrotal. Im fortgeschrittenen Stadium tritt eine symptomlose, livide Schwellung der Extremitäten mit Hautatrophie (Acrodermatitis chronica atrophicans, ACA) auf, die gelegentlich von gelenknahen, lividen, fibromatösen Knoten begleitet wird. Diese Veränderungen können auch Jahre nach dem Zeckenstich in Erscheinung treten.

Prädilektionsstellen: Das Lymphozytom tritt bevorzugt akral auf, die Acrodermatitis chronica atrophicans an Armen und Beinen.

Diagnosestellung: Die Diagnose des ECM wird meist klinisch gestellt. Eine serologische Untersuchung ist in diesem Stadium wertlos. Das Lymphozytom wird ebenfalls klinisch diagnostiziert und durch die histologische Untersuchung bestätigt. Die serologische Untersuchung auf Borrelien-Antikörper ist im Stadium der Acrodermatitis chronica atrophicans hilfreich (hoher IgG-Titer).

Dermatopathologie: diskretes lymphozytäres Infiltrat in der Dermis mit beigemengten Plasmazellen (ECM); dichte, pseudolymphomartige Infiltration der Dermis mit Lymphozyten (Lymphozytom); diskretes lympho-histiozytäres Infiltrat in der Dermis mit beigemengten Plasmazellen und Atrophie der Epidermis (ACA)

Differentialdiagnosen: ECM: gewöhnliche Arthropodenreaktion, Erysipel; Lymphozytom: kutanes Lymphom; ACA: Erysipel, chronische Stauungsdermatitis

Therapie: zielgerichtete Antibiose (Penicillin, Cephalosporine)

Verlauf: Bei der stadienhaft verlaufenden Erkrankung müssen die späteren Phasen selbst bei Ausbleiben einer Therapie in der Frühphase nicht zwangsläufig auftreten. In Europa sind extrakutane Manifestationen, insbesondere kardiale und rheumatologische Erscheinungsformen, seltener als in den USA.

Steere, A. C. (2001): Lyme disease. N. Engl. J. Med. 345(2), 115–25. doi: 10.1056/NEJM200107123450207. PMID: 11450660

Bullöses Pemphigoid

Das bullöse Pemphigoid (BP) ist ein wichtiger und häufiger Vertreter der Gruppe autoimmun-blasenbildender Dermatosen und ist klinisch durch Blasenbildung und histologisch durch eine subepidermale Spaltbildung im Bereich der Basalmembran charakterisiert.

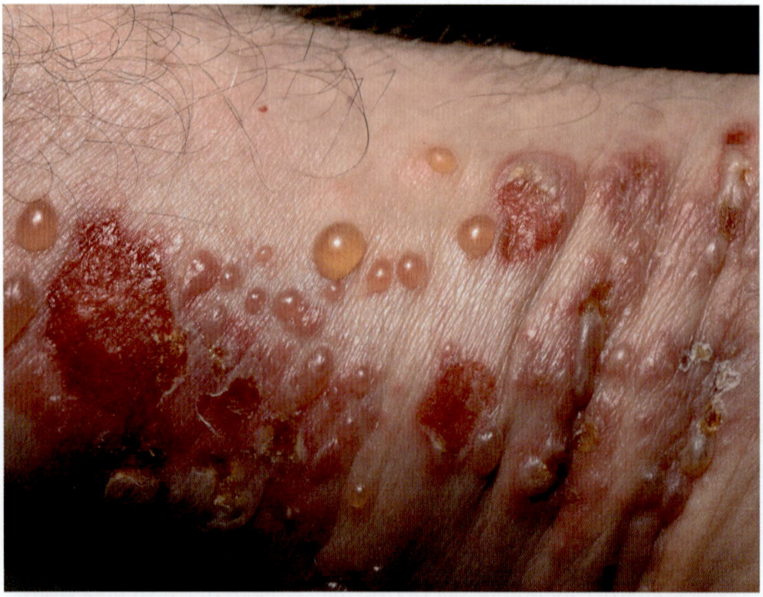

Bullöses Pemphigoid: intakte, pralle Blasen, erythematöse Plaques mit umschriebenen Erosionen

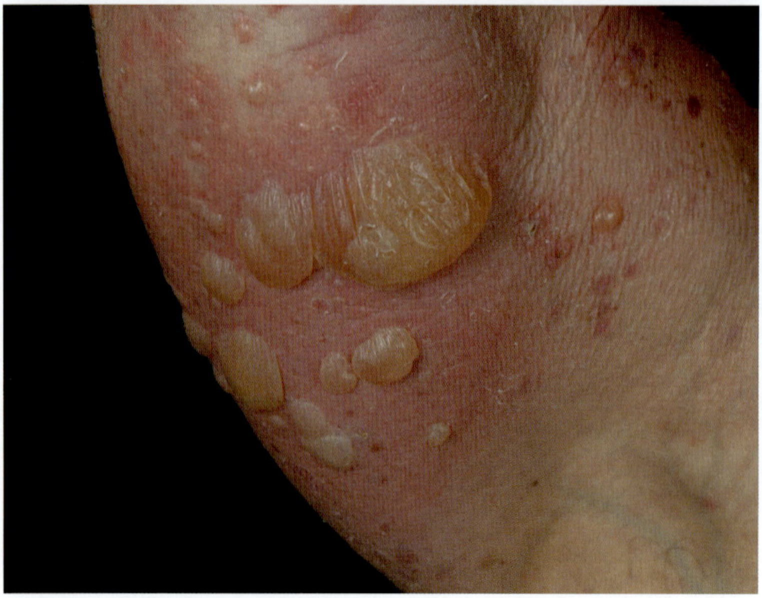

Bullöses Pemphigoid: flache, urtikarielle Plaque mit intakten Blasen unterschiedlicher Größe

Epidemiologie: Die jährliche Inzidenz des BP liegt je nach Literaturangaben zwischen 4–40 Personen pro 1 Million Einwohner.

Risikogruppen und Risikofaktoren: BP ist typisch für das höhere Lebensalter, obwohl es auch eine seltene juvenile Form gibt.

Ätiologie und Pathophysiologie: BP ist durch Autoantikörper gegen Bestandteile der Hemidesmosomen, speziell Kollagen Typ-XVII (BP180; früher als bullöses Pemphigoid Antigen Typ-II bekannt), und ein bisher unbekanntes 230 KD Molekulargewichtsprotein, charakterisiert.

Klinische Beschreibung und Symptome: Klinisch präsentiert sich die Krankheit mit zahlreichen, heftig juckenden Urtikaria-ähnlichen Plaques, die gelegentlich konfluieren und an einigen Orten pralle Blasen bilden. Das Nikolski-Zeichen (Auslösung neuer bzw. Verschieben bestehender Blasen durch Druck) ist negativ. Eine Beteiligung der Schleimhaut mit erosiven Veränderungen kann vorkommen, ist aber seltener als beim Pemphigus vulgaris.

Diagnosestellung: Neben der subepidermalen Spaltbildung findet sich ein entzündliches Infiltrat der papillären Dermis, das mit reichlich eosinophilen Granulozyten durchsetzt ist. Die Diagnose wird durch direkte Immunfluoreszenz am Gefrierschnitt gesichert, bei der lineare Ablagerungen von IgG und Komplement-Faktoren (C3) entlang der Basalmembran nachgewiesen werden können. Zur Bestätigung zirkulierender Autoantikörper stehen die indirekte Immunfluoreszenz oder ein ELISA zur Verfügung.

Subtypen und Sonderformen: non-bullous BP, juveniles BP, lokalisierte Form, Lichen planus pemphigoides, Medikamenten-induziertes BP

Andere Vertreter der Pemphigoidgruppe: Auch das vernarbende Schleimhautpemphigoid (mit Autoantikörpern u. a. gegen Laminin 5, einem Element der Ankerfilamente), der Herpes gestationis (eine Schwangerschaftsdermatose mit Autoantikörpern gegen Kollagen Typ-XVII) und die lineare IgA Dermatose (charakterisiert durch IgA-Klasse Autoantikörper) führen zur subepidermalen Spaltbildung im Bereich der Basalmembran und werden gemeinsam mit dem BP zur „Pemphigoidgruppe“ zusammengefasst.

Differentialdiagnosen: andere blasenbildende Dermatosen

Therapie: Lokaltherapie mit potenten Kortikosteroiden, systemische Kortikoidtherapie, andere Immunsuppressiva, Doxycyclin, bei therapierefraktären Fällen Rituximab, Dupilumab, Omalizumab

Verlauf: chronische Erkrankung mit schubhaft rezidivierendem Verlauf

Schmidt, E., Zillikens, D. (2013): Pemphigoid diseases. Lancet 381(9863), 320–332. ISSN 0140-6736, https://doi.org/10.1016/S0140-6736(12)61140-4

Candidose

Candidose ist ein Sammelbegriff für Infektionen durch Candida-Pilze, die Haut, Nägel und Schleimhäute befallen können.

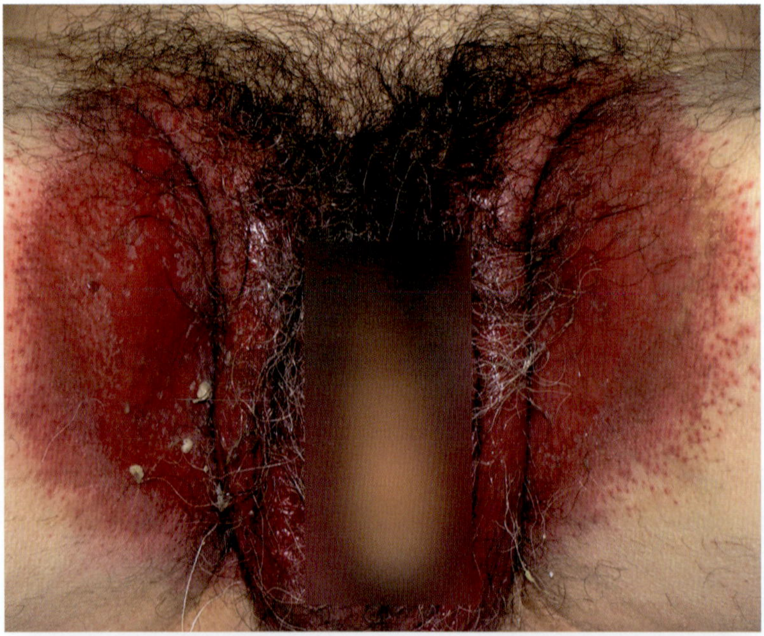

Intertriginöse Candidose: flächenhafte Rötung und randständige Pusteln (Satellitenpusteln)

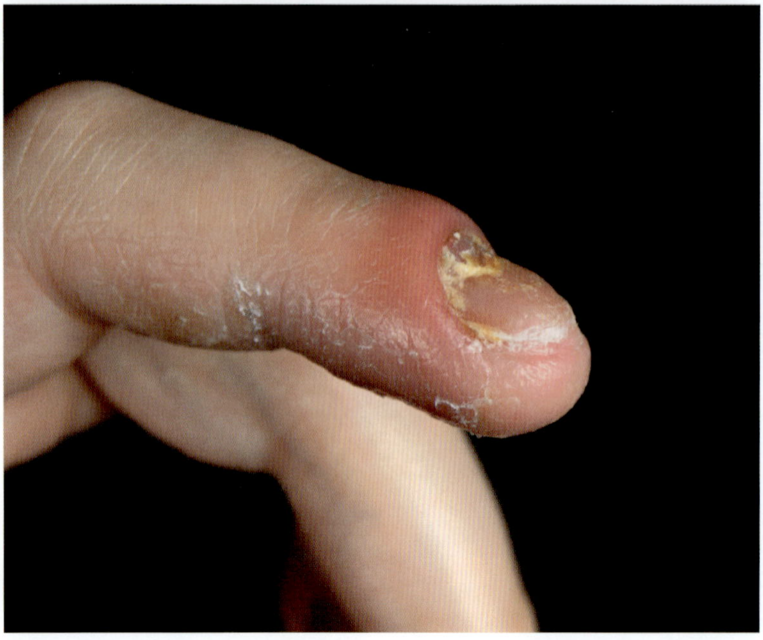

Candida-Onychomykose: periunguales Erythem und Schwellung, hyperkeratotisch verdickte Nagelplatte

Epidemiologie: Candida-Infektionen sind weltweit verbreitet und kommen in allen Altersgruppen und Bevölkerungsteilen vor. Candida albicans ist am häufigsten, gefolgt von anderen Stämmen.

Risikogruppen und Risikofaktoren: Häufiger betroffen sind Immungeschwächte, Säuglinge, ältere Personen, Diabetiker:innen sowie adipöse Personen. Als Risikofaktoren gelten außerdem eine Langzeit-Antibiotikatherapie und eine Immunsuppression, z. B. mit Kortikosteroiden und anti-Interleukin (IL17)-Biologika-Therapien.

Ätiologie und Pathophysiologie: Candida-Hefepilze sind Bestandteil der normalen Hautflora. Die häufigsten Arten sind Candida albicans, Candida glabrata, Candida tropicalis und Candida parapsilosis. Faktoren wie Immunsuppression, mikrobielles Ungleichgewicht sowie übermäßige Wärme und Feuchtigkeit können das Wachstum von Candida begünstigen und zu Symptomen führen. Candida albicans ist oft verantwortlich für schwere Infektionen.

Klinische Beschreibung und Symptome: Je nach Lokalisation finden sich unterschiedliche Symptome. An der Haut, insbesondere bei intertriginöser Candidamykose, finden sich Rötung, Juckreiz, Nässen und Pusteln. In der Mundhöhle (Soor-Stomatitis) zeigen sich abstreifbare weiße Beläge und Erosionen, die Schmerzen beim Schlucken verursachen können. Im Genitalbereich finden sich ebenfalls Juckreiz und Rötung, und bei Frauen auch weißlicher Ausfluss. Bei der Candida-Onychomykose kommt es zur Rötung und Entzündung des Nagelbetts (Paronychie) und zur Verfärbung und Verdickung des Nagels.

Prädilektionsstellen: intertriginöse Areale (Hautfalten), Mundhöhle, Genitalbereich, Nägel

Diagnosestellung: Die Diagnose wird durch das typische klinische Bild sowie durch den mikroskopischen Nachweis, Kulturen und molekulare Techniken zur Identifizierung des spezifischen Candida-Stamms gestellt.

Sonderformen: chronische mukokutane Candidiasis (oft durch seltene Candida-Stämme); Candida-Ösophagitis: oft bei immungeschwächten Personen

Differenzialdiagnosen: andere Pilzinfektionen, bakterielle Infektionen, Psoriasis

Therapie: Die Therapie hängt vom spezifischen Candida-Stamm, der Schwere und der Lokalisation ab. Topische oder orale Antimykotika, wie Fluconazol oder Nystatin, werden häufig verwendet. Bei resistenten Stämmen und bei schweren Infektionen, insbesondere bei Immunsupprimierten, kann eine systemische Therapie erforderlich sein. Die Behandlung invasiver Candidiasis ist komplex und erfordert intensive medizinische Versorgung.

Verlauf: Mit adäquater Behandlung ist die Prognose gut, aber Rezidive sind möglich, besonders wenn die zugrunde liegenden Risikofaktoren nicht behoben werden.

Talapko, J., Juzbašić, M., Matijević, T., Pustijanac, E., Bekić, S., Kotris, I., Škrlec, I. (2021): Candida albicans. The Virulence Factors and Clinical Manifestations of Infection. J. Fungi (Basel) 7(2), 79. doi: 10.3390/jof7020079. PMID: 33499276. PMCID: PMC7912069

Dermatitis herpetiformis

Bei der Dermatitis herpetiformis handelt es sich um eine durch Autoantikörper gegen gewebsspezifische Transglutaminasen ausgelöste, stark juckende, blasenbildende Hauterkrankung, die mit einer Gluten-sensitiven Enteropathie assoziiert ist.

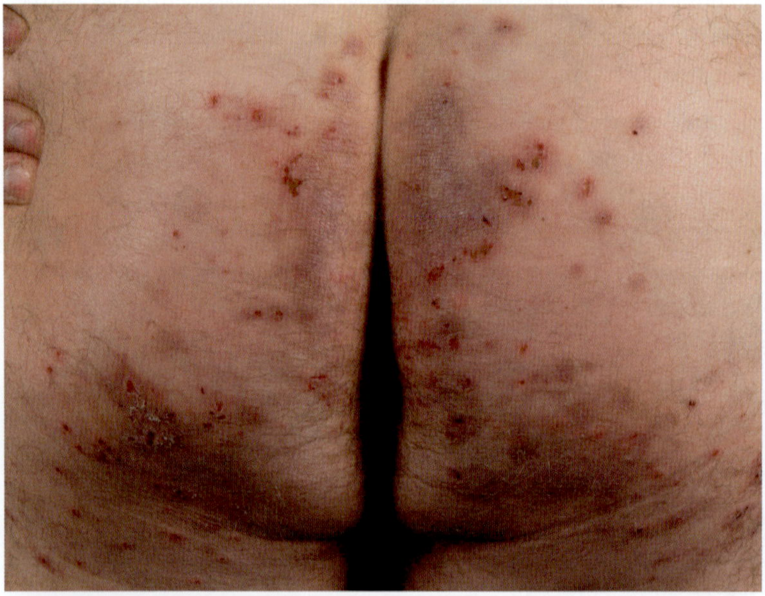

Dermatitis herpetiformis: gruppierte, exkoriierte Papeln am Gesäß

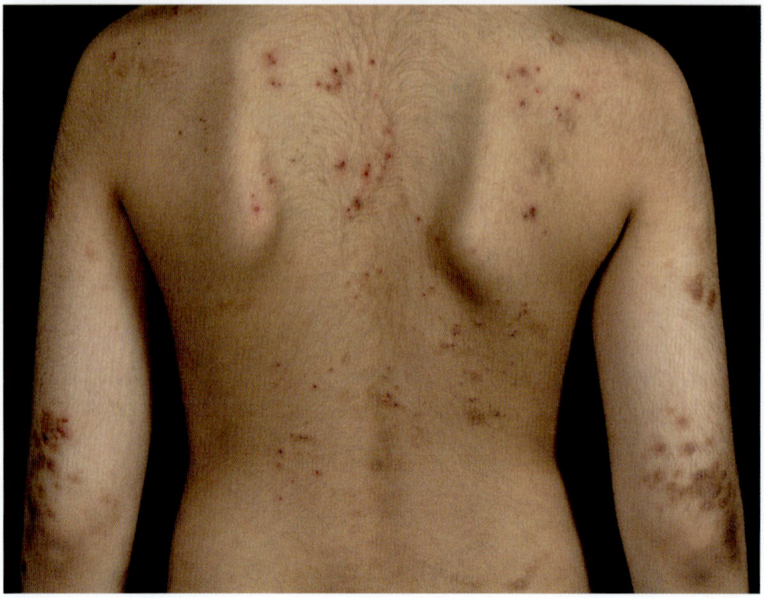

Dermatitis herpetiformis: gruppierte, erosive Papeln mit Betonung der Oberarmstreckseiten

Epidemiologie: Die Inzidenz liegt bei ca. 1 pro 100.000 Einwohner pro Jahr.

Risikogruppen und Risikofaktoren: Betroffen sind vor allem männliche Erwachsene im mittleren Lebensalter. Die Erkrankung ist häufiger in Nordeuropa und seltener in Asien und Afrika. Alle Patient:innen mit Dermatitis herpetiformis haben auch eine Gluten-sensitive Enteropathie.

Ätiologie und Pathophysiologie: Nach dem Verzehr von glutenhaltigen Nahrungsmitteln wird Gliadin im Darm aufgenommen und von der dort ansässigen Gewebetransglutaminase (TG2) modifiziert, wodurch die Antigenpräsentation optimiert wird. Dieses modifizierte Gliadin wird T-Zellen präsentiert, die B-Zellen zur Produktion von IgA-Antikörpern anregen. Einige Patient:innen entwickeln schließlich aufgrund von Epitop-Spreading auch IgA-Autoantikörper gegen Gewebetransglutaminase der Haut (TG3). Das Vorhandensein von IgA-anti-TG3-Antikörpern und deren Ablagerung in der Haut resultieren in der Aktivierung von Neutrophilen, was zur Blasenbildung beiträgt.

Klinische Beschreibung und Symptome: An den befallenen Stellen finden sich in Gruppen angeordnete, stark juckende Papeln und Bläschen, die häufig von Kratzartefakten begleitet sind.

Prädilektionsstellen: Streckseiten der Extremitäten und gluteal

Diagnosestellung: Bei klinischem Verdacht wird eine Hautprobe für die Routinehistopathologie und für die Immunfluoreszenz entnommen. Die Diagnosesicherung erfolgt durch Nachweis von IgA-Ablagerungen in den dermalen Papillenspitzen mittels direkter Immunfluoreszenz. Autoantikörper gegen Transglutaminasen können auch im Serum der Betroffenen nachgewiesen werden.

Dermatohistopathologie: Neutrophilenabszesse in den Papillenspitzen und subepidermale Spaltbildung

Immunfluoreszenz: Ablagerungen von IgA in den Papillenspitzen

Differentialdiagnosen: Klinische Differentialdiagnosen umfassen vor allem andere juckende Hauterkrankungen wie Skabies oder pruriginöse Ekzeme sowie andere Autoimmun-blasenbildende Erkrankungen.

Therapie: Die Therapie der Wahl ist Dapson sowie eine glutenfreie Diät.

Verlauf: Nach Diagnosestellung und geeigneter Therapie heilen die Effloreszenzen in der Regel schnell ab. Um Rezidive zu verhindern, sollte die glutenfreie Diät lebenslang beibehalten werden.

Reunala, T., Hervonen, K., Salmi, T. (2021): Dermatitis Herpetiformis: An Update on Diagnosis and Management. Am. J. Clin. Dermatol. 22(3), 329–338. doi: 10.1007/s40257-020-00584-2. PMID: 33432477; PMCID: PMC8068693

Dermatofibrom

Beim Dermatofibrom handelt es sich um eine gutartige, umschriebene Proliferation von Fibroblasten.

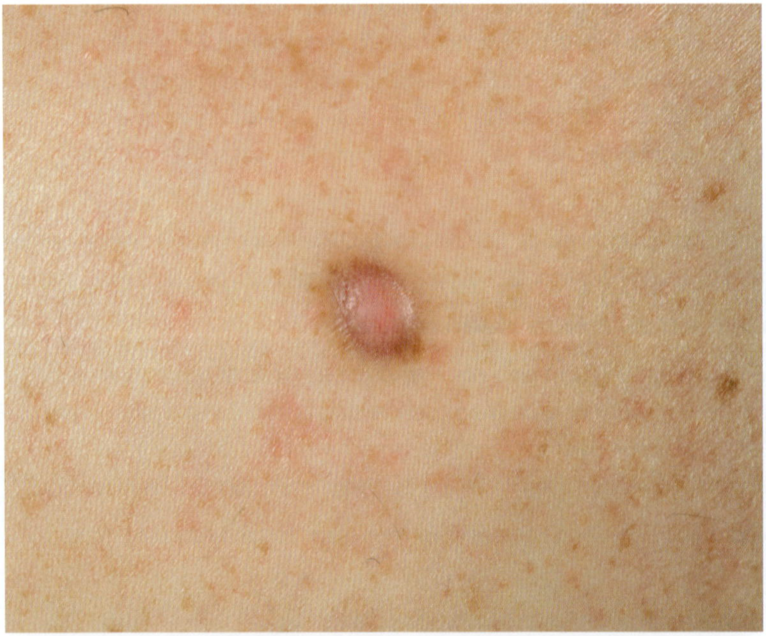

Dermatofibrom: rötliche Papel mit braunem Rand und glatter Oberfläche

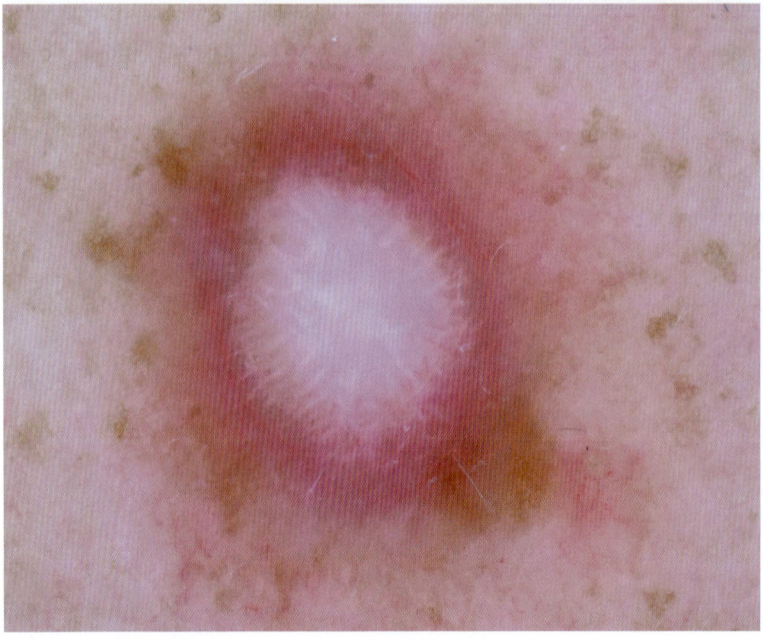

Dermatofibrom, Dermatoskopie: zentrales, weißes strukturloses Areal

Epidemiologie: sehr häufig, genaue Zahlen sind nicht bekannt

Risikogruppen und Risikofaktoren: Erwachsene mittleren Alters, häufiger bei Frauen

Ätiologie und Pathophysiologie: Die Pathogenese des Dermatofibroms wird nach wie vor kontroversiell diskutiert. Für eine reaktive Bindegewebsreaktion spricht der zeitliche Zusammenhang mit Entzündungen oder Mikrotraumen, für eine neoplastische Genese die nachgewiesene Monoklonalität mancher Dermatofibrome.

Klinische Beschreibung und Symptome: Meist handelt es sich um linsengroße, hellbraune, derbe Papeln, die zumindest in der Entstehungsphase mit Juckreiz einhergehen. Typischerweise sinken Dermatofibrome beim Zusammenpressen mit Daumen und Zeigefinger unter das Hautniveau ein. Gelegentlich können Dermatofibrome auch größere, knotige Gebilde darstellen.

Prädilektionsstellen: Die häufigste Lokalisation sind die Unterschenkel. Dermatofibrome können aber prinzipiell an allen Körperstellen auftreten.

Diagnosestellung: Die Diagnose erfolgt durch das typische klinische Bild und den Tastbefund. Dermatoskopisch sieht man in typischen Fällen ein weißes strukturloses Areal im Zentrum.

Dermatohistologie: Unterhalb einer akanthotisch verbreiterten Epidermis findet sich in der Dermis eine Proliferation von Fibroblasten und verdickte kollagene Faserbündel.

Sonderformen: Aus histopathologischer Sicht gibt es eine Vielzahl an Varianten, deren Unterscheidung in der Praxis wenig relevant ist. Bei den in der Literatur beschriebenen seltenen Fällen von aggressiven Varianten handelt es sich möglicherweise um Fehldiagnosen.

Differentialdiagnosen: andere gutartige (z. B. melanozytäre Nävi) und bösartige Neoplasien (z. B. Melanom) der Haut

Therapie: keine Therapie erforderlich

Verlauf: Da es sich um eine narbenartige Bindegewebsreaktion handelt, sind Dermatofibrome, wie Narben, permanent.

Şenel, E., Yuyucu Karabulut, Y., Doğruer Şenel, S. (2015): Clinical, histopathological, dermatoscopic and digital microscopic features of dermatofibroma: a retrospective analysis of 200 lesions. J. Eur. Acad. Dermatol. Venereol. 29: 1958–1966. https://doi.org/10.1111/jdv.13092

Dermatofibrosarcoma protuberans

Beim Dermatofibrosarcoma protuberans (DFSP) handelt es sich um einen mesenchymalen Tumor der Haut, der zwar lokal aggressiv wächst, aber nur selten metastasiert.

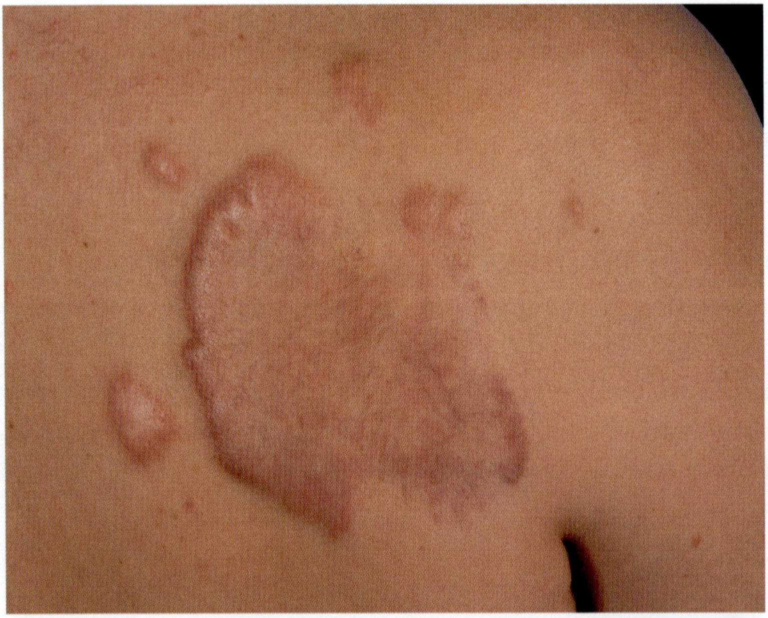

Dermatofibrosarcoma protuberans: unregelmäßiger, Plaque-artiger Tumor, umgeben von nodulären Läsionen

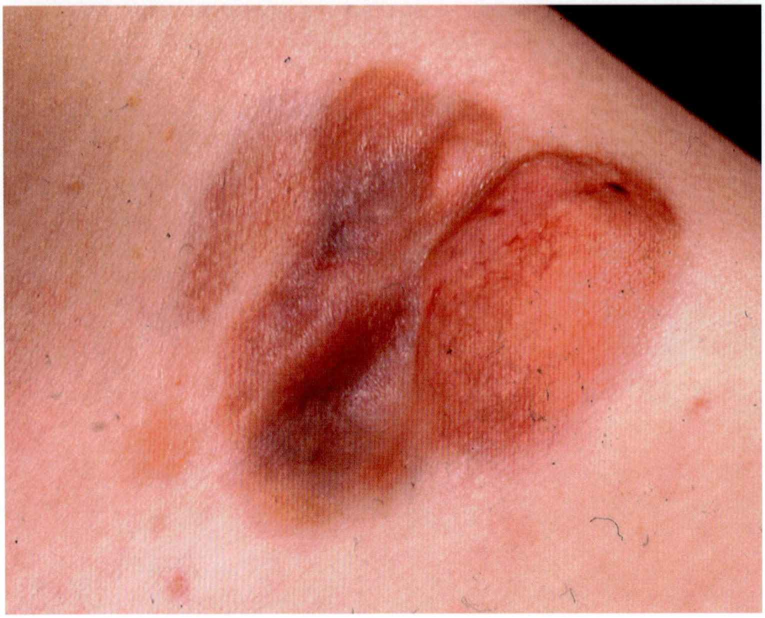

Dermatofibrosarcoma protuberans: braun-rötlicher plattenartiger Tumor mit knotigen Anteilen

Epidemiologie: Der Tumor ist selten (Inzidenz: ca. 1:200.000).

Risikogruppen und Risikofaktoren: Der Tumor tritt vermehrt bei jungen Erwachsenen auf.

Ätiologie und Pathophysiologie: DFSP ist meist mit einer spezifischen genetischen Translokation assoziiert, bei der ein Teil des „Typ 1-Alpha-Kollagen (COL1A1)-Gens" von Chromosom 17 mit einem Wachstumsfaktor, dem „Platelet-derived growth factor B (PDGFB)-Gen" von Chromosom 22, fusioniert.

Klinische Beschreibung und Symptome: Initial findet sich eine langsam wachsende, hautfarbene, derbe Plaque, die sich mit der Zeit in eine hellbraune, knotige und verhärtete Tumorplatte umwandelt.

Prädilektionsstellen: Stamm, insbesondere Schulter- und Beckengürtel

Diagnosestellung: Bei klinischem Verdacht wird die Diagnose durch eine tiefe Biopsie mit anschließender histologischer Untersuchung des Gewebes gesichert.

Dermatohistologie: In der Dermis und Subkutis sieht man eine Proliferation von in Zügen angeordneten spindeligen Tumorzellen, die immunhistochemisch CD34 exprimieren.

Sonderformen: pigmentierte Variante (Bednar Tumor)

Differentialdiagnosen: hypertrophe Narben und Keloide sowie andere gutartige und bösartige Neoplasien der Haut

Therapie: Therapie der Wahl ist die chirurgische Exzision mit Sicherheitsabstand, alternativ kommen Bestrahlungstherapie und eine medikamentöse Therapie mit dem Kinase-Hemmer Imatinib in Frage.

Verlauf: Der Tumor neigt zu Lokalrezidiven, insgesamt ist die Prognose jedoch gut.

Hao, X., Billings, S. D., Wu, F., Stultz, T. W., Procop, G. W., Mirkin, G., Vidimos, A. T. (2020): Dermatofibrosarcoma Protuberans: Update on the Diagnosis and Treatment. J. Clin. Med. 9(6), 1752. doi: 10.3390/jcm9061752. PMID: 32516921; PMCID: PMC7355835

Dermatomyositis

Dermatomyositis ist eine seltene Autoimmunerkrankung, die durch Hautsymptome und durch Muskelbefall gekennzeichnet ist.

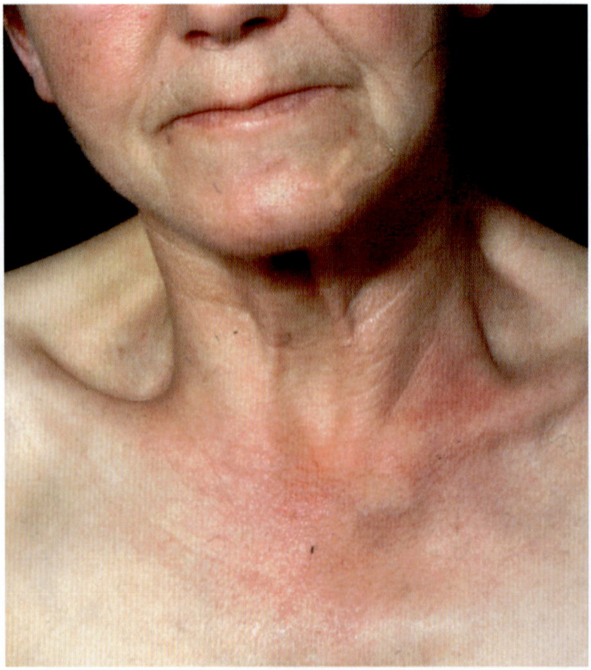

Dermatomyositis: Erythem im Bereich von Wangen und Dekolleté

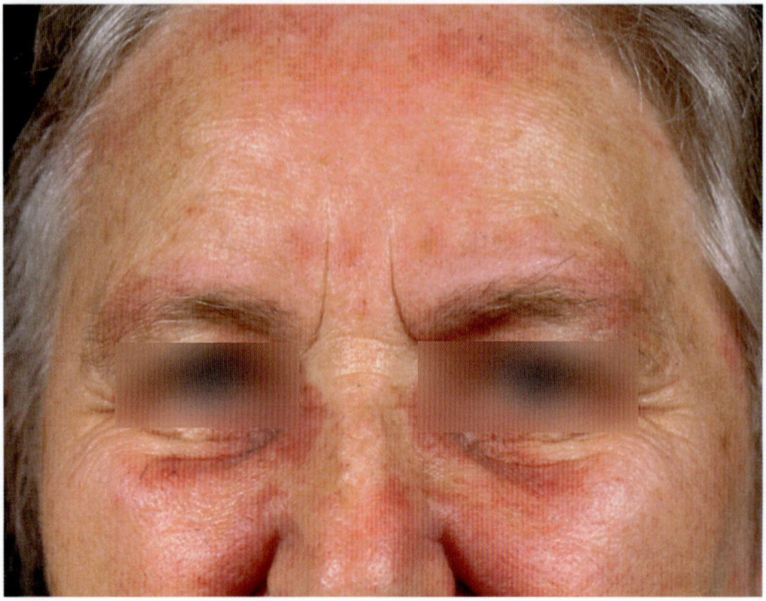

Dermatomyositis: heliotropes Exanthem

Epidemiologie: Die Krankheit betrifft etwa 1 von 100.000 Menschen und ist weltweit verbreitet. Sie ist bei Frauen häufiger und kann in jedem Alter auftreten, wobei der Gipfel zwischen 40 und 60 Jahren liegt.

Risikogruppen und Risikofaktoren: Frauen mittleren Alters, Personen mit anderen Autoimmunerkrankungen, familiäre Veranlagung

Ätiologie und Pathophysiologie: Die genaue Ursache der Dermatomyositis ist unbekannt. Es wird angenommen, dass Umweltfaktoren, wie z. B. virale Infektionen oder Medikamente bei genetischer Disposition, zur Dysregulation des Immunsystems mit Bildung von Autoantikörpern führen. Die durch die Immundysregulation ausgelösten Entzündungsprozesse führen zu den Krankheitssymptomen.

Klinische Beschreibung und Symptome: Hautsymptome der Dermatomyositis umfassen folgende Veränderungen:

1. heliotropes Exanthem: eine rötlich-livide Verfärbung der Haut um die Augen, die auch mit Schwellungen einhergehen kann;
2. Gottron-Papeln: erhabene, raue, rot-livide Papeln, die typischerweise an den Knöcheln der Hände, Ellbogen und Knie auftreten;
3. Shawl Sign: ein rötlicher oder livider Ausschlag, der sich über Schultern und Nacken erstreckt, ähnlich einem Schal;
4. Rötung im Bereich von Dekolleté und Brust;
5. Veränderungen der Nagelfalzkapillaren sowie Rötung und Schwellung des Nagelbetts;
6. Verkalkungen unter der Haut, die sich als harte Knoten manifestieren können (Calcinosis cutis) und
7. Hautatrophie, Ulzerationen und Narbenbildung, Fotosensitivität und nicht vernarbende Alopezie.

Hautmanifestationen sind oft ein Schlüssel zur Diagnose und können auch ohne Muskelbeteiligung existieren. In Bezug auf die Muskelschwäche manifestiert sich die Dermatomyositis vorwiegend im Bereich des Schulter- und Beckengürtels. Andere zusätzliche Symptome umfassen Müdigkeit und Abgeschlagenheit sowie Gewichtsverlust und Fieberschübe.

Prädilektionsstellen: Haut: Gesicht, Knöchel, Hände, Rücken; Muskulatur: Schulter- und Beckengürtel

Diagnosestellung: typisches klinisches Bild, Hautbiopsie, Labortests (Muskelenzyme, Autoantikörper), Muskelbiopsie und Elektromyographie (EMG). Bei Dermatomyositis findet sich ein Spektrum verschiedener Autoantikörper wie etwa antinukleäre Antikörper und Myositis-spezifische Autoantikörper (Anti-Mi-2, Anti-Jo-1 und Anti-TIF1-γ).

Sonderformen: juvenile Dermatomyositis, amyopathische Dermatomyositis (Hautsymptome ohne Muskelbeteiligung)

Differentialdiagnosen: Polymyositis, Lupus erythematodes, Sklerodermie, Overlap-Syndrome

Therapie: systemische Kortikosteroide und andere Immunsuppressiva, Rituximab

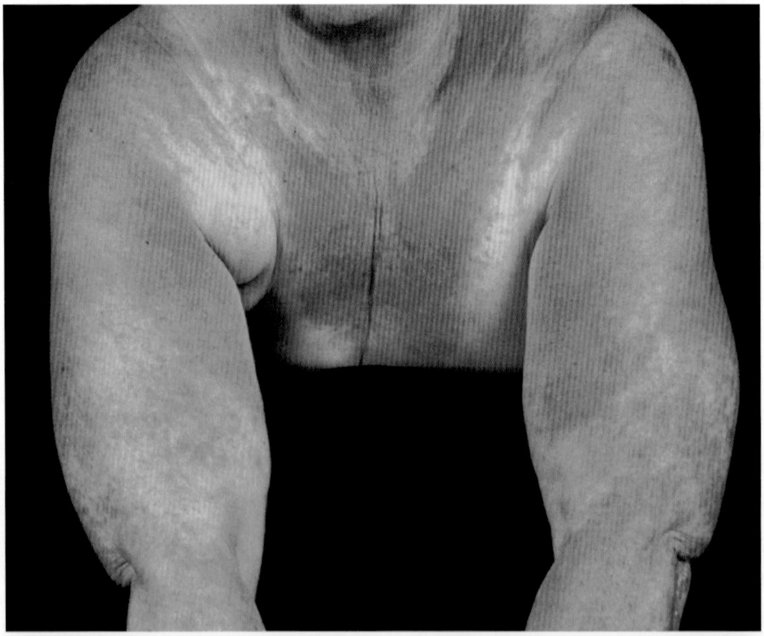

Dermatomyositis: Erythem und flache Plaques mit Betonung UV-exponierter Areale

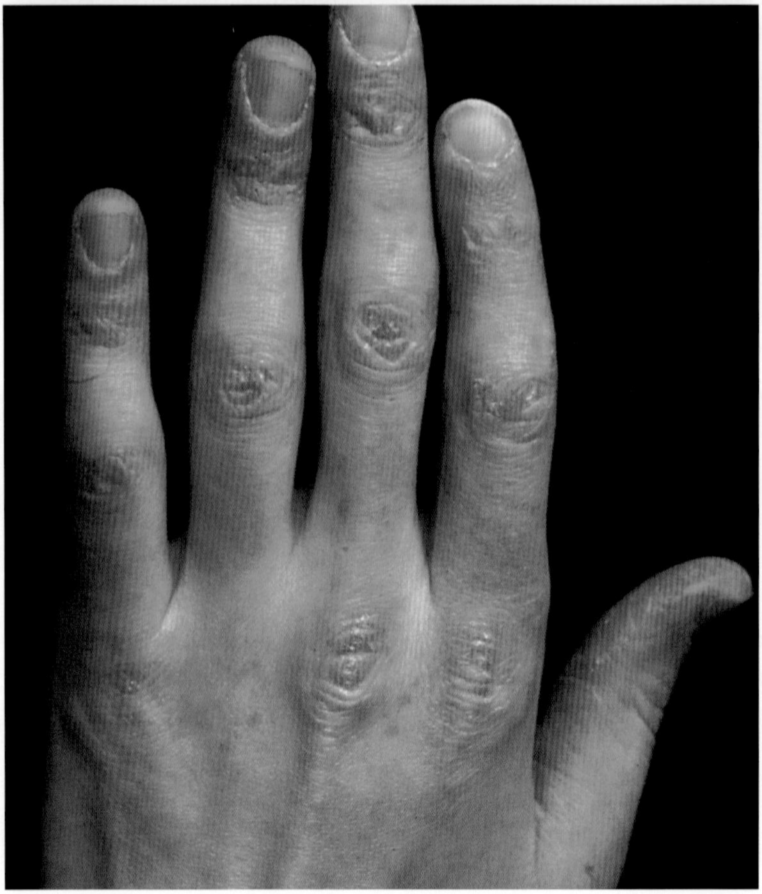

Dermatomyositis: Gottron-Papeln im Bereich der proximalen interphalangealen und metacarpophalangealen Gelenke; dystrophe Veränderungen der Nagelfalz

Verlauf: Der Verlauf der Dermatomyositis ist variabel. Einige Patient:innen erholen sich vollständig, andere haben einen chronisch-progressiven Verlauf mitunter mit lebensbedrohlichen Komplikationen. Wichtig: Bei etwa einem Drittel der Patient:innen kann die Krankheit mit malignen Neoplasien assoziiert sein. Daher sollten ältere Dermatomyositis-Patient:innen immer auf Malignome gescreent werden.

Cassard, L., Seraly, N., Riegert, M., Patel, A., Fernandez, A. P. (2024): Dermatomyositis: Practical Guidance and Unmet Needs. Immunotargets Ther. 13, 151–172. doi: 10.2147/ITT.S381472. PMID: 38464459; PMCID: PMC10924937

Dyshidrotisches Ekzem

Das dyshidrotische Ekzem ist eine chronisch rezidivierende Dermatitis, die durch akute Schübe juckender, kleiner, mit Flüssigkeit gefüllter Bläschen an Händen und Füßen charakterisiert ist.

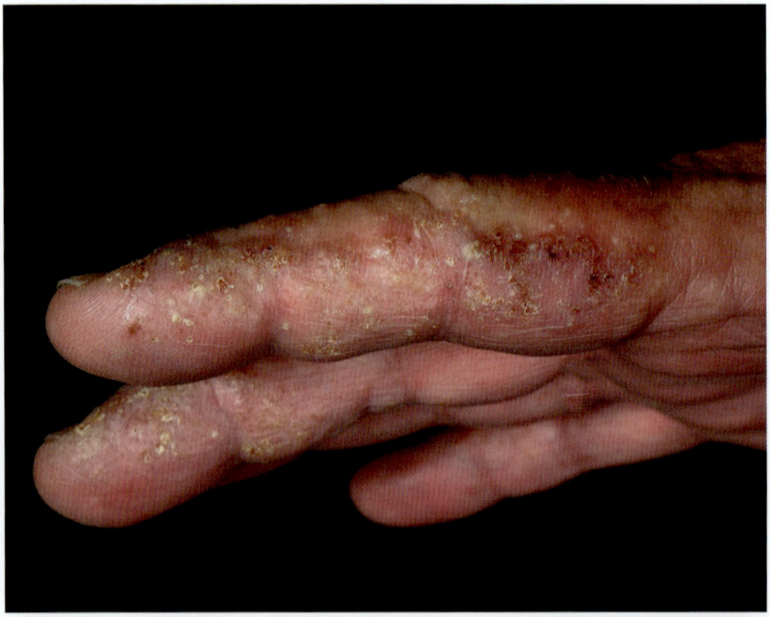

Dyshidrotisches Ekzem: spongiotische Bläschen und Pusteln (Superinfektion) mit aufgelagerten Serumkrusten im Bereich der Finger

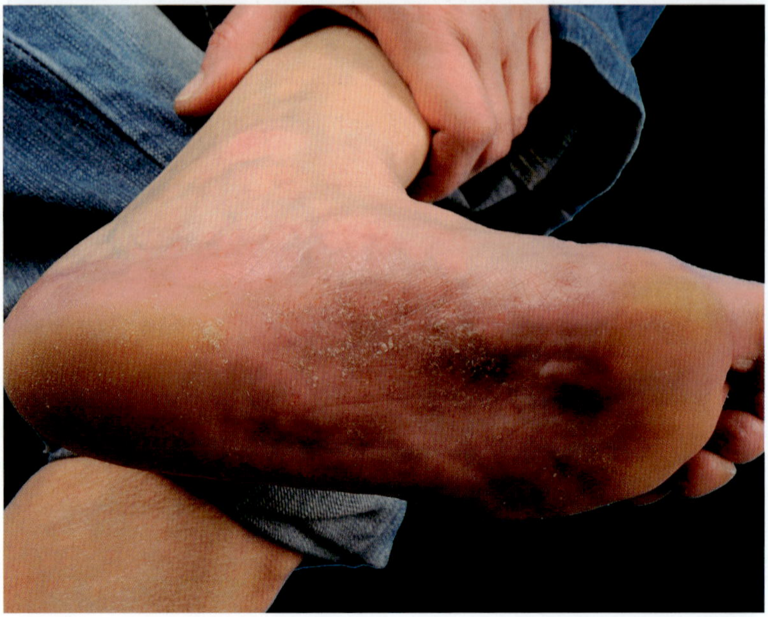

Dyshidrotisches Ekzem: Bläschen und schuppende Plaques im Bereich der Fußsohle

Epidemiologie: Diese Erkrankung kommt bei etwa 1 von 2.000 Menschen pro Jahr vor, wobei Männer und Frauen gleichermaßen betroffen sein können. Sie kann in jedem Alter auftreten, ist jedoch am häufigsten zwischen 20 und 40 Jahren.

Risikogruppen und Risikofaktoren: Personen mit atopischer Dermatitis und anderen Formen von Hand- und Fußekzemen wie allergischer und toxischer Kontaktdermatitis

Ätiologie und Pathophysiologie: Die genaue Ursache ist unbekannt. Manchmal ist das dyshidrotische Ekzem Ausdruck einer allergischen Kontaktdermatitis oder einer atopischen Dermatitis. Der Name „dyshidrotisches Ekzem" ist irreführend, da die ekkrinen Schweißdrüsen nicht ursächlich an der Entstehung der Erkrankung beteiligt sind. Vermehrtes Schwitzen kann jedoch einen aggravierenden Faktor darstellen.

Klinische Beschreibung und Symptome: kleine, stark juckende, mit Flüssigkeit gefüllte Bläschen im Bereich der Hände und Füße. Das chronische Stadium zeigt ekzematöse Herde, Schuppung und Rhagaden und ist schwierig von anderen Formen des chronischen Hand- und Fußekzems abzugrenzen.

Diagnosestellung: Die Diagnose erfolgt in den meisten Fällen aufgrund des typischen klinischen Bildes und der Anamnese.

Dermatopathologie: spongiotische Dermatitis mit intraepidermalen, spongiotischen Vesikeln

Sonderformen: Pompholyx (großblasige Form)

Differentialdiagnosen: Kontaktdermatitis, Tinea, Psoriasis, Skabies

Therapie: Die Behandlung umfasst in der Regel topische Steroide oder Calcineurininhibitoren und in schweren Fällen auch orale Steroide. Eine lokale Fototherapie (Bade-PUVA) kann die erscheinungsfreien Intervalle verlängern.

Verlauf: Das dyshidrotisches Ekzem verläuft in der Regel chronisch-rezidivierend mit längeren erscheinungsfreien Intervallen, gefolgt von akuten Schüben.

Thyssen, J. P., Schuttelaar, M. L. A., Alfonso, J. H., Andersen, K. E., Angelova-Fischer, I., Arents, B. W. M., Bauer, A., Brans, R., Cannavo, A., Christoffers, W. A., Crépy, M. N., Elsner, P., Fartasch, M., Filon, F. L., Giménez-Arnau, A. M., Gonçalo, M., Guzmán-Perera, M. G., Hamann, C. R., Hoetzenecker, W., Johansen, J. D., John, S. M., Kunkeler, A. C. M., Hadzavdic, S. L., Molin, S., Nixon, R., Oosterhaven, J. A. F., Rustemeyer, T., Serra-Baldrich, E., Shah, M., Simon, D., Skudlik, C., Spiewak, R., Valiukevičienė, S., Voorberg, A. N., Weisshaar, E., Agner, T. (2022): Guidelines for diagnosis, prevention, and treatment of hand eczema. Contact Dermatitis 86(5), 357–378. doi: 10.1111/cod.14035. Epub 2022 Mar 3. PMID: 34971008

Epidermale Nävi

Der Sammelbegriff „epidermaler Nävus" bezeichnet eine heterogene Gruppe angeborener hyperkeratotischer Hautveränderungen, oft in streifenförmiger Anordnung. Sind neben der Epidermis auch die Haarfollikel, die apokrinen Drüsen oder, wie im Fall des Naevus sebaceus, auch die Talgdrüsen betroffen, spricht man auch von organoiden Nävi.

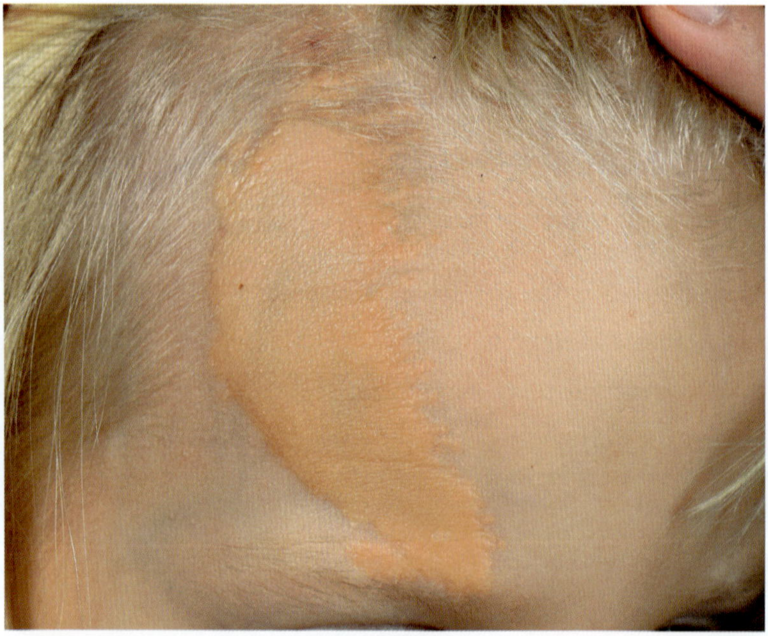

Naevus sebaceus: flache, gelbliche Plaque mit papillomatöser Oberfläche

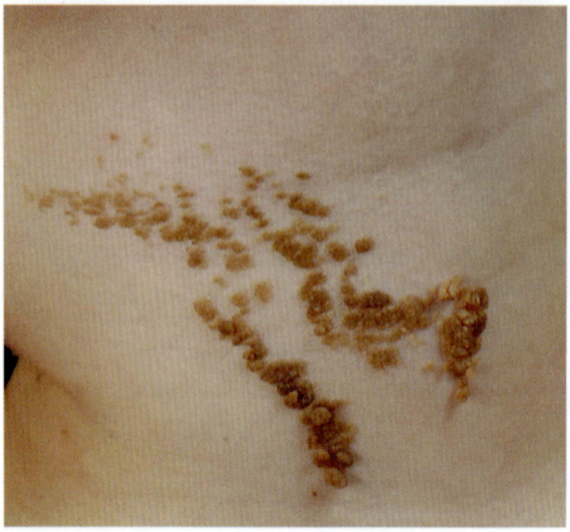

Epidermaler Nävus: bräunliche Papeln entlang der Blaschko-Linien

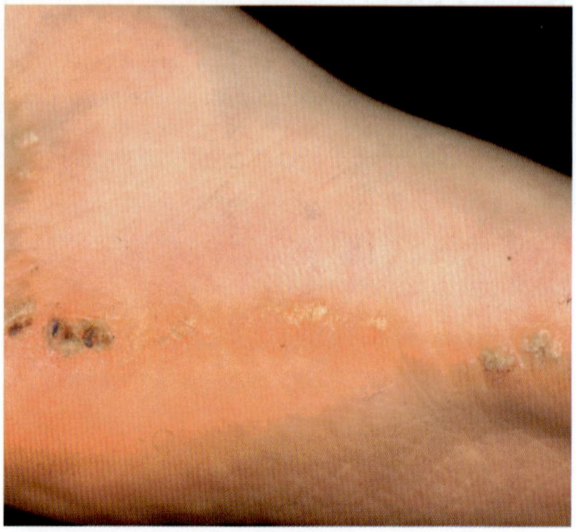

ILVEN: verruköse, hyperkeratotische Papeln in linearer Anordnung

Epidemiologie: Epidermale Nävi sind relativ häufig und kommen bei ca. 1% der Bevölkerung vor. In 50% der Fälle sind sie bereits bei Geburt vorhanden.

Risikogruppen und Risikofaktoren: Epidermale Nävi finden sich in allen Bevölkerungsgruppen.

Ätiologie und Pathophysiologie: Epidermale Nävi sind Folge postzygotischer, somatischer Mutation während der embryonalen Entwicklung und gelten als Hamartome. Epidermale Nävi können im Rahmen von Syndromen mit neuroektodermalen Fehlbildungen vorkommen (z.B. Proteus-Syndrom, Naevus sebaceus-Syndrom).

Klinische Beschreibung und Symptome: Typische Erscheinungsformen sind streifenförmige, hyperkeratotische Läsionen, die entlang der embryonalen Entwicklungslinien, den sogenannten Blaschko-Linien, angeordnet sind. Epidermale Nävi sind entweder bereits bei der Geburt sichtbar oder treten in der frühen Kindheit in Erscheinung. Organoide epidermale Naevi wie der Naevus sebaceus haben eine papillomatöse, warzige Oberfläche und aufgrund der vermehrten Talgdrüsen auch eine gelbliche Farbe. Diese Nävi können durch die hormonelle Stimulation der Talgdrüsen während der Pubertät ihr Erscheinungsbild ändern.

Prädilektionsstellen: Epidermale Nävi können überall am Körper auftreten, der Naevus sebaceus findet sich bevorzugt am Capillitium.

Diagnosestellung: meistens aufgrund des typischen Erscheinungsbilds. Eine Hautbiopsie kann bei unklaren Fällen durchgeführt werden, um die Diagnose zu bestätigen.

Sonderformen und Subtypen: linearer epidermaler Nävus: verläuft in Linien, oft entlang der sogenannten Blaschko-Linien, die den Migrationspfaden embryonaler Hautzellen folgen. Bei entzündlichen Veränderungen im Nävus spricht man auch vom inflammierten, linearen, verrukösen epidermalen Nävus (ILVEN). Naevus sebaceus: organoider epidermaler Nävus, der auch Talgdrüsen und manchmal Haarfollikel beinhaltet.

Differentialdiagnosen: melanozytäre Nävi, seborrhoische Keratosen, andere linear angeordnete Hautveränderungen und entzündliche Erkrankungen (z.B. Lichen striatus)

Therapie: Nicht notwendig, da die Veränderungen gutartig sind. Eine Entfernung aus kosmetischen Gründen kann angezeigt sein. Neben der chirurgischen Exzision kommen vielfach auch Laserablationen zur Anwendung. Die Rezidivrate ist jedoch hoch.

Verlauf: Die meisten epidermalen Nävi bleiben über die Lebensdauer des Individuums stabil. Das Risiko einer malignen Transformation ist sehr gering. Beim Naevus sebaceus wird eine klinische Kontrolle empfohlen, da es in seltenen Fällen im Laufe des Lebens zur Entstehung von Basalzellkarzinomen kommen kann.

Asch, S., Sugarman, J. L. (2018): Epidermal nevus syndromes: New insights into whorls and swirls. Pediatr. Dermatol. 35(1), 21–29. doi: 10.1111/pde.13273. Epub 2017 Oct 16. PMID: 29044700

Epidermolysis bullosa

Epidermolysis bullosa (EB) bezeichnet eine Gruppe seltener genetischer Hauterkrankungen, bei denen die Kohärenz der Epidermis bzw. der Zusammenhalt von Epidermis und Dermis gestört ist, und die durch eine erhöhte Anfälligkeit der Haut für Blasenbildung, oft bereits durch minimale mechanische Reize, charakterisiert sind.

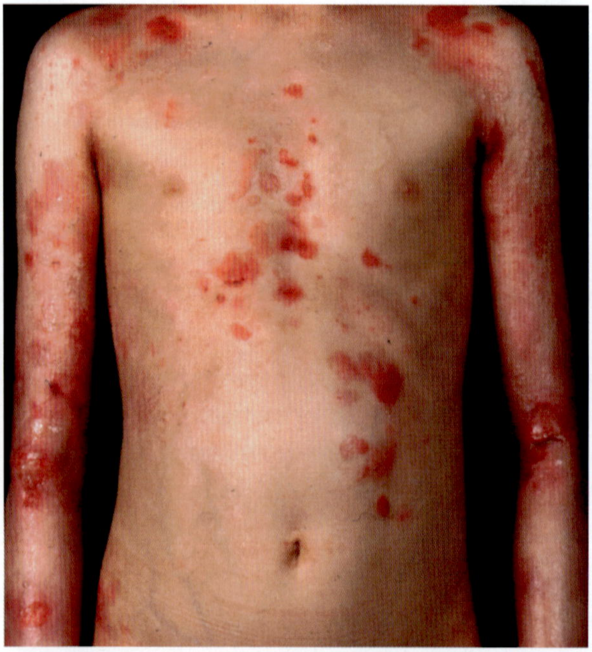

Epidermolysis bullosa junctionalis mit erosiven Läsionen

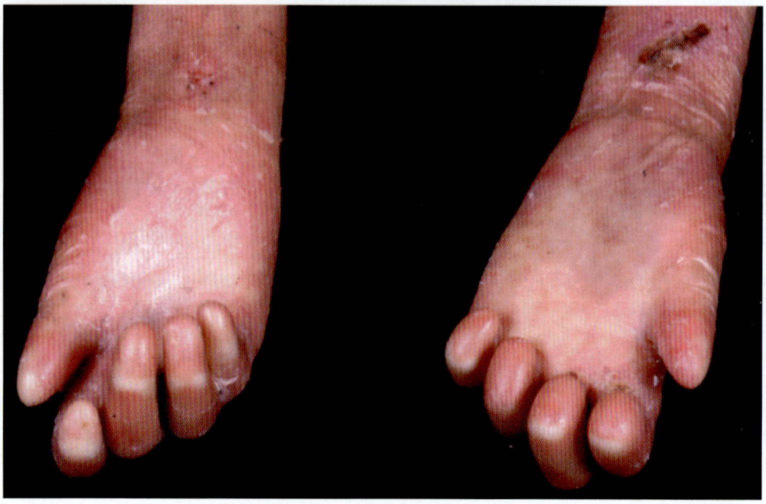

Epidermolysis bullosa junctionalis: Anonychie (Nagelverlust) durch subunguale Blasenbildung

Epidemiologie: Schätzungen zufolge betrifft EB etwa 20 pro einer Million Neugeborene. Die Erkrankung tritt weltweit auf und zeigt keine besondere ethnische oder geographische Prädisposition.

Risikogruppen und Risikofaktoren: Familienanamnese von EB

Ätiologie und Pathophysiologie: EB wird durch Mutationen in bestimmten Genen verursacht, die für die Struktur und Funktion von Proteinen in der Epidermis und Dermis verantwortlich sind. Der Erbgang kann autosomal dominant oder rezessiv sein. Abhängig vom betroffenen Gen tritt die Blasenbildung in verschiedenen Hautschichten auf und die betroffenen Gene variieren je nach Subtyp. EB simplex (EBS): Mutationen im KRT5- oder KRT14-Gen, die für die Keratine 5 und 14 kodieren; bei EBS mit mukokutaner Beteiligung finden sich Mutationen im PLEC-Gen, das für Plektin kodiert. Junktionale EB (JEB): Mutationen in den Genen LAMA3, LAMB3 oder LAMC2, die für die Laminin-332-Untereinheiten kodieren (nicht-Herlitz-Typ); Mutationen im LAMB3-Gen (Herlitz-Typ); Mutationen im LAMA3- oder LAMB3-Gen (JEB mit late-onset). Dystrophe EB (DEB): Häufig verursacht durch Mutationen im COL7A1-Gen, das für Kollagen Typ VII kodiert.

Klinische Beschreibung und Symptome: Je nach Subtyp variieren die Symptome und die Schwere der Erkrankung. Bei EBS findet sich eine intraepidermale Spaltbildung mit Blasenbildung, meistens an Händen und Füßen. Der Verlauf ist milder als bei JEB und die Blasen heilen ohne Narbenbildung ab. Bei JEB ist die Spaltbildung in der Lamina lucida der Basalmembranzone lokalisiert. Bei dieser Form kommt es oft zu großflächiger Blasenbildung sowie zur Narbenbildung und Mutilationen schon bei Geburt. Eine Mitbeteiligung der Schleimhäute und der Nägel ist möglich. Bei DEB findet sich die Spaltbildung unterhalb der Lamina densa der Basalmembran und typisch ist eine Blasenbildung nach Bagatelltraumen, oft mit Narbenbildung, sowie das Auftreten von kleinen Hornzysten (Milien) nach Abheilung. Sowohl JEB als auch DEB sind schwere Hauterkrankungen mit potenziell tödlichem Verlauf.

Diagnosestellung: Die genaue Diagnose einer EB-Form erfordert histopathologische Untersuchungen sowie molekulargenetische Tests zur Identifizierung der spezifischen Mutation. Wichtig ist die Entnahme des Biopsiematerials aus klinisch gesunder Haut.

Prädilektionsstellen: Blasen treten häufig an Händen und Füßen auf, können aber überall am Körper entstehen. Stellen, die mechanischer Belastung ausgesetzt sind, sind besonders anfällig.

Subformen: EB simplex, EB junctionalis, EB dystrophicans

Differentialdiagnosen: andere blasenbildende Hauterkrankungen

Therapie: symptomatische Behandlung: Wundpflege, Schmerzmanagement, Ernährungshilfe bei Schleimhautbeteiligung. In schweren Fällen können Hauttransplantationen oder Gentherapieansätze in Betracht gezogen werden.

Verlauf: abhängig von der spezifischen Form und Schwere der Erkrankung. Manche Menschen mit EB haben eine normale Lebenserwartung, während schwere Formen im Kindesalter zu Komplikationen führen können. Die Lebensqualität ist in der Regel durch Schmerzen, Narbenbildung und andere Symptome beeinträchtigt. Bei DEB können sich in den chronisch traumatisierten Hautarealen Plattenepithelkarzinome entwickeln, die in manchen Fällen zum Tode der Patient:innen führen können.

Bardhan, A., Bruckner-Tuderman, L., Chapple, I. L. C., Fine, J. D., Harper, N., Has, C., Magin, T. M., Marinkovich, M. P., Marshall, J. F., McGrath, J. A., Mellerio, J. E., Polson, R., Heagerty, A. H. (2020): Epidermolysis bullosa. Nat. Rev. Dis. Primers. 6(1), 78. doi: 10.1038/s41572-020-0210-0. PMID: 32973163

Epidermomykose und Onychomykose

Epidermomykosen sind oberflächliche Pilzinfektionen der Haut, die primär die Hornschicht betreffen und meist durch Dermatophyten hervorgerufen werden.

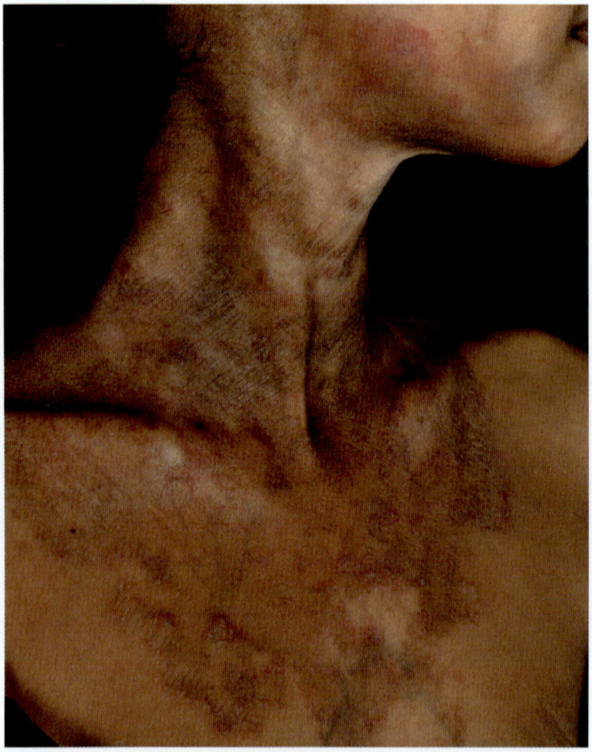

Epidermomykose, dunkle Haut: zentral abgeflachte, bräunliche Plaque mit erythematösem, schuppendem Randsaum

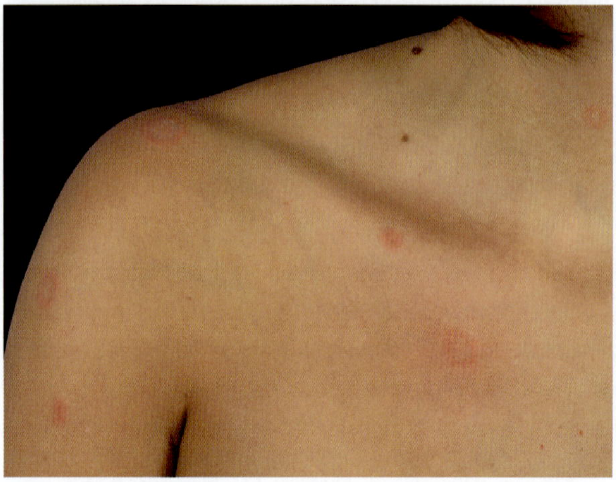

Epidermomykose, helle Haut: multiple, schuppende Herde mit hellrotem Rand

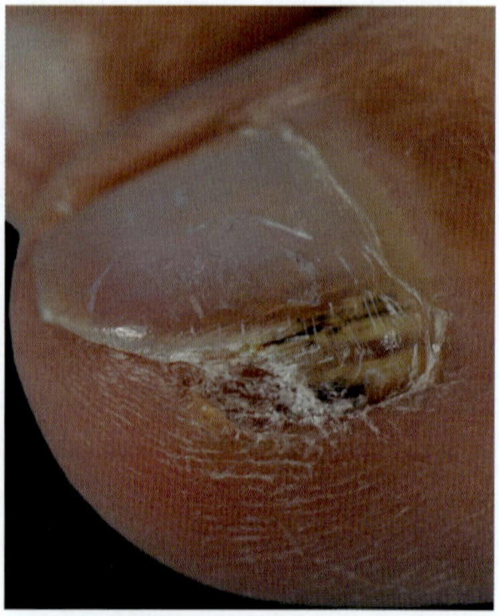

Onychomykose mit weißlicher Verfärbung und Verdickung der Nagelplatte

Epidemiologie: Epidermomykosen sind weltweit verbreitet, wobei die Prävalenz in Gebieten mit hohen Temperaturen und hoher Luftfeuchtigkeit höher ist.

Risikogruppen und Risikofaktoren: enger Kontakt mit infizierten Personen oder Tieren

Ätiologie und Pathophysiologie: Die häufigsten Erreger von Epidermomykosen sind Dermatophyten. Insbesondere die Spezies Trichophyton, Microsporum und Epidermophyton sind für Infektionen beim Menschen verantwortlich. Diese Pilze ernähren sich von Keratin, welches in Haut, Nägeln und Haaren zu finden ist.

Abhängig von der Lokalisation dominieren unterschiedliche Erreger. Bei Tinea pedis, barbae, unguium und cruris sind vor allem *Trichophyton rubrum* und *Trichophyton mentagrophytes* verbreitet. Bei Tinea corporis und capitis findet man jedoch auch häufig *Microsporum canis* (wird oft von Haustieren übertragen).

Klinische Beschreibung und Symptome: erythematöse Plaques mit randständiger Schuppung, gelegentlich mit Pusteln, seltener auch Vesikeln. Am Capillitium kommt es an den befallenen Stellen zu Haarausfall. Ein Pilzbefall des Nagels führt zur Verdickung und weißlich-gelben Verfärbung der Nagelplatte.

Prädilektionsstellen: Die bevorzugten Körperstellen sind mit lateinischen „Beiwörtern" wie Tinea pedis, manum, barbae, capitis, unguium und cruris gekennzeichnet. Bei Onychomykose sind Fußnägel häufiger betroffen als Fingernägel.

Diagnosestellung: Die Diagnose basiert auf klinischen Symptomen, sollte jedoch in der Regel durch mikroskopische Untersuchung von Hautschuppen im Kalilaugenpräparat oder durch Kultivierung des Erregers von Schuppenmaterial bestätigt werden.

Bei Onychomykose kann die Diagnose auch durch histologische Untersuchung von Nagelmaterial in der PAS-Färbung bestätigt werden.

Differentialdiagnosen: alle Lokalisationen: Psoriasis, Ekzem; Tinea cruris und interdigitalis: Erythrasma; bei Onychomykose auch andere Ursachen für Nageldystrophien

Therapie: Topische Antimykotika sind häufig die erste Behandlungsstrategie. Bei schwereren Infektionen oder Befall der Nägel können orale Antimykotika erforderlich sein. Die gängigsten Antimykotika sind Clotrimazol, Miconazol, Terbinafin und die Azole Fluconazol, Ketoconazol und Itraconazol.

Verlauf: Bei richtiger Behandlung heilen die meisten Epidermomykosen vollständig aus. Onychomykosen neigen zum Rezidiv.

Gupta, A. K., Stec, N., Summerbell, R. C., Shear, N. H., Piguet, V., Tosti, A., Piraccini, B. M. (2020): Onychomycosis: a review. J. Eur. Acad. Dermatol. Venereol. 34(9), 1972–1990. doi: 10.1111/jdv.16394. Epub 2020 Jun 5. PMID: 32239567

Erysipel, Phlegmone und nekrotisierende Fasziitis

Erysipel, Phlegmone und nekrotisierende Fasziitis sind bakterielle Weichteilinfektionen, die sich in Bezug auf die betroffenen Gewebsstrukturen unterscheiden. Das Erysipel ist eine akute bakterielle Infektion der oberen Dermis, während man eine Infektion der tiefen Dermis und des subkutanen Fettgewebes als Phlegmone bezeichnet. Die nekrotisierende Fasziitis ist eine seltene, in der Regel perakut auftretende Infektion mit Befall aller Gewebsschichten inkl. der Muskelloge mit Einschmelzung und Nekrose der betroffenen Strukturen.

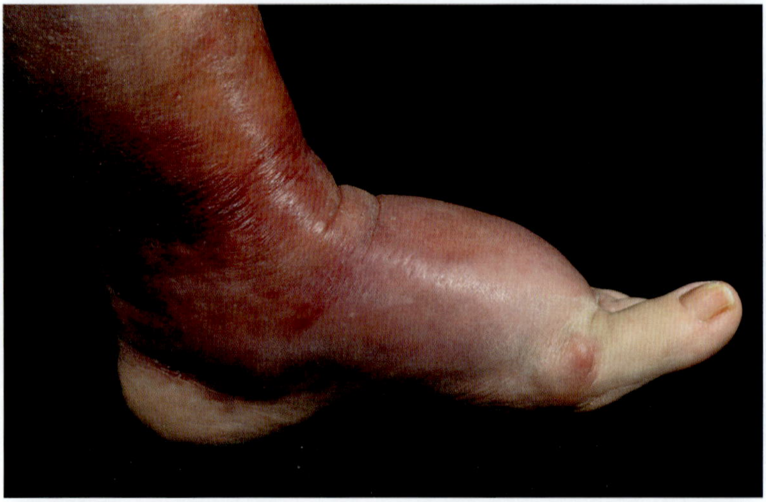

Erysipel: relativ scharf begrenztes Erythem und ödematöse Schwellung, schmerzhaft auf Berührung und überwärmt

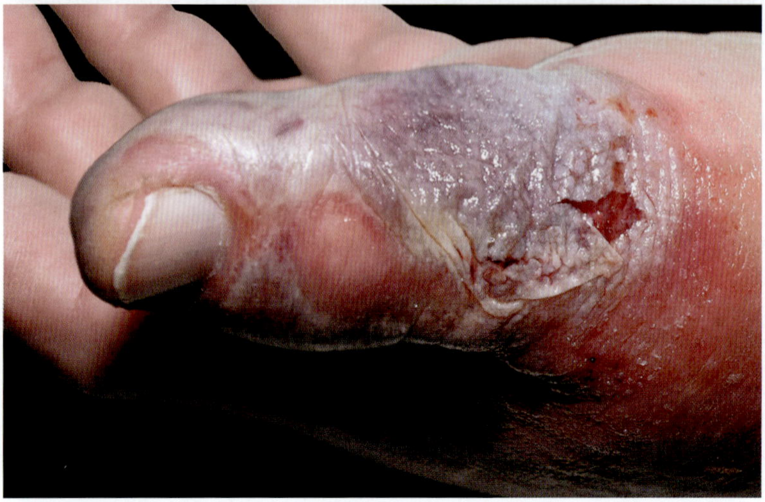

Phlegmone: düsterrote umschriebene Schwellung mit darüber nekrotisch abgelöster Epidermis

Erreger: in erster Linie ß-hämolysierende Streptokokken; seltener Staphylokokken oder andere Bakterien

Häufigkeit: Erysipel > Phlegmone > nekrotisierende Fasziitis

Risikogruppen und Risikofaktoren: Wichtigster Risikofaktor für ein Erysipel ist ein vorbestehendes Lymphödem, das z. B. nach Lymphknotenentfernung aufgrund eines Malignoms oder als Folgeerscheinung eines abgeheilten Erysipels auftreten kann. Eine Phlegmone tritt vermehrt nach Traumen oder penetrierenden Verletzungen oder in Folge chronischer Wunden auf.

Ätiologie: Eintritt der Bakterien meist über eine Eintrittspforte wie Bagatelltraumen, kleine oberflächliche Hautdefekte im Rahmen entzündlicher Hauterkrankungen (z. B. Interdigitalmykose oder Arthropodenreaktion) oder nach penetrierenden Verletzungen mit kontaminierten Gegenständen (z. B. Nadelstiche).

Klinische Beschreibung und Symptome: Meist tritt die Infektion akut auf, mit einer innerhalb von Stunden zunehmenden Rötung und Schwellung der betroffenen Region, die außerdem schmerzhaft und überwärmt ist. Aufgrund der oberflächlichen Ausbreitung der Entzündung ist die Rötung beim Erysipel in der Regel scharf begrenzt und zeigt flammenförmige Ausläufer. Ist die Entzündungsreaktion sehr heftig, kann es auch zur Blasenbildung kommen.

Bei Phlegmone ist die Begrenzung zur gesunden Haut weniger scharf und es kommt oft zu einer teigigen, düsterroten Schwellung der betroffenen Region.

Bei der nekrotisierenden Fasziitis können Gewebsnekrosen in allen Gewebeschichten auftreten. Neben lokalen Symptomen finden sich Allgemeinsymptome wie Fieber und Schüttelfrost, bei schweren Verlaufsformen kann es auch zu Sepsis und Schock kommen. Bei rezidivierenden Erysipelen können Allgemeinsymptome fehlen.

Prädilektionsstellen: Extremitäten (v. a. Unterschenkel), Gesicht sowie Genitalregion bei der seltenen Fournier-Gangrän, die eine bevorzugt bei Männern auftretende Sonderform der nekrotisierenden Fasziitis darstellt.

Diagnosestellung: Die Diagnose des Erysipels wird in der Regel rein klinisch anhand der typischen Symptome gestellt. Erhöhtes C-reaktives Protein und Leukozytose können die Diagnose unterstützen. Bei Befall tieferer Hautschichten mit Einschmelzung und Gewebszerstörung ist eine Bildgebung (in erster Linie MRT) notwendig, um das Ausmaß der Gewebszerstörung zu ermitteln und die Diagnose zu sichern.

Therapie: Die Therapie des Erysipels erfolgt zumeist empirisch und ist gegen den häufigsten Erreger, ß-hämolysierende Streptokokken, gerichtet. Ein Erregernachweis gelingt selten und wird in der Regel auch nicht versucht. In leichten Fällen kann die Antibiose per os erfolgen, in schwereren Fällen intravenös. Zur Anwendung kommen Penicilline und Aminopencilline, allein oder in Kombination. Bei Befall tieferer Hautschichten mit Einschmelzung und Gewebszerstörung (Phlegmone und nekrotisierende Fasziitis) muss neben einer systemischen Antibiose eine chirurgische Intervention erfolgen.

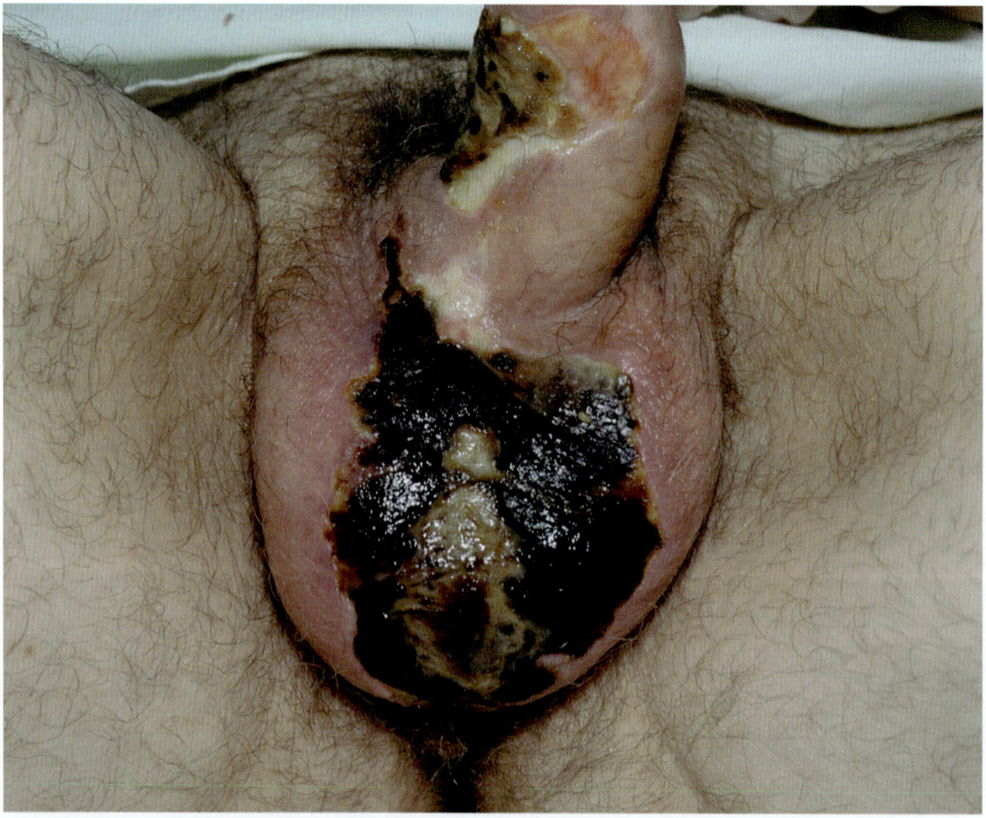

Nekrotisierende Fasziitis der Genitalregion **(Fournier-Gangrän):** Schwellung, Rötung, Ulcus und livid-schwarzes Nekroseareal

Bei der nekrotisierenden Fasziitis ist es wichtig, dass die betroffenen nekrotischen Gewebsanteile möglichst früh großzügig chirurgisch entfernt werden. Die Antibiose kann in diesen Fällen zuerst empirisch und dann möglichst gezielt nach Antibiogramm erfolgen.

Verlauf: Bei richtig dosierter Antibiose heilen Erysipele in der Regel innerhalb von Tagen ab. Die wichtigste und häufigste Folgeerscheinung ist ein chronisches Lymphödem, das seinerseits das Auftreten von Folgeerysipelen begünstigt. Tieferliegende Infektionen zeichnen sich durch einen schwereren Verlauf aus, wobei, insbesondere bei der nekrotisierenden Fasziitis, die Prognose von einer möglichst raschen chirurgischen Intervention abhängt.

Sunderkötter, C., Becker, K., Eckmann, C., Graninger, W., Kujath, P., Schöfer, H. (2019): S2k guidelines for skin and soft tissue infections Excerpts from the S2k guidelines for „calculated initial parenteral treatment of bacterial infections in adults – update 2018“. J. Dtsch. Dermatol. Ges. 17(3), 345–369. doi: 10.1111/ddg.13790. PMID: 30920735

Erythema (exsudativum) multiforme

Das Erythema multiforme (EM) manifestiert sich als ein akutes, selbstlimitierendes Exanthem, das durch charakteristische, targetoide Läsionen gekennzeichnet ist.

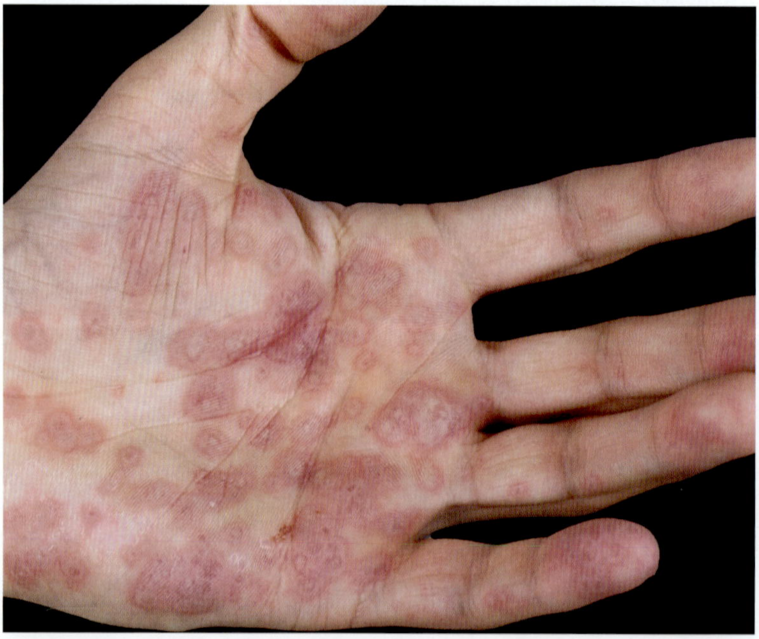

Erythema multiforme: kreisförmige Läsionen mit hellem Zentrum und erythematösem Rand

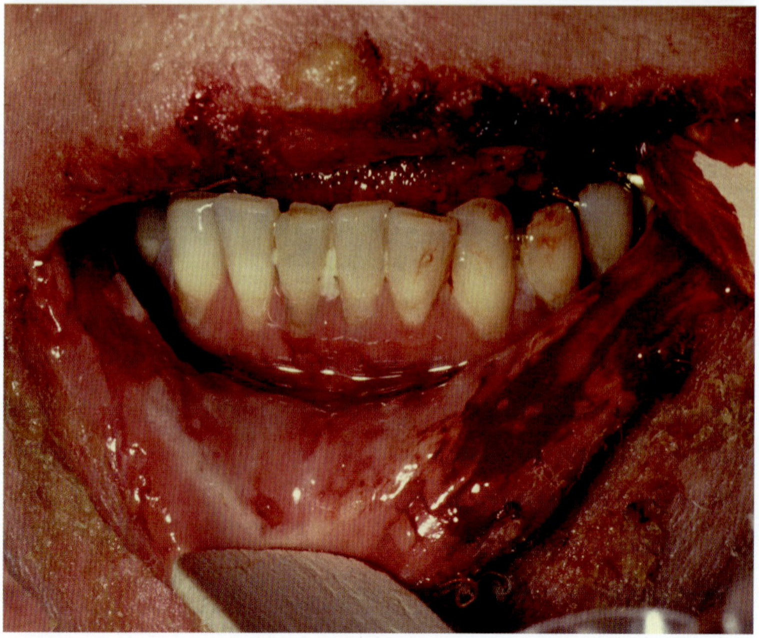

Erythema multiforme: Schleimhautbefall mit ausgedehnten Erosionen und hämorrhagischen Krusten

Epidemiologie: EM betrifft Menschen aller Altersgruppen, kommt jedoch häufiger bei jüngeren Erwachsenen vor. Die Inzidenz variiert weltweit, wobei Schätzungen bei 1 bis 5 Fällen pro 1 Million Personen pro Tag liegen.

Risikogruppen und Risikofaktoren: Personen mit rezenter Herpes-simplex-Virus (HSV)-Infektion sowie Personen, die bestimmte Medikamente eingenommen haben, vor allem Sulfonamide, Antikonvulsiva und nicht-steroidale Antirheumatika (NSAR)

Ätiologie und Pathophysiologie: Die häufigsten Auslöser von EM sind Infektionen mit HSV sowie seltener *Mycoplasma pneumoniae* und Medikamente. Die Pathogenese des EM ist nicht vollständig geklärt, jedoch spielt eine durch T-Zellen vermittelte Überempfindlichkeitsreaktion eine zentrale Rolle.

Klinische Beschreibung und Symptome: Es finden sich multiple, erythematöse, makulopapulöse Effloreszenzen, die charakteristischerweise im Zentrum heller sind und bei typischer Ausprägung einer Schießscheibe ähneln. Gelegentlich findet sich im Zentrum der targetoiden Läsion eine Blase oder eine Erosion. Oft kommt es zur Schleimhautbeteiligung, mit Erosionen im Bereich der Lippen und Mundschleimhaut und im Genitalbereich sowie Konjunktivitis.

Prädilektionsstellen: oft symmetrisch im Gesicht, an Hals, Armen und Beinen. Die Handflächen sind typischerweise betroffen. Schleimhautläsionen können im Mund- und Genitalbereich sowie in den Augen auftreten.

Diagnosestellung: Die Diagnose erfolgt meist anhand des typischen klinischen Bildes. Im Zweifelsfall kann eine Biopsie erforderlich sein.

Dermatopathologie: lymphozytäre Entzündung mit Vakuolisierung der Keratinozyten in der Junktionszone (Interphasendermatitis), Dyskeratosen und Ballonierung der Keratinozyten

Sonderformen: Als Erythema multiforme major bezeichnet man schwere Verlaufsformen.

Differentialdiagnosen: virale Exantheme, Urtikaria, Arzneimittelexantheme, toxisch epidermale Nekrolyse (TEN)/Steven-Johnson-Syndrom (SJS)

Therapie: Symptomatische Behandlung mit topischen Steroiden, bei schweren Fällen mit ausgedehntem Schleimhautbefall können auch orale Kortikosteroide oder andere Immunsuppressiva in Betracht gezogen werden. Behandlung der HSV-Infektion mit Rezidivprophylaxe.

Verlauf: Die meisten Fälle von EM heilen innerhalb von Wochen spontan ab. Wiederholte Episoden können auftreten, besonders wenn eine rezidivierende HSV-Infektion die zugrunde liegende Ursache ist.

Grünwald, P., Mockenhaupt, M., Panzer, R., Emmert, S. (2020): Erythema multiforme, Stevens-Johnson syndrome/toxic epidermal necrolysis – diagnosis and treatment. J. Dtsch. Dermatol. Ges. 18(6), 547–553. doi: 10.1111/ddg.14118. Epub 2020 May 29. PMID: 32469468

Erythema nodosum

Erythema nodosum ist ein polyätiologisches, entzündliches Reaktionsmuster des subkutanen Fettgewebes, wobei vor allem die bindegewebigen Septen betroffen sind.

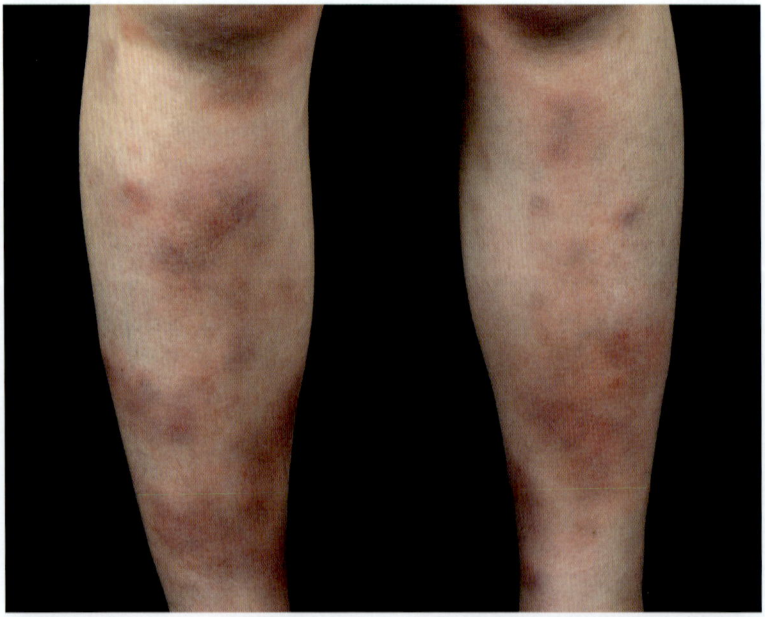

Erythema nodosum: schmerzhafte, rötliche, subkutane Knoten, in symmetrischer Anordnung

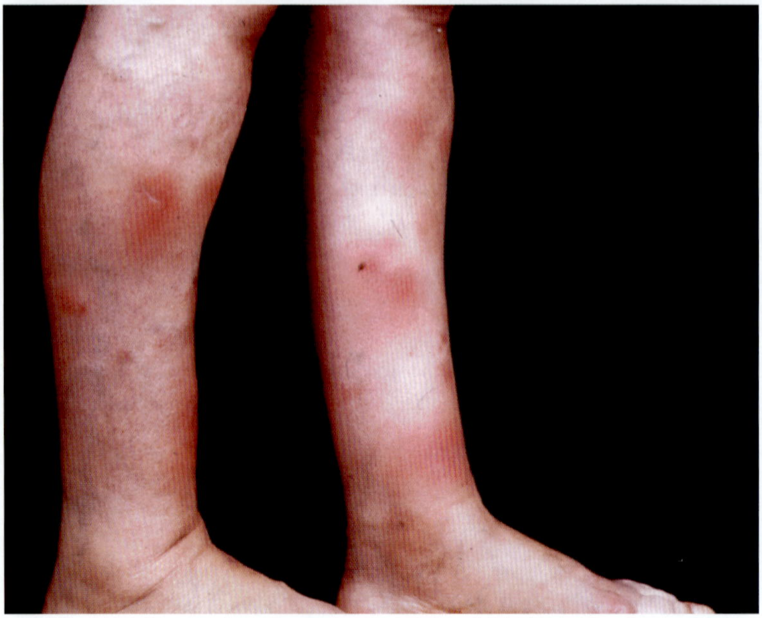

Erythema nodosum: erythematöse Knoten an den Unterschenkelstreckseiten

Epidemiologie: Das Erythema nodosum ist die häufigste Form der Pannikulitis und tritt meist bei jungen Erwachsenen im Alter von 20–40 Jahren auf. Es wird geschätzt, dass etwa 1–5 von 100.000 Personen pro Jahr neu erkranken.

Risikogruppen und Risikofaktoren: Hauptbetroffene sind junge Frauen. Risikofaktoren umfassen bakterielle Infektionskrankheiten, die Einnahme bestimmter Medikamente und assoziierte Erkrankungen wie Morbus Crohn oder Sarkoidose.

Ätiologie und Pathophysiologie: Das Erythema nodosum tritt gehäuft nach bakteriellen Infektionen mit Streptokokken, *Yersinia enterocolitica* oder im Rahmen einer Tuberkulose auf, kann aber auch durch Medikamente ausgelöst werden oder als Komponente einer nicht-infektiösen Systemerkrankung (z. B. Morbus Crohn oder Sarkoidose) in Erscheinung treten. Die Pathogenese ist unklar. Vermutet wird eine Überempfindlichkeitsreaktion auf verschiedene antigene Stimuli im Sinne einer Th1-Immunantwort mit Produktion der Zytokine Interferon-gamma (IFN-γ) und Tumor-Nekrose-Faktor-alpha (TNF-α), die zu einer Aktivierung von Makrophagen führen.

Klinische Beschreibung und Symptome: akut auftretende, multiple, äußerst schmerzhafte, erythematöse Knoten, vor allem an den Streckseiten der Unterschenkel, seltener an den Unterarmen

Prädilektionsstellen: Streckseiten der unteren Extremität

Diagnosestellung: Die Diagnose erfolgt anhand des typischen klinischen Bildes. Im Zweifel wird eine tiefe Biopsie zur histologischen Bestätigung entnommen.

Histologie: septale Pannikulitis mit Granulombildung ohne Zeichen einer Vaskulitis

Sonderformen: Erythema nodosum migrans, auch bekannt als subakute migratorische Pannikulitis, ist eine seltene Variante des EN, das vor allem durch einen protrahierten klinischen Verlauf gekennzeichnet ist.

Differentialdiagnosen: Pannikulitis anderer Genese (z. B. traumatische Pannikulitis), noduläre Vaskulitis

Therapie: Die Therapie basiert auf der Behandlung und der Beseitigung der Ursache und auf einer symptomatischen Therapie. Die symptomatische Behandlung beinhaltet Bettruhe und Kompressionsstrümpfe sowie eine antiphlogistische Therapie mit nicht-steroidalen Antirheumatika (NSAR). Wenn eine Infektionserkrankung als Ursache ausgeschlossen wurde, kann eine kurzfristige Gabe von systemischen Glukokortikoiden überlegt werden. Andere immunmodulierende Medikamente, insbesondere TNF-α-Antagonisten, können bei Nichtansprechen auf herkömmliche Therapien erwogen werden. Kaliumiodid ist eine in Europa weniger gebräuchliche, aber effektive Therapieoption.

Verlauf: In der Regel ist der Verlauf des Erythema nodosum selbstlimitierend und die Knoten heilen nach wenigen Wochen spontan ab. Bei einigen Patient:innen kann es jedoch zu Rezidiven kommen, insbesondere wenn die zugrunde liegende Ursache nicht behandelt wird.

Pérez-Garza, D. M., Chavez-Alvarez, S., Ocampo-Candiani, J., Gomez-Flores, M. (2021): Erythema Nodosum: A Practical Approach and Diagnostic Algorithm. Am. J. Clin. Dermatol. 22(3), 367–378. doi: 10.1007/s40257-021-00592-w. Epub 2021 Mar 8. PMID: 33683567; PMCID: PMC7938036

Follikulitis

Follikulitis bezeichnet eine entzündliche Reaktion der Haarfollikel, die typischerweise durch Pusteln gekennzeichnet ist.

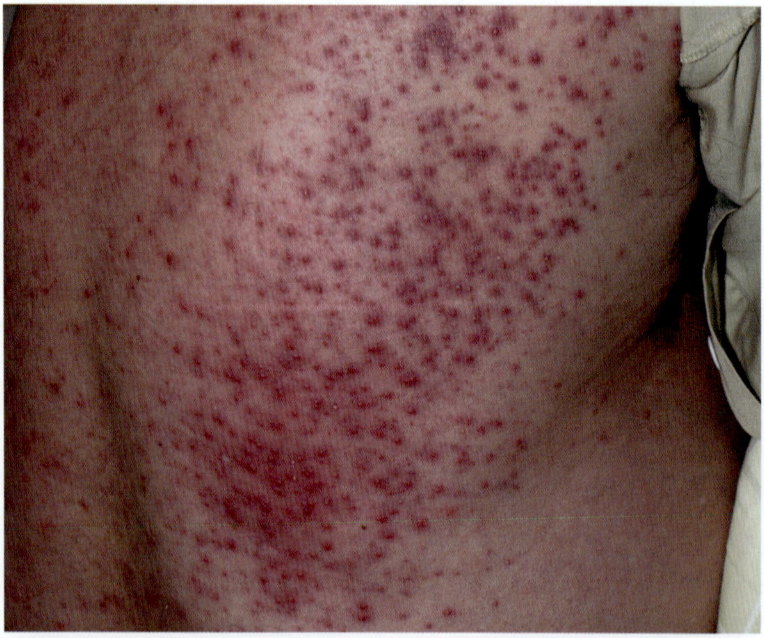

Follikulitis: disseminierte follikuläre Pusteln mit Begleiterythem

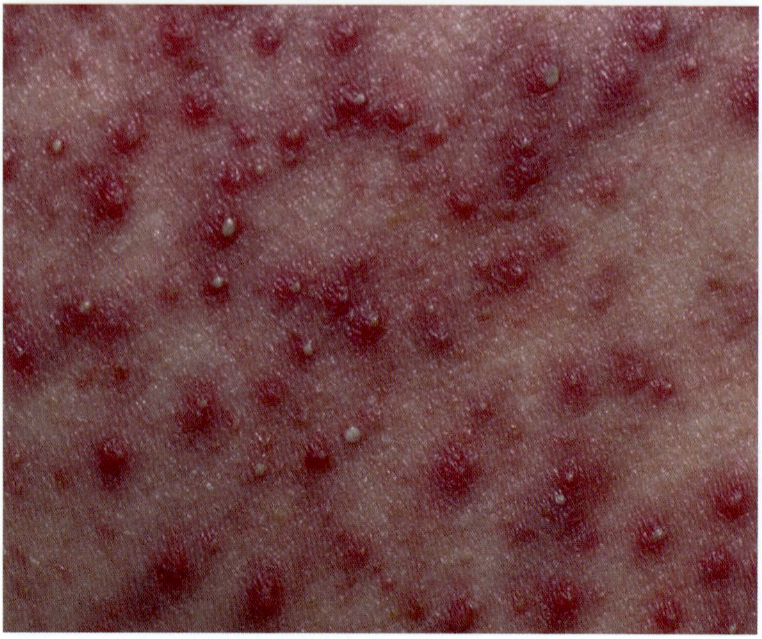

Follikulitis: follikuläre Pusteln (mit Pus gefüllte Vesikel)

Epidemiologie: Die genaue Inzidenz variiert. Die Erkrankung ist sehr häufig und weltweit verbreitet und betrifft Personen aller Altersgruppen.

Risikogruppen und Risikofaktoren: Personen mit chronischen Hauterkrankungen, die die Hautbarriere beeinträchtigen (z. B. atopische Dermatitis), Immunsuppression oder Diabetes mellitus, längerer Kontakt mit Wasser, Schwitzen oder Reibung, Rasieren, insbesondere wenn es zu Verletzungen kommt und längere Anwendung topischer Steroide

Ätiologie und Pathophysiologie: Die häufigste Ursache ist eine bakterielle Infektion, hauptsächlich durch *Staphylococcus aureus*. Andere häufige Ätiologien umfassen Pilze (z. B. Malassezia) und physikalische Faktoren (z. B. Reibung).

Klinische Beschreibung und Symptome: Klinisch präsentiert sich die Follikulitis als eine Ansammlung von kleinen, zentralen Pusteln um Haarfollikel, oft umgeben von einem Erythem, die von Juckreiz oder Brennen begleitet sein kann.

Prädilektionsstellen: kann an jeder haartragenden Region des Körpers auftreten

Diagnosestellung: Die Diagnose basiert in erster Linie auf dem klinischen Erscheinungsbild. Bei unklaren oder therapieresistenten Fällen können bakteriologische Abstriche oder eine Biopsie hilfreich sein.

Sonderformen: Sycosis barbae: Follikulitis im Bartbereich; gramnegative Follikulitis: typischerweise bei Patient:innen, die längerfristig topische oder systemische Antibiotika erhalten haben; Pityrosporum-Follikulitis: durch den Pilz Malassezia verursacht; eosinophile Follikulitis: Follikulitis unbekannter Ätiologie, die häufig bei Patient:innen mit Immunsuppression und HIV/AIDS auftritt

Differentialdiagnosen: Akne, Rosazea, pustulöse Psoriasis, pustulöse Arzneimittelreaktionen

Therapie: Bei bakterieller Follikulitis sind in der Regel topische Antibiotika ausreichend, bei schwereren Fällen oder rezidivierender Follikulitis können orale Antibiotika indiziert sein.

Bei Pityrosporum-Follikulitis: topische oder orale Antimykotika

Verlauf: In den meisten Fällen ist die Follikulitis selbstlimitierend und heilt ohne Komplikationen. Bei einigen Personen kann es jedoch zu rezidivierenden oder chronischen Formen kommen, insbesondere wenn zugrunde liegende auslösende Faktoren nicht beseitigt werden.

Vlachos, C., Henning, M. A. S., Gaitanis, G., Faergemann, J., Saunte, D. M. (2020): Critical synthesis of available data in Malassezia folliculitis and a systematic review of treatments. J. Eur. Acad. Dermatol. Venereol. 34(8), 1672–1683. doi: 10.1111/jdv.16253. Epub 2020 Apr 30. PMID: 32012377

Fotoallergische und fototoxische Reaktionen

Fototoxische Reaktionen entstehen, wenn ein chemischer Stoff durch UV-Strahlung (meistens UV-A) aktiviert wird und eine direkte Hautreaktion verursacht. Fotoallergische Reaktionen sind eine Typ-IV-Allergie, bei der ein Stoff nach Aktivierung durch UV-Strahlung als Allergen wirkt.

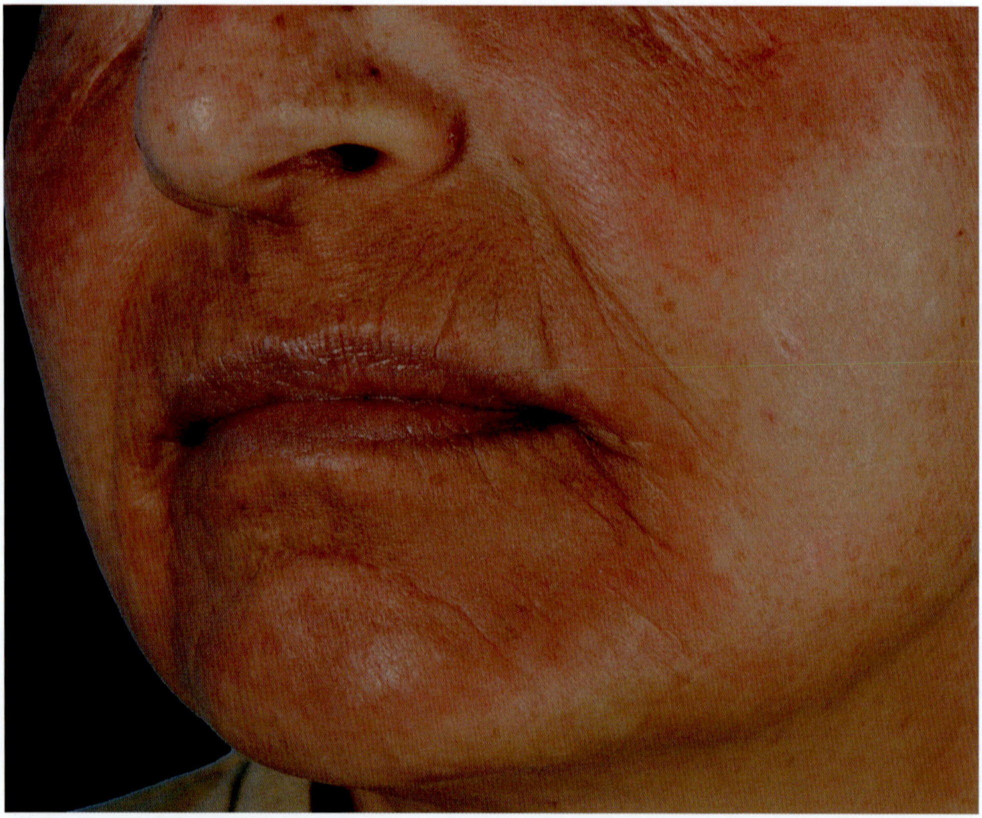

Fototoxische Reaktion: UV-exponierte Gesichtshaut mit relativ scharf begrenztem Erythem, das auf den Einwirkort der Noxe beschränkt bleibt

Epidemiologie: Während fototoxische Reaktionen relativ häufig vorkommen, sind fotoallergische Reaktionen seltener. Die genaue Prävalenz in der Bevölkerung variiert je nach geografischer Region und der Exposition gegenüber auslösenden Substanzen.

Risikogruppen und Risikofaktoren: Personen, die Medikamente einnehmen, die zu fototoxischen Reaktionen führen können (z. B. Tetrazykline, NSARs, Diuretika, manche Chemotherapeutika) sowie Personen, die Kosmetika, Parfums oder Sonnenschutzmittel mit potenziellen fotoaktiven Substanzen verwenden.

Ätiologie und Pathophysiologie: Fototoxisch: Ein chemischer Stoff absorbiert UV-Licht, wodurch es zu einer Energieübertragung und Zellschädigung kommt. Fotoallergisch: Ein fotoaktivierter Stoff fungiert als Hapten und führt über die Bindung an Proteine der Haut zu einer allergischen Reaktion.

Klinische Beschreibung und Symptome: fototoxisch: schnell auftretende Rötung, Brennen, Schwellung und in schweren Fällen Blasenbildung. Das Aussehen kann einem Sonnenbrand ähneln. Fotoallergisch: Juckreiz, Rötung, Vesikelbildung, in der Regel 24 bis 72 Stunden nach der Exposition. In weiterer Folge kommt es bei der Persistenz des Allergens auch zur Vergröberung der Hauttextur mit Schuppung (in Analogie zum allergischen Kontaktekzem).

Prädilektionsstellen: typischerweise Bereiche, die dem Sonnenlicht ausgesetzt sind, wie Gesicht, Hände und Dekolleté

Diagnosestellung: Die Diagnose basiert auf der klinischen Präsentation sowie der Anamnese. Im Zweifelsfall kann ein Photopatch-Test die Verdachtsdiagnose bestätigen oder entkräften.

Sonderformen: Persistent light reaction: eine seltene Form der fotoallergischen Reaktion, die trotz Vermeidung von auslösenden Substanzen anhält; Hydroa vacciniforme: eine seltene Erkrankung im Kindesalter, die mit vesikulärer Reaktion nach Sonnenexposition einhergeht

Differentialdiagnosen: akuter Sonnenbrand, polymorphe Lichtdermatose, Kontaktdermatitis anderer Genese, Lupus erythematodes

Therapie: Die wichtigste Behandlung ist die Identifizierung und Vermeidung von auslösenden Substanzen sowie die Vermeidung von UV-Exposition. Topische Steroide können zur Linderung eingesetzt werden.

Verlauf: Fototoxische Reaktionen klingen in der Regel innerhalb von Tagen bis Wochen nach der Eliminierung der Exposition ab. Fotoallergische Reaktionen können länger andauern und erfordern möglicherweise eine intensivere Therapie und Sonnenschutz. Mit der richtigen Diagnose und Behandlung ist der Verlauf jedoch in der Regel günstig.

Di Bartolomeo, L., Irrera, N., Campo, G. M., Borgia, F., Motolese, A., Vaccaro, F., Squadrito, F., Altavilla, D., Condorelli, A. G., Motolese, A., Vaccaro, M. (2022): Drug-Induced Photosensitivity: Clinical Types of Phototoxicity and Photoallergy and Pathogenetic Mechanisms. Front. Allergy 3, 876695. doi: 10.3389/falgy.2022.876695. PMID: 36238932; PMCID: PMC9552952

Granuloma anulare

Das Granuloma anulare (GA) ist eine chronische, in der Regel asymptomatische, entzündliche, granulomatöse Dermatose unbekannter Ätiologie, die durch papulöse oder ringförmige Läsionen charakterisiert ist und sowohl lokalisiert als auch generalisiert in Erscheinung treten kann.

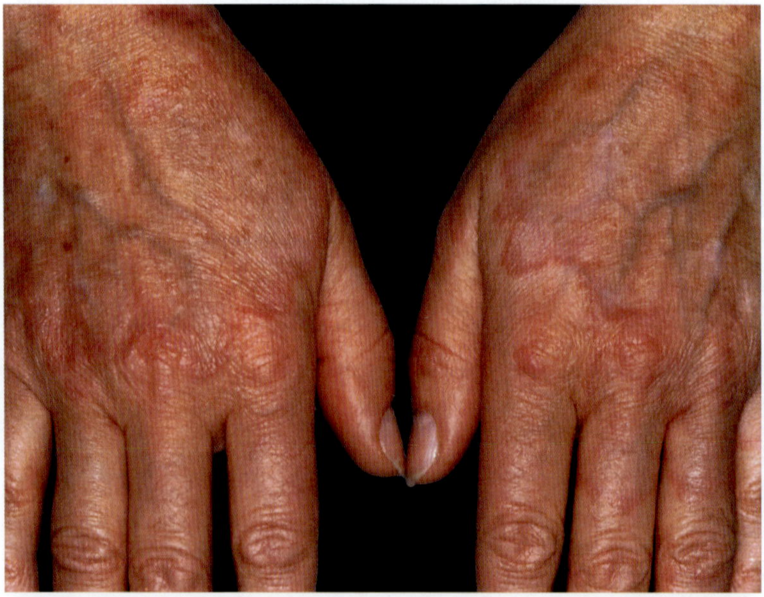

Granuloma anulare: hautfarbene, derbe, konfluierende Papeln, die eine angedeutet ringförmige Plaque bilden. Die Haut im Zentrum erscheint eingesunken.

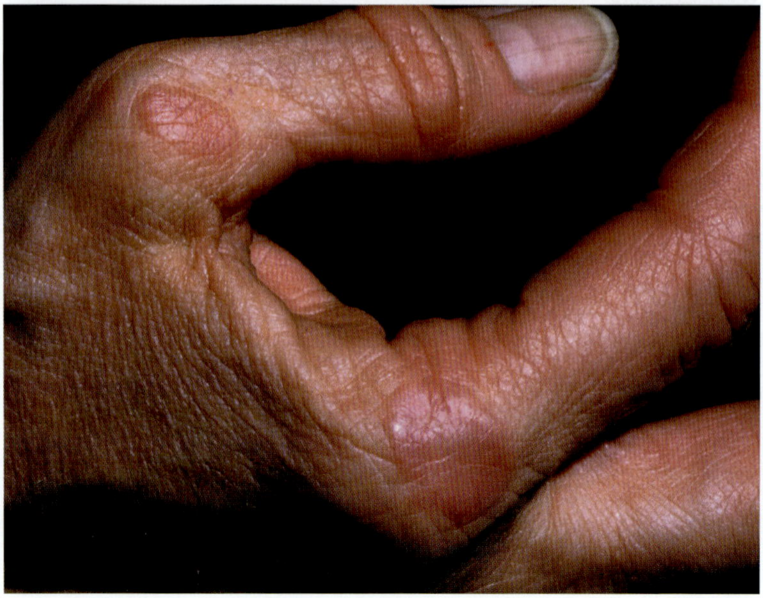

Granuloma anulare: hautfarbene, scheibenförmige Plaque mit wallartig erhabenem Rand

Epidemiologie: Die Erkrankung ist eine der häufigsten granulomatösen Hauterkrankungen. Es gibt keine fundierten epidemiologischen Daten.

Risikogruppen und Risikofaktoren: Die lokalisierte Form tritt überwiegend bei Kindern und jungen Erwachsenen auf. Die generalisierte Form betrifft in der Regel ältere Erwachsene. Frauen sind häufiger betroffen als Männer.

Ätiologie und Pathophysiologie: Die genaue Ursache ist bislang nicht eindeutig geklärt. Es wird jedoch angenommen, dass es sich um eine polyätiologische Erkrankung handelt. Einige Hypothesen vermuten eine Immunantwort gegen eine Vielzahl von Stimuli, einschließlich Traumata, Infektionen oder bestimmte Medikamente, zudem gibt es Hinweise auf eine mögliche genetische Prädisposition. Die granulomatöse Entzündungsreaktion wird durch eine Th1-Immunantwort ausgelöst.

Klinische Beschreibung und Symptome: Die meisten Läsionen sind asymptomatisch und erscheinen als erhabene, hautfarbene, ringförmige Papeln und Plaques, die auch konfluieren können.

Dermatopathologie: Palisadengranulome in der Dermis und vermehrt Muzinablagerungen

Prädilektionsstellen: Extremitäten, insbesondere Streckseiten, Handrücken

Diagnosestellung: typisches klinisches Bild, im Zweifelsfall Biopsie

Sonderformen: Es existieren verschiedene klinische Ausprägungen wie lokalisierte, generalisierte, subkutane und perforierende Formen des GA.

Das anuläre elastolytische Riesenzellgranulom wird von manchen Autor:innen als Sonderform des GA, von anderen als eigenständige Erkrankung gesehen.

Differentialdiagnosen: Sarkoidose, Rheumaknoten (subkutane Form), interstitielle granulomatöse Dermatitis

Therapie: Die Erkrankung zeigt eine spontane Remissionstendenz, aber bei persistierenden oder kosmetisch störenden Läsionen kann eine Therapie mit topischen Kortikosteroiden oder Calcineurininhibitoren, Kryotherapie oder UV-Therapie erwogen werden.

Verlauf: chronisch rezidivierend, mit Neigung zur Spontanremission

Piette, E. W., Rosenbach, M. (2016): Granuloma annulare: Clinical and histologic variants, epidemiology, and genetics. J. Am. Acad. Dermatol. 75(3), 457–465. doi: 10.1016/j.jaad.2015.03.054. PMID: 27543209

Granuloma pyogenicum

Granuloma pyogenicum, auch bekannt als „eruptives, kapilläres Hämangiom", ist eine gutartige, vermutlich reaktive Gefäßproliferation.

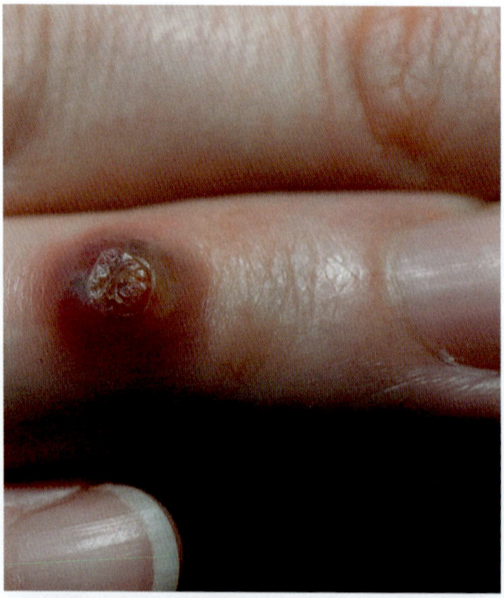

Granuloma pyogenicum: Erythematöser Knoten mit zentraler Kruste am Finger

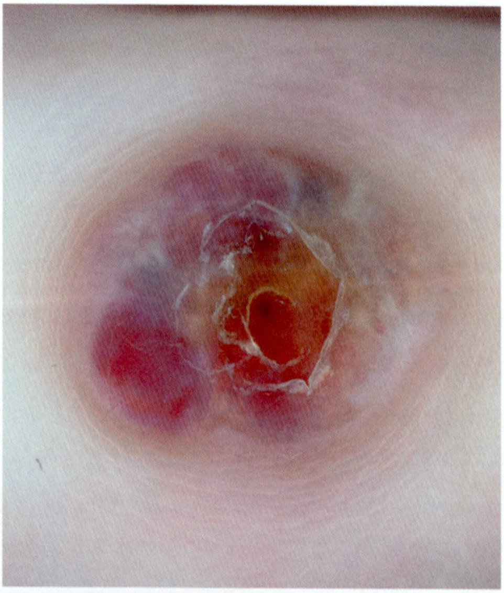

Granuloma pyogenicum, Dematoskopie: rote Schollen, Serumkrusten, weißer Randsaum

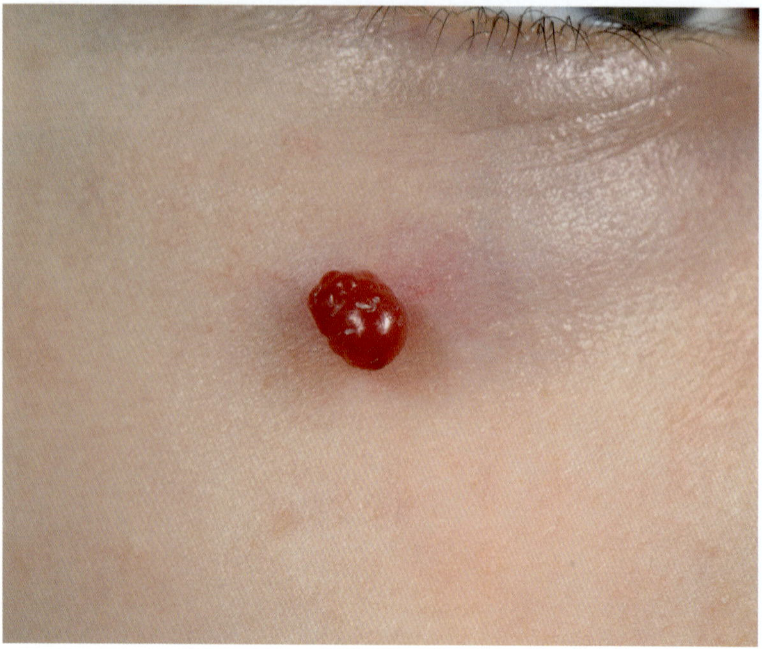

Granuloma pyogenicum: gestieltes, beerenartiges, erythematöses, pralles Knötchen

Epidemiologie: Das Granuloma pyogenicum tritt in allen Altersgruppen auf, ist jedoch bei Kindern und jungen Erwachsenen häufiger.

Risikogruppen und Risikofaktoren: Das Granuloma pyogenicum tritt gehäuft bei Kindern, Jugendlichen und Schwangeren auf. Es zeigt keine geschlechtsspezifischen oder ethnischen Präferenzen.

Ätiologie und Pathophysiologie: Die genaue Ursache ist unbekannt, die übermäßige Proliferation von Kapillaren tritt jedoch oft in Folge von Hautverletzungen auf und ähnelt Granulationsgewebe.

Klinische und dermatoskopische Beschreibung: Klinisch erscheint das Granuloma pyogenicum als schnell wachsender, roter, mit Serumkrusten oder hämorrhagischen Krusten bedeckter Knoten, der in der Regel leicht blutet. Dermatoskopisch sind Gefäßstrukturen sichtbar (rote Schollen) sowie ein weißer Randsaum (Collarette).

Diagnosestellung: Die Diagnose erfolgt in der Regel klinisch und kann durch die Dermatoskopie unterstützt werden. Eine Hautbiopsie kann für eine definitive Diagnose erforderlich sein.

Dermatopathologie: Histologisch findet sich eine symmetrische Proliferation von lobulär angeordneten, teleangiektatisch erweiterten Gefäßen, die von bindegewebigen Septen umgeben sind und eine begleitende Entzündungsreaktion aufweisen.

Differentialdiagnosen: andere gutartige und bösartige vaskuläre Proliferationen, maligne Neoplasien der Haut (insbesondere amelanotisches Melanom) sowie Metastasen

Therapie: chirurgische Entfernung, Kauterisation, Laserabtragung

Verlauf: Das Granuloma pyogenicum kann sich von selbst zurückbilden, neigt jedoch dazu, nach Behandlung zu rezidivieren.

Wollina, U., Langner, D., França, K., Gianfaldoni, S., Lotti, T., Tchernev, G. (2017): Pyogenic Granuloma – A Common Benign Vascular Tumor with Variable Clinical Presentation: New Findings and Treatment Options. Open Access Maced J. Med. Sci. 5(4), 423–426. doi: 10.3889/oamjms.2017.111. PMID: 28785323; PMCID: PMC5535648

Hämangiome und vaskuläre Fehlbildungen

Hämangiome stellen eine heterogene Gruppe gutartiger vaskulärer Neoplasien dar, die sich durch eine beeindruckende Vielfalt an Varianten auszeichnen. Es ist nicht möglich, alle diese Varianten hier zu behandeln. Besonders hervorzuheben ist die Subgruppe der „infantilen Angiome", die typischerweise in der frühen Kindheit auftreten. Im Gegensatz dazu stellen vaskuläre Fehlbildungen keine eigentlichen Neoplasien, sondern angeborene Anomalien des Gefäßsystems dar. Die häufigen „senilen Angiome", die auch als „Cherry Angiome" bezeichnet werden, sind erworbene, oberflächliche Gefäßerweiterungen, die erst im Alter auftreten.

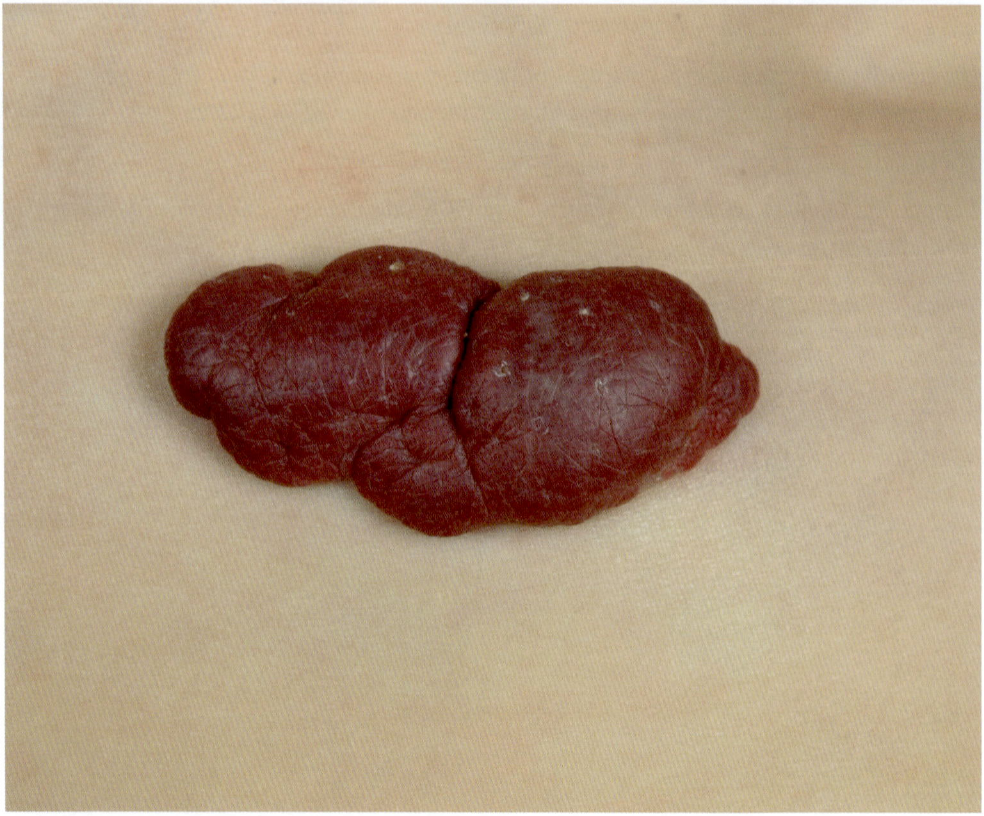

Infantiles Hämangion: scharf begrenzter, roter Knoten mit glatter, gelappter Oberfläche

Epidemiologie: Infantile Hämangiome sind mit einer Inzidenz von 4–10 % die häufigsten vaskulären Läsionen im Kindesalter. Die Häufigkeit vaskulärer Fehlbildungen variiert je nach Subtyp. Senile Angiome sind extrem häufig.

Risikogruppen und Risikofaktoren: infantile Hämangiome: weibliches Geschlecht, Frühgeburten; vaskuläre Fehlbildungen: können in manchen Fällen familiär gehäuft auftreten; senile Hämangiome: fortgeschrittenes Alter

Ätiologie und Pathophysiologie: In den meisten Fällen handelt es sich um somatische Mutationen in unterschiedlichen Genen, die mit einer vermehrten Proliferation (infantile Hämangiome) oder einer fehlerhaften Morphogenese (vaskuläre Malformationen) einhergehen.

Klinische Beschreibung und Symptome: Hämangiome: hellrote, erhabene Läsionen, die in den ersten Lebensmonaten rasch wachsen (Proliferationsphase) und sich in späteren Jahren zurückbilden können (Involutionsphase).

Vaskuläre Fehlbildungen: vielfältiges Erscheinungsbild, je nach betroffenen Gefäßen – von flachen, roten Läsionen (z. B. kapilläre Malformationen wie Naevus flammeus) bis zu knotigen lividen Läsionen (venöse Malformationen)

Senile Hämangiome: stecknadelkopf- bis erbsengroße, rote Papeln

Prädilektionsstellen: infantile Hämangiome: Gesicht, Hals, Rumpf; vaskuläre Fehlbildungen: variabel; senile Hämangiome: Stamm, Extremitäten

Diagnosestellung: typisches klinisches Bild, Doppler-Ultraschall, Magnetresonanztomographie (MRT), Biopsie bei unklaren Fällen

Sonderformen und Subtypen: Die Klassifikation der Hämangiome ist komplex und uneinheitlich. Es existieren neben den infantilen Hämangiomen Sonderformen, wie z. B. das Spindelzellhämangiom oder das büschelartige Hämangiom, die durch histopathologische Merkmale charakterisiert sind.

Bei vaskulären Fehlbildungen unterscheidet man kapilläre (z. B. Naevus flammeus), venöse, lymphatische, arterio-venöse und kombinierte Malformationen.

Differentialdiagnosen: andere benigne vaskuläre Läsionen, Hämangioendotheliome, maligne vaskuläre Proliferationen

Therapie: infantile Hämangiome: abwarten der Spontanheilung, systemische Betablocker (z. B. Propranolol), intraläsionale Steroide, Lasertherapie;

vaskuläre Fehlbildungen: Therapieansatz richtet sich nach der Art der Malformation; chirurgische Resektion, Sklerotherapie, Laserbehandlung;

senile Hämangiome: an sich keine Therapie notwendig, auf Wunsch Elektrokauterisation, Lasertherapie

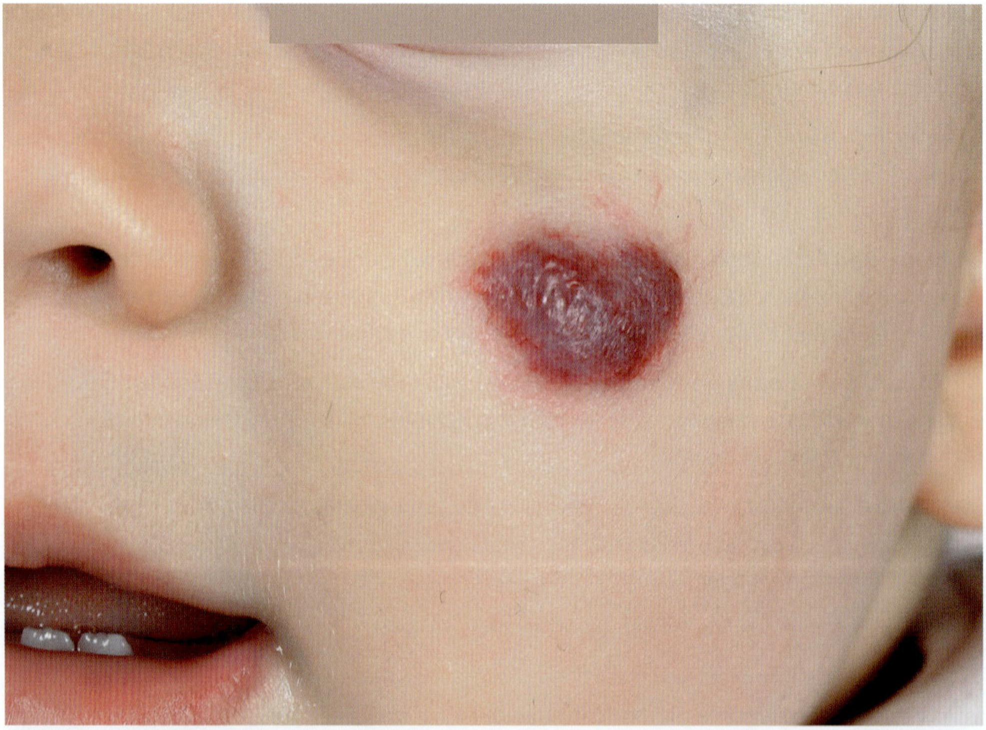

Infantiles Hämangiom: roter Knoten im Gesicht

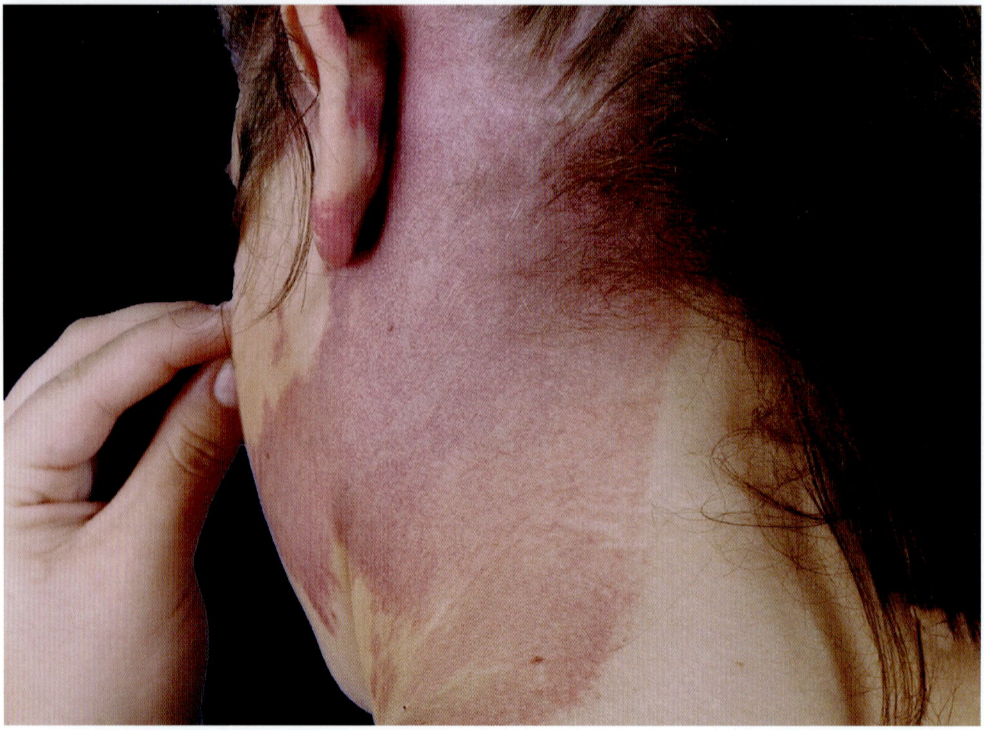

Naevus flammeus: scharf begrenztes livides Erythem

Verlauf: infantile Hämangiome: oftmals spontane Regression in der Kindheit, können aber residuale Narben oder Atrophien hinterlassen;

vaskuläre Fehlbildungen: Persistenz oder Progression, abhängig von der spezifischen Art der Fehlbildung;

senile Hämangiome: stabile Läsionen, die mit der Zeit an Zahl zunehmen können.

Wichtig ist auch eine Assoziation vaskulärer Läsionen mit einem zugrunde liegenden Syndrom zu berücksichtigen, etwa dem Sturge-Weber-Syndrom bei ausgeprägtem Naevus flammeus im Gesichtsbereich.

Rodríguez Bandera, A. I., Sebaratnam, D. F., Wargon, O., Wong, L. F. (2021): Infantile hemangioma. Part 1: Epidemiology, pathogenesis, clinical presentation and assessment. J. Am. Acad. Dermatol. 85(6), 1379–1392. doi: 10.1016/j.jaad.2021.08.019. Epub 2021 Aug 19. PMID: 34419524

Herpesvirus-Infektionen der Haut

Die wichtigsten Herpesvirus-Infektionen der Haut werden durch das Herpes-simplex-Virus (HSV) und das Varicella-Zoster-Virus (VZV) verursacht. Beide Infektionserkrankungen sind durch vesikuläre Hautläsionen charakterisiert und in beiden Fällen kann es nach Erstinfektion zu einer endogenen Reaktivierung der Infektion kommen. Bei Herpes zoster (HZ) handelt es sich um die Reaktivierung einer latenten Infektion mit VZV.

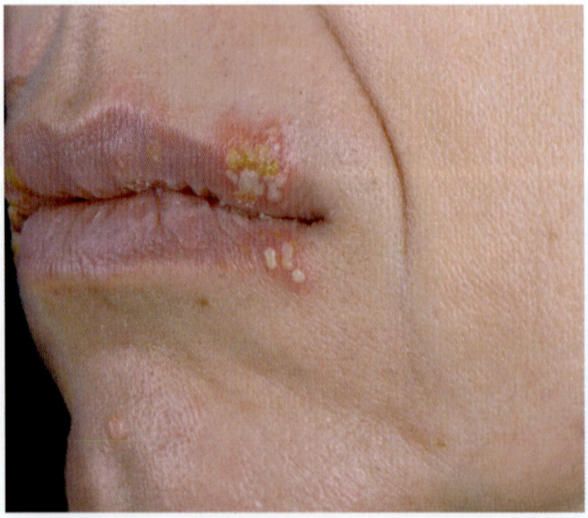

HSV-Infektion (Herpes labialis): lokalisierte, gruppierte Bläschen und Pusteln auf erythematösem Grund

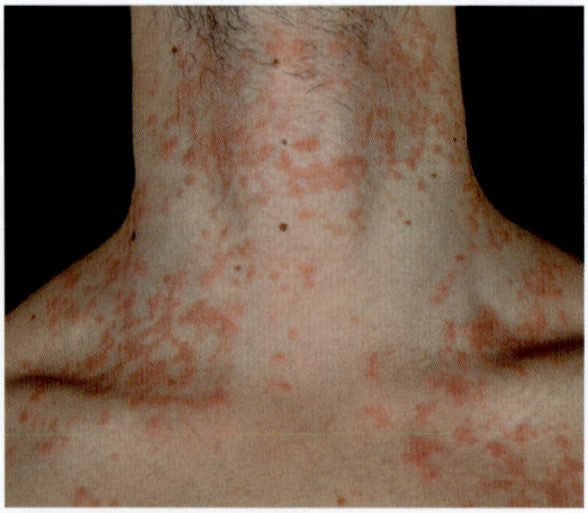

Varizellen: gruppierte Bläschen auf erythematösem Grund, generalisierter Befall

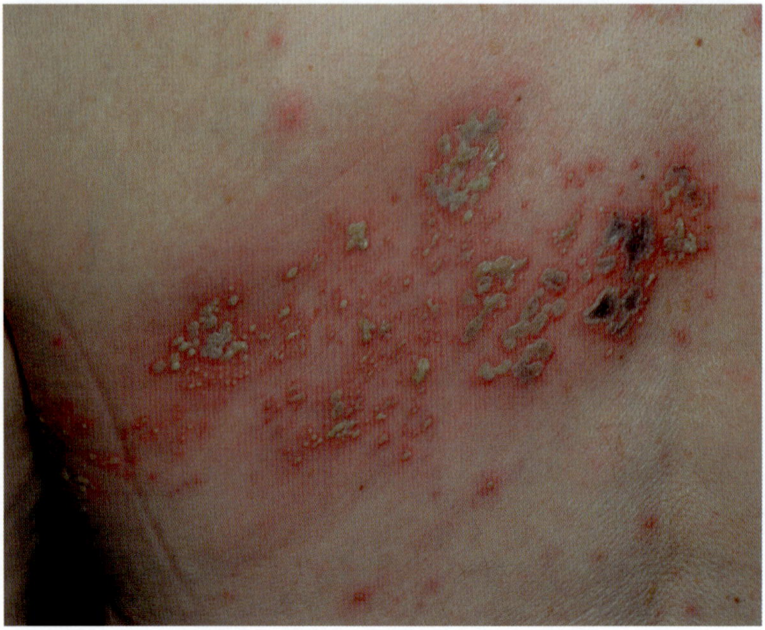

Herpes zoster: unilaterales Erythem mit gruppierten Vesikeln, hier größtenteils konfluierende Pusteln, zum Teil mit hämorrhagisch nekrotischen Belägen

Epidemiologie: HSV-Infektionen sind weltweit verbreitet. Schätzungen zufolge sind 50–90 % der erwachsenen Bevölkerung mit HSV-1 und etwa 20 % mit HSV-2 seropositiv. Die Erstinfektion mit VZV tritt in Form der Varizellen (Windpocken, Feuchtblattern) in der Regel bereits in der Kindheit auf, während Herpes zoster (Gürtelrose) überwiegend bei älteren Erwachsenen auftritt.

Risikogruppen und Risikofaktoren: HSV: Immunsuppression, multiple sexuelle Partner; Varizellen: Kinder, ungeimpfte Personen mit Kontakt zu Patient:innen mit VZV-Infektion; Herpes zoster: höheres Alter und Immunsuppression

Ätiologie und Pathophysiologie: HSV-Infektionen werden durch zwei Typen verursacht: HSV-1 (hauptsächlich Gesicht und Mundschleimhaut) und HSV-2 (hauptsächlich genital). VZV verursacht sowohl Varizellen (primäre Infektion) als auch Zoster (Reaktivierung einer latenten Infektion). Nach der Primärinfektion persistiert das Virus lebenslang in den sensorischen Ganglien.

Klinische Beschreibung und Symptome: HSV: Gruppen von Vesikeln auf erythematösem Grund, die sich in Pusteln und Krusten umwandeln können. Subjektiv bestehen Taubheitsgefühl und Schmerzen. VZV (Varizellen): generalisiertes, vesikulöses Exanthem mit Allgemeinsymptomen wie Fieber und Abgeschlagenheit. VZV (Zoster): entlang eines Dermatoms angeordnete, gruppierte Vesikeln auf erythematösem Grund mit begleitenden neuralgiformen Schmerzen

Prädilektionsstellen: HSV-1: Gesicht; HSV-2: Genitalbereich

Diagnosestellung: klinische Untersuchung, Exfoliativzytologie (Tzanck-Test), PCR, Virusisolierung durch Kultur, serologische Tests

Sonderformen: Ekzema herpeticatum: HSV-Infektion bei Patient:innen mit bestehendem Ekzem meist auf Basis einer atopischen Dermatitis; Herpes gladiatorum: HSV-Infektion durch Haut-zu-Haut-Kontakt, häufig bei Ringern; herpetischer Whitlow: schmerzhafte HSV-Infektion der Periungualregion eines Fingers

Differentialdiagnosen: Aphthen, Impetigo, Kontaktdermatitis, Hand-Fuß-Mund-Krankheit, Syphilis

Therapie: antivirale Medikamente wie Aciclovir, Valaciclovir oder Famciclovir. Bei Zoster kann die frühzeitige Behandlung das Risiko postherpetischer Neuralgie reduzieren. Durch Impfung kann das Risiko einer VZV-Infektion verringert werden.

Verlauf: Die primären HSV-Infektionen sowie das Ekzema herpeticatum können schwerwiegende Verläufe zeigen. Dagegen sind Rezidive zumeist milder, treten jedoch möglicherweise wiederholt auf. Bei Kindern verlaufen Varizellen in der Regel ohne Komplikationen, wobei bakterielle Superinfektionen der Hautareale Ausnahmen darstellen. Dennoch können sie narbige Heilungen hinterlassen. Erwachsene mit Varizellen erfahren häufiger Komplikationen, wobei die Pneumonie am verbreitetsten ist. Ein Herpes zoster kann zur postherpetischen Neuralgie führen, die mehrere Monate andauern kann.

Damour, A., Garcia, M., Seneschal, J., Lévêque, N., Bodet, C. (2020): Eczema Herpeticum: Clinical and Pathophysiological Aspects. Clin. Rev. Allergy Immunol. 59(1), 1–18. doi: 10.1007/s12016-019-08768-3. PMID: 31836943

Patil, A., Goldust, M., Wollina, U. (2022): Herpes zoster: A Review of Clinical Manifestations and Management. Viruses 14(2), 192. doi: 10.3390/v14020192. PMID: 35215786; PMCID: PMC8876683

Ichthyosen

Ichthyosen umfassen eine vielfältige Gruppe meist angeborener Verhornungsstörungen. Zu den bedeutendsten Subtypen zählen die Ichthyosis vulgaris, die X-chromosomale Ichthyose und die lamelläre Ichthyose.

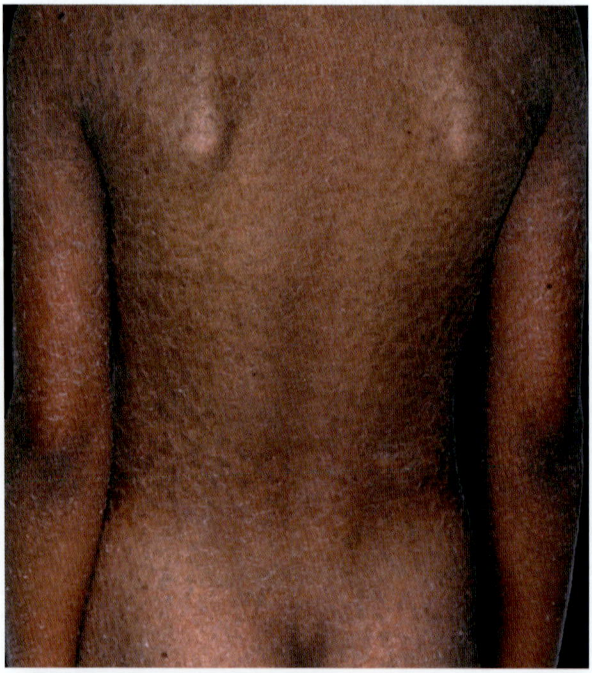

Ichthyosis vulgaris: feinlamelläre Schuppung der Haut am Stamm

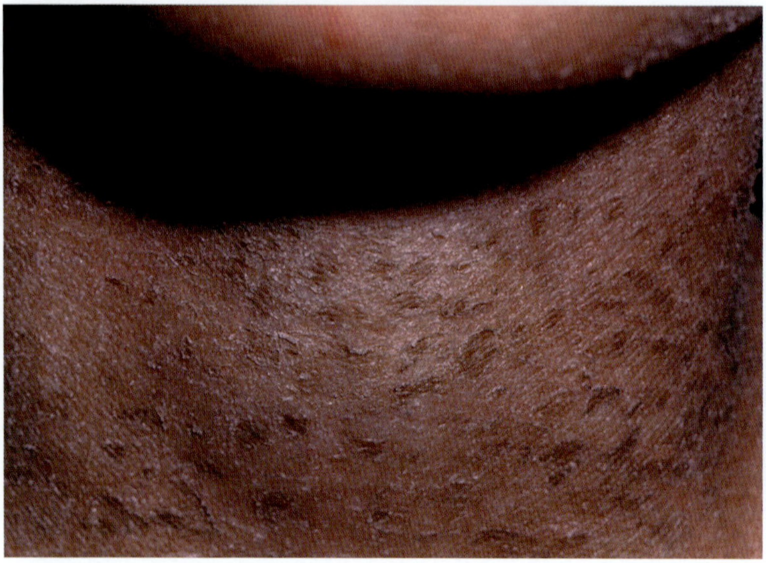

Ichthyosis vulgaris: Trockenheit der Haut und feine, weißliche Schuppung

Epidemiologie: Ichthyosen variieren in ihrer Häufigkeit je nach Subtyp, wobei die häufigste Form, Ichthyosis vulgaris, etwa 1 bis 4 von 1.000 Personen betrifft.

Risikogruppen: Individuen mit familiärer Vorgeschichte von Ichthyosen

Ätiologie und Pathophysiologie: Mit Ausnahme der seltenen, erworbenen Variante sind Ichthyosen genetisch bedingt und resultieren aus diversen Mutationen in Genen, die für die Bildung und Funktion von Keratinozyten-Proteinen verantwortlich sind. Bei Ichthyosis vulgaris ist häufig das Filaggrin-Gen betroffen, während die X-chromosomale Ichthyose auf Mutationen im Steroidsulfatase-Gen zurückzuführen ist. Bei lamellärer Ichthyose sind verschiedene Gene involviert, wobei Mutationen im TGM1-Gen, das Transglutaminase 1 kodiert, am verbreitetsten sind. Allen Ichthyosen gemeinsam ist eine gestörte Keratinisierung, die zu fehlerhafter Verhornung und einer verdickten Hornschicht führt.

Klinische Beschreibung: Ichthyosis vulgaris manifestiert sich meist in der frühen Kindheit und äußert sich durch trockene Haut mit einer feinen, weißlichen Schuppung. Betroffen sind vor allem die Beugeseiten der Extremitäten, während das Gesicht sowie die Handflächen und Fußsohlen oft ausgespart sind. Viele Patient:innen mit dieser Form leiden auch unter atopischer Dermatitis.

Die X-chromosomale Ichthyose wird X-chromosomal vererbt und betrifft fast nur Männer. Bei dieser Form findet sich eine im Vergleich zur Ichthyosis vulgaris dunklere und gröbere Schuppung, die hauptsächlich den Rumpf und die Extremitäten betrifft. Gesicht, Hände und Füße sind, wie bei Ichthyosis vulgaris, eher ausgespart.

Lamelläre Ichthyose zeigt sich direkt nach der Geburt durch eine kollodiumartige Membran, die den Neugeborenen umhüllt und sich innerhalb der ersten Wochen abschält. Danach entwickelt sich eine dunkle, dicke und plattenartige Schuppung, die den gesamten Körper inklusive Handflächen und Fußsohlen betrifft.

Diagnosestellung: Die Diagnose basiert auf klinischer Untersuchung, Familienanamnese und gegebenenfalls Hautbiopsie und genetischen Tests.

Dermatopathologie: Histologisch zeigt sich je nach Subtyp eine unterschiedliche Veränderung der Hornschicht (Stratum corneum).

Sonderformen und Subtypen: Es gibt neben den genannten Subtypen Ichthyosis vulgaris, X-chromosomale Ichthyose und lamelläre Ichthyose andere seltene Formen wie die epidermolytische Ichthyose und die kongenitale ichthyosiforme Erythrodermie. Weiters gibt es mit Ichthyose assoziierte Syndrome wie das Netherton-Syndrom, das Sjögren-Larsson-Syndrom und das Refsum-Syndrom. Eine sehr seltene und schwere angeborene Form der Ichthyose stellt die Harlekin-Ichthyose dar, die mit einer Mutation im ABCA12-Gen einhergeht. Die erworbene Ichthyose ähnelt der Ichthyosis vulgaris, tritt aber erst im Erwachsenenalter auf und ist mit anderen Erkrankungen wie malignen Neoplasien oder Mangelernährung assoziiert.

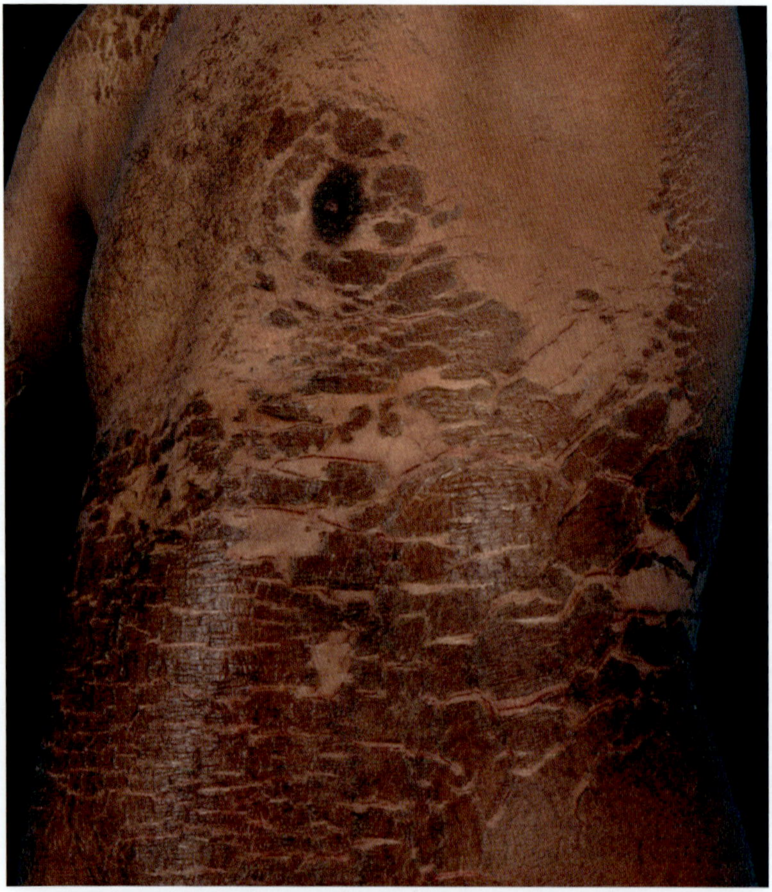

X-chromosomale Ichthyose: grobe, festhaftende Schuppen am Stamm

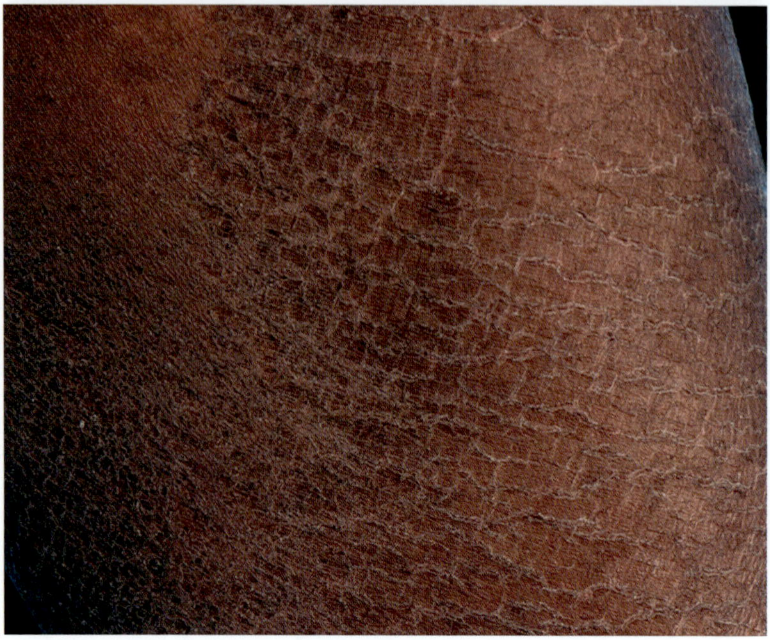

X-chromosomale Ichthyose auf dunkler Haut mit groblamellärer Schuppung

Differentialdiagnosen: Differentialdiagnosen können Psoriasis, Kontaktdermatitis und andere Hauterkrankungen mit übermäßiger Verhornung und erythrodermatischem Erscheinungsbild umfassen.

Therapie: Es gibt derzeit keine kausale Therapie für hereditäre Formen der Ichthyose. Die symptomatische Therapie konzentriert sich auf die Hydratation der Haut mit Feuchtigkeitscremes und Keratolytika. Bei einigen Formen können systemische Retinoide eingesetzt werden.

Verlauf: Ichthyosen sind in der Regel chronische Erkrankungen, die eine lebenslange Pflege erfordern.

Der Schweregrad und die Prognose variieren je nach Typ und individuellen Faktoren.

Vahlquist, A., Fischer, J., Törmä, H. (2018): Inherited Nonsyndromic Ichthyoses: An Update on Pathophysiology, Diagnosis and Treatment. Am. J. Clin. Dermatol. 19(1), 51–66. doi: 10.1007/s40257-017-0313-x. PMID: 28815464; PMCID: PMC5797567

Impetigo contagiosa

Impetigo contagiosa ist eine häufige, ansteckende, bakterielle Hautinfektion, die vorwiegend Kinder betrifft. Sie manifestiert sich in Form von Bläschen und mit Serumkrusten bedeckten Erosionen, hauptsächlich im Gesicht und an den Händen.

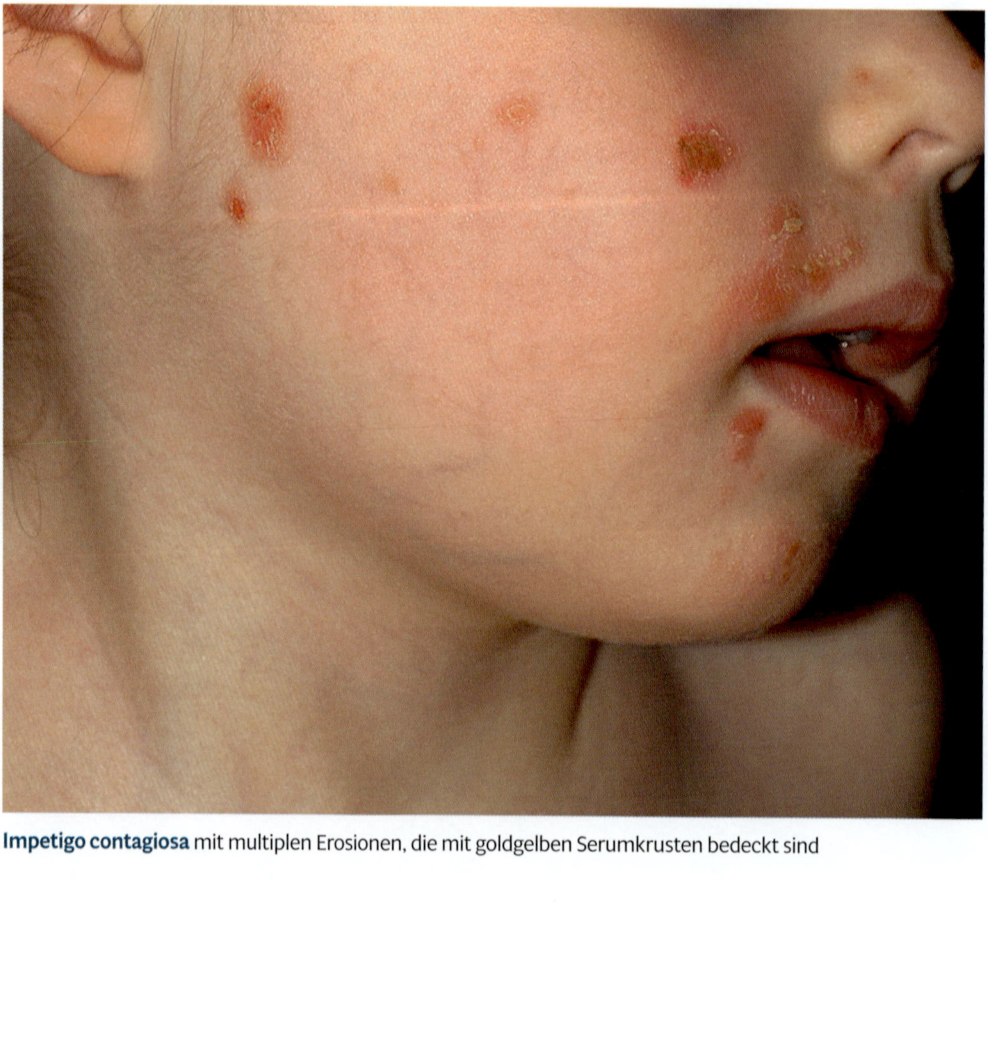

Impetigo contagiosa mit multiplen Erosionen, die mit goldgelben Serumkrusten bedeckt sind

Epidemiologie: Impetigo tritt weltweit auf, besonders in warmen und feuchten Klimazonen. Es handelt sich um eine der häufigsten Hautinfektionen im Kindesalter.

Risikogruppen und Risikofaktoren: Kinder, besonders im Alter von 2 bis 5 Jahren, enger Kontakt mit Infizierten, schlechte Hygiene, bestehende Hauterkrankungen wie Ekzeme

Ätiologie und Pathophysiologie: Die Erkrankung wird hauptsächlich durch *Staphylococcus aureus* und *Streptococcus pyogenes* verursacht, wobei Reiben und Kratzen das Eindringen der Bakterien erleichtern. Die Blasenbildung kommt dadurch zustande, dass Bakterientoxine (Exfoliatine) den Zell-Zell-Kontakt der Keratinozyten stören und zur Akantholyse führen.

Klinische und dermatoskopische Beschreibung: Klinisch zeigt sich Impetigo in Form von Bläschen bzw. Blasen auf erythematösem Grund. Nach dem Platzen der Blasen sind die entstandenen Erosionen mit honigfarbenen Krusten bedeckt.

Diagnosestellung: Die Diagnose basiert meist auf dem typischen klinischen Erscheinungsbild. Bei Bedarf können Hautabstriche für eine Zellkultur oder mikroskopische Untersuchung genommen werden.

Dermatopathologie: Spongiose der Epidermis mit Akantholyse und Infiltration mit neutrophilen Granulozyten

Sonderformen und Subtypen: staphylogene und streptogene Impetigo

Differentialdiagnosen: Zu den Differentialdiagnosen gehören Herpes-simplex-Virus-Infektionen, Kontaktdermatitis sowie andere bakterielle Hautinfektionen.

Therapie: Die Behandlung besteht in der Regel aus topischen oder oralen Antibiotika, abhängig von der Schwere der Infektion.

Verlauf: Impetigo heilt in der Regel ohne Komplikationen innerhalb von einigen Wochen ab.

Selten können jedoch Komplikationen wie postinfektiöse (Streptokokken) Glomerulonephritis auftreten.

Gahlawat, G., Tesfaye, W., Bushell, M., Abrha, S., Peterson, G. M., Mathew, C., Sinnollareddy, M., McMillan, F., Samarawickrema, I., Calma, T., Chang, A. Y., Engelman, D., Steer, A., Thomas, J. (2021): Emerging Treatment Strategies for Impetigo in Endemic and Nonendemic Settings: A Systematic Review. Clin. Ther. 43(6), 986–1006. doi: 10.1016/j.clinthera.2021.04.013. Epub 2021 May 27. PMID: 34053699

Insektenstich-Reaktionen

Insektenstich-Reaktionen beschreiben lokale oder systemische Reaktionen des Körpers auf Stiche oder Bisse von Insekten. Diese Reaktionen resultieren aus der Injektion von spezifischen toxischen oder allergenen Substanzen durch das Insekt.

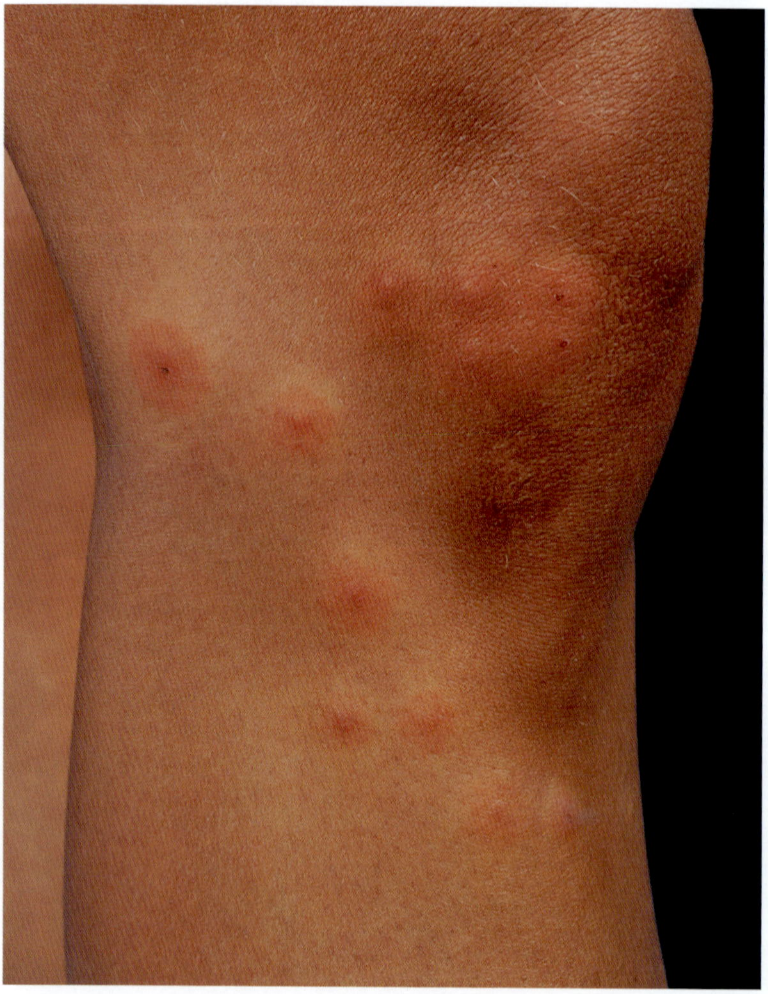

Arthropoden-reaktion: in Gruppen angeordnete, erythematöse Plaques mit zentralen Einstichstellen

Epidemiologie: Insektenstiche und -bisse sind global verbreitet und betreffen Individuen jeder Altersgruppe. Die Häufigkeit variiert je nach geografischer Region und Jahreszeit.

Risikogruppen und Risikofaktoren: Kinder sind aufgrund ihrer natürlichen Neugier öfter betroffen. Ein Aufenthalt im Freien und wärmeres Klima erhöhen das Risiko.

Ätiologie und Pathophysiologie: Reaktionen werden durch die beim Stich oder Biss in die Haut injizierten toxischen Substanzen oder durch allergische Reaktionen auf diese Substanzen ausgelöst. Die allergische Reaktion kann vom Typ I (sofortige Hypersensitivität) oder vom Typ IV (verzögerte Hypersensitivität) sein.

Insekten, die häufig Stiche oder Bisse verursachen sind Mücken (Culicidae), Bienen und Wespen (Hymenoptera), Zecken (Ixodida), Bettwanzen (Cimicidae), Flöhe (Pulicidae), Ameisen (Formicidae) und Sandfliegen (Phlebotominae).

Klinische Beschreibung und Symptome: Lokale Symptome umfassen Rötung, Schwellung, Juckreiz und Schmerz. Gelegentlich kann es zur Blasenbildung kommen. Bei systemischen Reaktionen können Urtikaria, Angioödem, Atembeschwerden und anaphylaktische Reaktionen auftreten.

Prädilektionsstellen: Vorzugsweise sind exponierte Hautpartien wie Arme, Beine und Gesicht betroffen. Insekten können jedoch auch durch die Kleidung stechen.

Diagnosestellung: Die Diagnose basiert in der Regel auf der klinischen Erscheinung und der Anamnese, insbesondere wenn ein Insektenstich oder -biss wahrgenommen wurde.

Sonderformen: systemische allergische Reaktionen: Bei bestimmten Personen können ein Stich oder ein Biss schwerwiegende allergische Reaktionen bis hin zur Anaphylaxie hervorrufen.

Differentialdiagnosen: bullöse Impetigo, Urtikaria unterschiedlicher Ursachen, bakterielle Infektionen der Haut, Prurigo

Therapie: Lokale Maßnahmen umfassen Kühlung und topische Steroide. Bei schweren Reaktionen sind systemische Antihistaminika, orale Steroide und im Falle einer Anaphylaxie Epinephrin angezeigt.

Personen mit bekannter Insektengiftallergie sollten stets ein Notfallset bei sich führen. Eine Desensibilisierung mittels Allergie-Immuntherapie kann für Personen mit schweren allergischen Reaktionen in Betracht gezogen werden.

Verlauf: Obwohl lokale Reaktionen meist innerhalb weniger Tage abklingen, können sie bei sensibilisierten Personen länger andauern.

Hemmer, W., Wantke, F. (2020): Insect hypersensitivity beyond bee and wasp venom allergy. Allergol. Select 4, 97–104. doi: 10.5414/ALX02123E. PMID: 33275648; PMCID: PMC7709451

Karbunkel und Furunkel

Ein Furunkel ist eine tiefe, abszedierende Entzündung des gesamten Haarfollikels und des umgebenden Gewebes durch eine Infektion, hauptsächlich hervorgerufen durch *Staphylococcus aureus*. Ein Karbunkel entsteht, wenn mehrere benachbarte Haarfollikel betroffen sind.

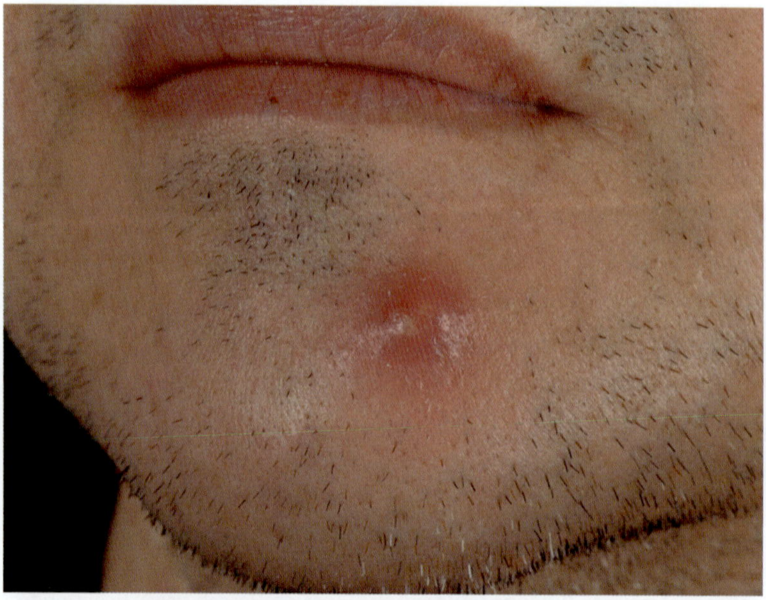

Furunkel am Kinn: entzündlicher Knoten mit zentraler Pustel

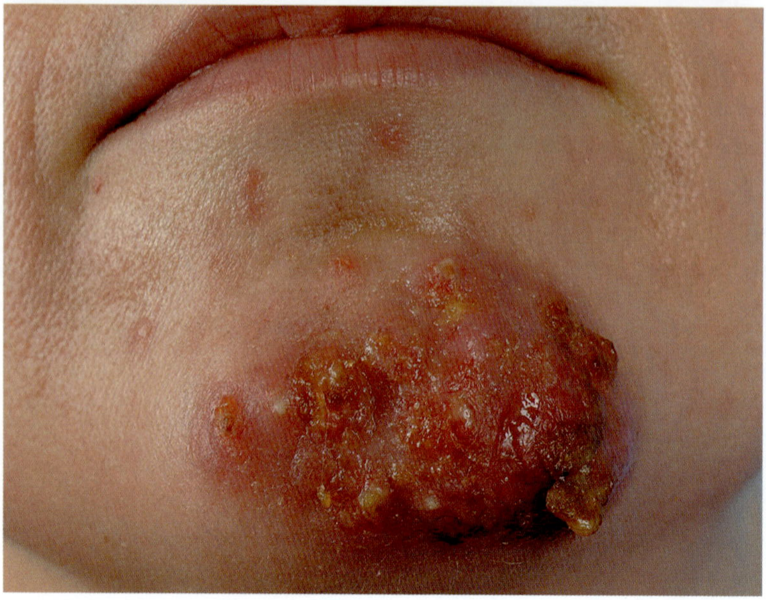

Karbunkel am Kinn: konfluierende entzündliche Knoten und multiple Pusteln

Epidemiologie: Furunkel und Karbunkel sind relativ häufige Hauterkrankungen. Sie können in jeder Altersgruppe auftreten, sind aber bei Erwachsenen zwischen 20 und 30 Jahren besonders verbreitet.

Risikogruppen und Risikofaktoren: Personen mit geschwächtem Immunsystem und Diabetiker:innen. Eine vorangegangene Verletzung (z. B. bei der Rasur) und eine dauerhafte Besiedlung der Haut mit *Staphylococcus aureus* erhöhen die Wahrscheinlichkeit des Auftretens.

Klinische Beschreibung: Ein Furunkel beginnt als erythematöser, schmerzhafter, derber Knoten, der sich mit der Zeit vergrößert. Nach Einschmelzung wird er weich und fluktuierend und zeigt eine zentrale Pustel.

Ein Karbunkel ist ausgedehnter als ein Furunkel und zeigt mehrere Pusteln.

Prädilektionsstellen: Nacken, Gesicht, axillär und inguinal, Oberschenkel, Gesäß

Diagnosestellung: Die Diagnose basiert in der Regel auf dem klinischen Bild. Nach Inzision kann Material für eine Bakterienkultur eingeschickt werden, um den verantwortlichen Erreger und seine Empfindlichkeit gegenüber Antibiotika zu bestimmen.

Differentialdiagnosen: inflammierte Zysten, Hidradenitis suppurativa, andere Infektionen mit Bakterien oder Pilzen, Pyoderma gangraenosum

Therapie: Zugsalben können die Einschmelzung fördern. Nach erfolgter Einschmelzung (prall elastischer Tastbefund) kann chirurgisch inzidiert und mit einer antiseptischen Lösung gespült werden. Während eine systemische antibiotische Therapie bei unkomplizierten Fällen nicht unbedingt erforderlich ist, wird sie bei ausgedehnten Infektionen, bei Vorliegen eines Karbunkels, bei Systemzeichen oder bei Lokalisation im Gesicht empfohlen.

Verlauf: Die meisten Furunkel und Karbunkel perforieren und entleeren sich spontan und heilen ohne Komplikationen ab.

Lin, H. S., Lin, P. T., Tsai, Y. S., Wang, S. H., Chi, C. C. (2021): Interventions for bacterial folliculitis and boils (furuncles and carbuncles). Cochrane Database Syst. Rev. 2(2):CD013099. doi: 10.1002/14651858.CD013099.pub2. PMID: 33634465; PMCID: PMC8130991

Keloid

Keloid bezeichnet eine überschießende Narbenbildung, die über den ursprünglichen Wundbereich hinausreicht.

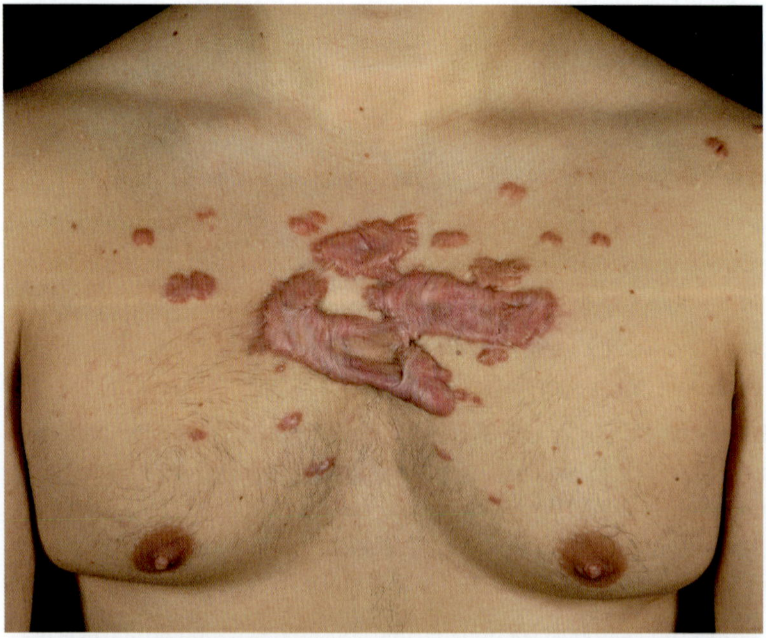

Keloide an der Brust

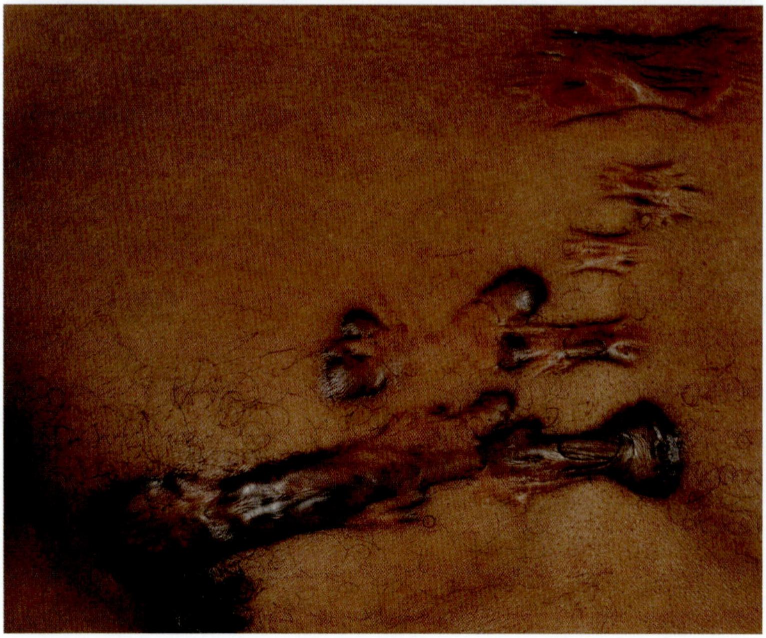

Keloide an der Brust auf dunkler Haut

Epidemiologie: Die Prävalenz variiert in verschiedenen ethnischen Gruppen. Keloide sind häufiger bei Personen mit dunkler Haut (bis zu 15 % bei Menschen mit schwarzer Haut; bis zu 10 % bei Menschen asiatischer Herkunft).

Risikogruppen und Risikofaktoren: Menschen afrikanischer, asiatischer oder lateinamerikanischer Herkunft sowie jüngeres Alter und bestimmte Körperbereiche wie Brustbein, Rücken und Ohrläppchen

Ätiologie und Pathophysiologie: Die genaue Ursache für die überschießende Narbenbildung ist unbekannt. Es kommt zur Proliferation von Fibroblasten und zur übermäßigen Kollagenproduktion. Keloide treten oft nach Operationen oder nach Traumen auf sowie in Aknenarben oder nach Piercing.

Klinische Beschreibung: Keloide sind hautfarbene, über das Hautniveau erhabene Knoten und Plaques mit glatt glänzender Oberfläche.

Diagnosestellung: Die Diagnose erfolgt in der Regel aufgrund des typischen klinischen Bildes. Eine Biopsie ist selten erforderlich.

Dermatopathologie: Histologisch zeigen Keloide eine dichte Anordnung von verdickten kollagenen Faserbündeln.

Sonderformen und Subtypen: Ist keine Ursache fassbar, spricht man von Spontankeloiden.

Differentialdiagnosen: Im Gegensatz zu Keloiden bleiben hypertrophe Narben auf den ursprünglichen Wundbereich beschränkt. Die wichtigste maligne Differentialdiagnose ist das Dermatofibrosarcoma protuberans (S. 58).

Therapie: Mögliche Behandlungen umfassen Injektionen mit Kortikosteroiden, Silikon-Gel-Platten, Lasertherapie, Kryotherapie und manchmal chirurgische Entfernung, wobei die Gefahr einer neuerlichen Keloidbildung bedacht werden muss.

Bei bekannter Keloidneigung können auch prophylaktische Maßnahmen wie Injektionen mit Kortikosteroiden ergriffen werden.

Verlauf: Keloide sind in der Regel chronisch persistierend und neigen nach Behandlung zum Rezidiv.

Qi, W., Xiao, X., Tong, J., Guo, N. (2023): Progress in the clinical treatment of keloids. Front. Med. (Lausanne) 10: 1284109. doi: 10.3389/fmed.2023.1284109. PMID: 38046417; PMCID: PMC10690427

Keratosis pilaris

Keratosis pilaris (KP) ist eine angeborene Verhornungsstörung, die durch raue, kleine, keratotische, follikuläre Papeln gekennzeichnet ist.

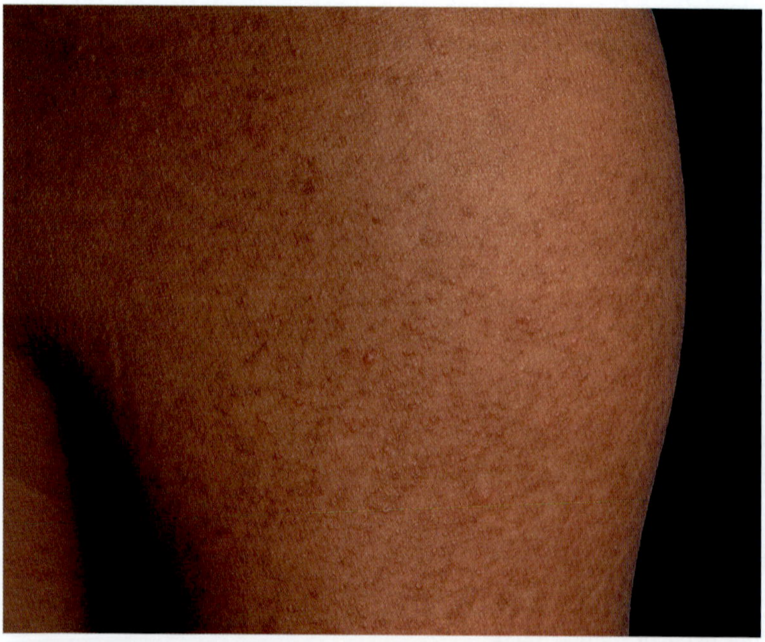

Keratosis pilaris: multiple, follikuläre, hyperkeratotische Papeln am Oberarm

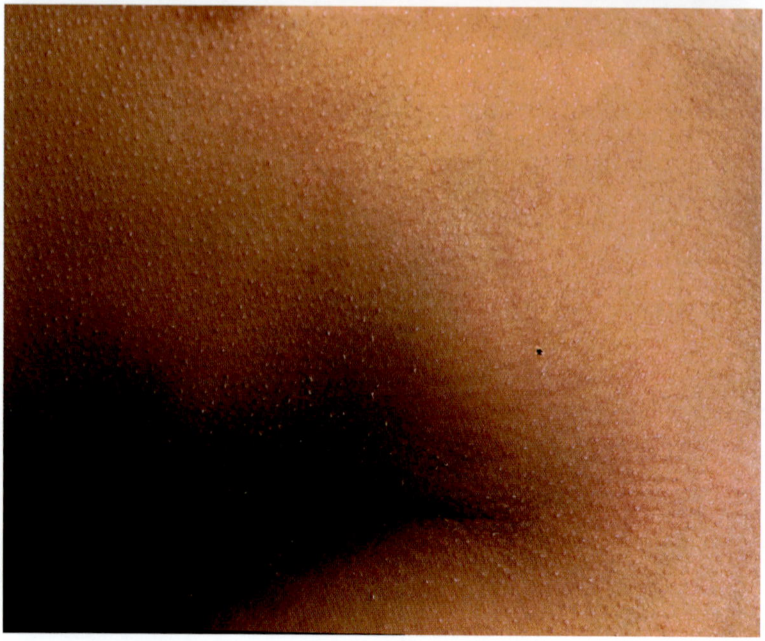

Keratosis pilaris: follikuläre, hyperkeratotische Papeln

Epidemiologie: Keratosis pilaris ist sehr häufig und betrifft schätzungsweise 30–50 % der Bevölkerung.

Risikogruppen und Risikofaktoren: Jugendliche und junge Erwachsene mit genetischer Veranlagung sind häufiger betroffen, gelegentlich tritt KP in Assoziation mit atopischer Dermatitis auf.

Ätiologie und Pathophysiologie: KP wird durch eine Hyperkeratose im Haarfollikel verursacht, was zur Bildung der charakteristischen hyperkeratotischen, follikulären Papeln führt.

Klinische und dermatoskopische Beschreibung: Klinisch präsentiert sich KP in Form multipler, rauer, hautfarbener oder rötlicher, hyperkeratotischer Papeln. Dermatoskopisch sieht man einen zentralen Haarfollikel mit perifokaler Rötung.

Prädilektionsstellen: Streckseiten der Oberarme und Oberschenkel, Gesicht

Diagnosestellung: Die Diagnose wird in der Regel klinisch gestellt.

Dermatopathologie: Histologisch findet sich eine follikuläre Hyperkeratose und gelegentlich eine diskrete Entzündung um die betroffenen Haarfollikel.

Sonderformen und Subtypen: Keratosis pilaris atrophicans bezeichnet eine Gruppe von seltenen Varianten der Keratosis pilaris. Vertreter dieser Gruppe sind durch Beteiligung der Wimpern und Augenbrauen (Ulerythema ophryogenes) oder der Kopfhaut (Keratosis follicularis spinulosa decalvans) gekennzeichnet. Allen gemeinsam ist die Atrophisierung und Zerstörung des Haarfollikels mit permanenter Alopezie und Narbenbildung.

Differentialdiagnosen: in erster Linie Akne, Follikulitis und Milien

Therapie: Die Behandlung ist rein symptomatisch und umfasst Lokaltherapien mit Externa, die Keratolytika wie Salicylsäure oder Harnstoff enthalten. Manchmal werden auch topische Retinoide eingesetzt.

Verlauf: Keratosis pilaris ist eine chronische, persistierende Erkrankung, die zur Verschlechterung in den Wintermonaten neigt. Mit zunehmendem Alter tendiert sie jedoch zur Besserung.

Maghfour, J., Ly, S., Haidari, W., Taylor, S. L., Feldman, S. R. (2022): Treatment of keratosis pilaris and its variants: a systematic review. J. Dermatolog. Treat. 33(3), 1231–1242. doi: 10.1080/09546634.2020.1818678. Epub 2020 Sep 14. PMID: 32886029

Kutane B-Zell-Lymphome

Kutane B-Zell-Lymphome (KBZL) sind eine Untergruppe der Non-Hodgkin-Lymphome, die sich primär in der Haut manifestieren und durch eine Proliferation von B-Lymphozyten gekennzeichnet sind.

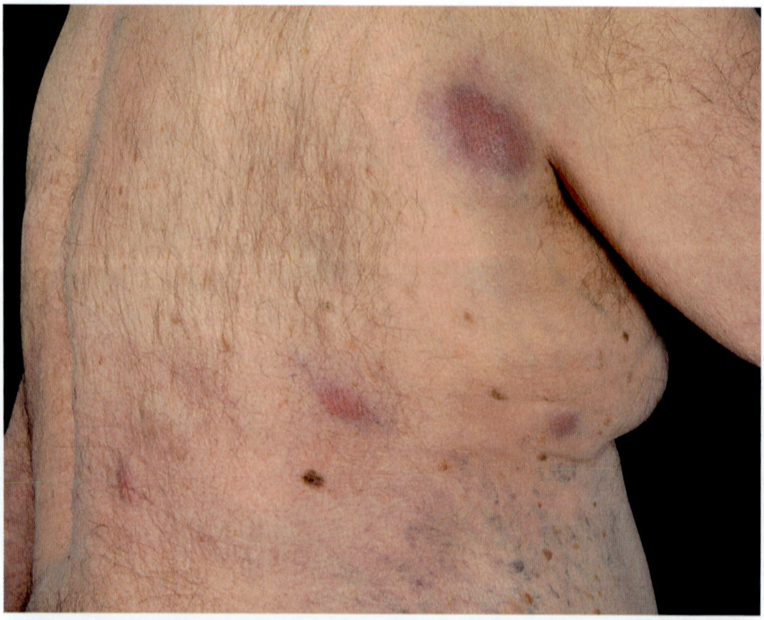

Kutanes B-Zell-Lymphom: multiple erythematöse Knoten am Stamm (Keimzentrums-lymphom)

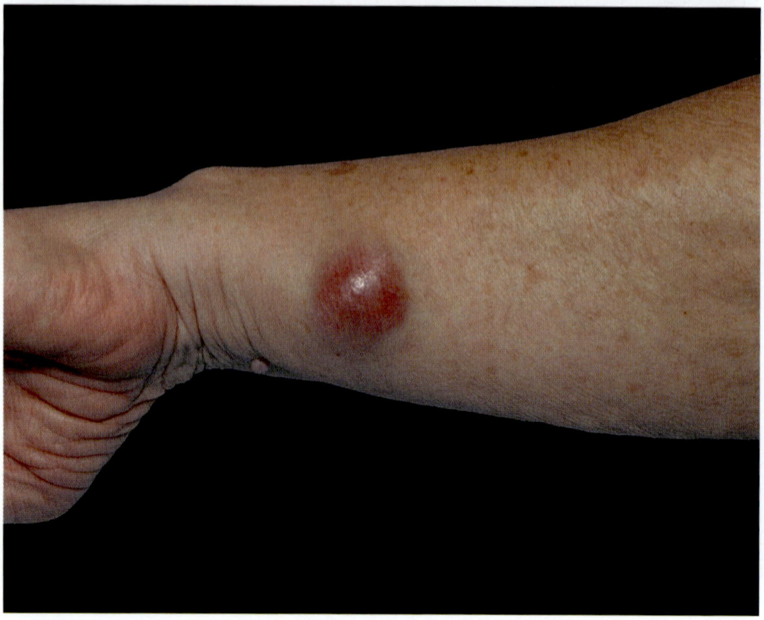

Kutanes B-Zell-Lymphom: singulärer erythematöser Knoten am Arm (Marginalzonen-Lymphom)

Epidemiologie: KBZL machen etwa 25 % der primären kutanen Lymphome aus. Die Inzidenz ist niedrig und wird auf etwa 0,2 pro 100.000 Personen pro Jahr geschätzt.

Risikogruppen und Risikofaktoren: ältere Menschen über 50 Jahre; Männer sind etwas häufiger betroffen.

Ätiologie und Pathophysiologie: Die genaue Ätiologie ist unbekannt. Es wird vermutet, dass eine langdauernde Exposition mit bestimmten Antigenen, wie zum Beispiel Borrelien, die Entwicklung von KBZL fördert. Die Hautsymptome werden durch B-Lymphozyten verursacht, die primär die Dermis und in manchen Fällen die Subkutis infiltrieren.

Klinische Beschreibung: KBZL präsentieren sich oft als solitäre, gelegentlich aber auch multiple, erythematöse Papeln, Knoten oder Plaques.

Prädilektionsstellen: Marginalzonen-Lymphom: Extremitäten, Stamm; Keimzentrumslymphom: Kopf, Stamm; diffuses großzelliges B-Zell-Lymphom (leg type): untere Extremität

Diagnosestellung: Die Diagnose erfordert eine Hautbiopsie mit anschließender histologischer Untersuchung und immunhistochemischer Charakterisierung des Infiltrats. In manchen Fällen muss durch eine Durchuntersuchung ein extrakutanes Lymphom ausgeschlossen werden.

Dermatopathologie: Histologisch sind KBZL durch dichte Infiltrate von B-Lymphozyten gekennzeichnet, die die Dermis und das subkutane Fettgewebe betreffen können.

Sonderformen und Subtypen: Die drei wichtigsten Subtypen von KBZL sind das Marginalzonen-Lymphom, das Keimzentrumslymphom und das diffuse großzellige B-Zell-Lymphom (leg type).

Differentialdiagnosen: Die Differentialdiagnose umfasst Pseudolymphome (z. B. Borrelien-Lymphozytom), andere kutane Tumore, infektiöse Prozesse und inflammatorische Hauterkrankungen wie Sarkoidose.

Therapie: Die Behandlung variiert je nach Subtyp und Stadium und kann Strahlentherapie, chirurgische Exzision, systemische Therapie (Chemotherapie oder Immuntherapie) oder eine Kombination dieser Therapieansätze umfassen. Für indolente Subtypen wie das Marginalzonen-Lymphom und das Keimzentrumslymphom besteht auch die Möglichkeit einer Verlaufsbeobachtung. Bei solitären Läsionen kann eine chirurgische Exzision in Betracht gezogen werden. Eine systemische Therapie mit Anti-CD20-Antikörpern oder eine Chemotherapie kommt vorrangig bei Patient:innen mit aggressiven Subtypen zum Einsatz.

Verlauf: Der Verlauf hängt stark vom Subtyp ab. Während Marginalzonen- und Keimzentrumslymphom einen indolenten Verlauf haben, kann der diffuse großzellige Subtyp aggressiver sein.

Goyal, N., O'Leary, D., Carter, J. B., Comfere, N., Sokumbi, O., Goyal, A. (2023): A Practical Review of the Presentation, Diagnosis, and Management of Cutaneous B-Cell Lymphomas. Dermatol. Clin. 41(1), 187–208. doi: 10.1016/j.det.2022.07.014. Epub 2022 Oct 28. PMID: 36410978

Kutaner Lupus erythematodes

Kutaner Lupus erythematodes (kutaner LE) ist eine Autoimmunerkrankung, die auf die Haut beschränkt sein kann oder in Verbindung mit einem systemischen Lupus erythematodes (SLE) auftritt. Kutaner LE kann alle Schichten der Haut inklusive Subkutis befallen.

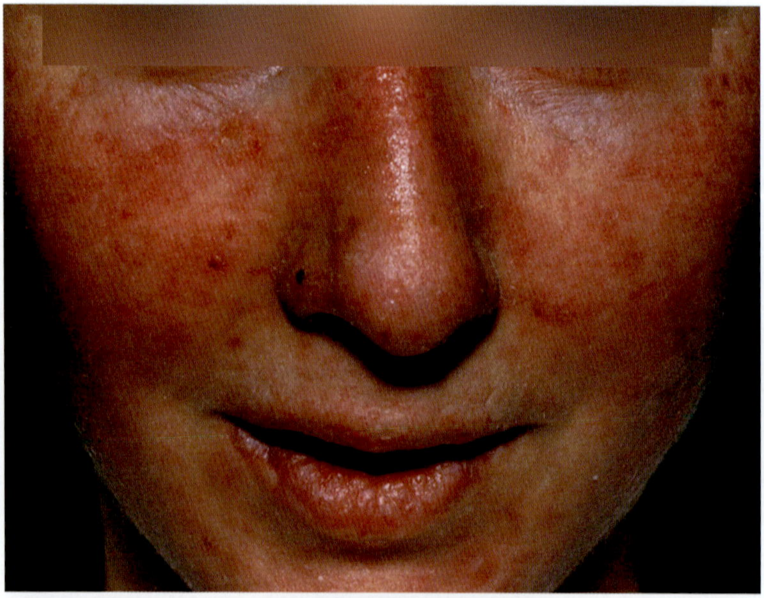

Akut kutaner LE mit Schmetterlingserythem im Gesicht

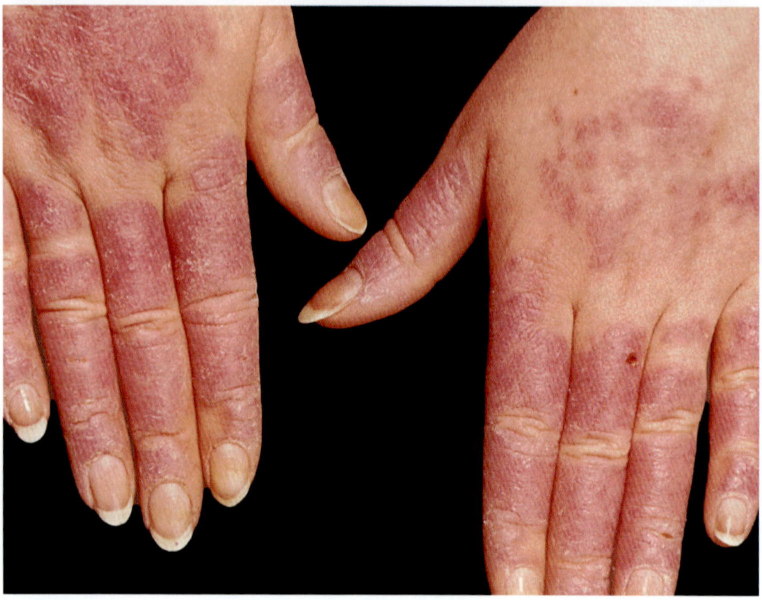

Akut kutaner LE mit Papeln und Plaques am Handrücken und an den Fingern mit Aussparung der Interphalangealgelenke

Epidemiologie: Kutaner LE betrifft schätzungsweise 0,02 % bis 0,15 % der Bevölkerung. Etwa 10 % der Patient:innen mit SLE entwickeln kutane Läsionen.

Risikogruppen und Risikofaktoren: Frauen im Alter von 20 bis 50 Jahren sind häufiger betroffen. Als Risikofaktoren gelten eine genetische Prädisposition und die Einnahme bestimmter Medikamente. UV-Exposition verschlechtert die Erkrankung.

Ätiologie und Pathophysiologie: Die Pathogenese des LE ist weitgehend unbekannt. Neben genetischen Faktoren wie Assoziation mit bestimmten HLA-Typen spielen Immunphänomene eine bedeutende Rolle. Dazu gehören eine B-Zell-Aktivierung, die Produktion von Autoantikörpern und eine Abnahme der T-Zell-Population. Einige Theorien vermuten, dass die Exposition von normalerweise unzugänglichen Antigenen, etwa intrazellulären Antigenen wie DNA, ausschlaggebend sein könnte.

Eine andere Theorie besagt, dass die Modifikation eines Autoantigens durch exogene Faktoren die Ursache sein könnte. Außerdem könnte die fehlerhafte Erkennung eines Autoantigens aufgrund seiner hohen strukturellen Ähnlichkeit zu einem Fremdantigen („molecular mimicry") beteiligt sein.

Schließlich besteht die Möglichkeit, dass eine direkte Aktivierung von B-Zellen oder zytotoxischen T-Zellen durch exogene Faktoren zur Autoreaktivität beiträgt.

Klinisches Erscheinungsbild: Man unterscheidet verschiedene Ausprägungen des kutanen LE mit unterschiedlicher Morphologie: Bei diskoidem Lupus erythematodes (DLE) finden sich schuppende, erythematöse Plaques an UV-exponierten Arealen, die bei längerem Bestehen vernarben. Dermatoskopisch findet man bei DLE ein Erythem, follikuläre Hornpfröpfe und weiße, strukturlose Areale. Subakut kutaner Lupus erythematodes (SCLE) zeichnet sich durch erythrosquamöse Papeln und Plaques aus und ist oft mit SLE assoziiert. Akuter kutaner Lupus erythematodes (ACLE) tritt meist in Verbindung mit aktivem SLE auf. Eine typische Manifestation des ACLE ist das Schmetterlingserythem im Gesicht. Bei Lupus (erythematodes) tumidus fehlt die Schuppung und bei Lupus-Pannikulitis findet sich zu Beginn eine diffuse Rötung, die sich nach und nach durch Atrophie und Vernarbung des Fettgewebes zu tiefen Einziehungen umwandelt.

Wichtig ist, dass alle Sonderformen inklusive DLE mit einem SLE assoziiert sein können, aber kutaner LE ohne SLE äußert sich in erster Linie als DLE. Neben den kutanen Manifestationen des LE selbst gibt es auch Lupus-assoziierte Hautsymptome wie Schleimhautulzera, Raynaud-Symptomatik, Effluvium, Livedo reticularis, Veränderungen der Nagelfalzgefäße sowie Schübe einer leukozytoklastischen Vaskulitis als Ausdruck zirkulierender Immunkomplexe.

Diagnosestellung: Die Diagnose eines kutanen LE wird bei klinischem Verdacht durch eine Hautbiopsie gestellt. Die diagnostische Aufarbeitung eines Patienten bzw. einer Patientin mit kutanen LE und Verdacht auf SLE hingegen umfasst unter anderem immunologische Befunde (Antinukleäre Antikörper [ANA], Anti-dsDNA-Antikörper, Antiphospholipid-Antikörper), Blutbild, Blutchemie, Harnbefund, Lungenröntgen, EKG, Echokardiographie und CT bzw. MRT des Gehirns.

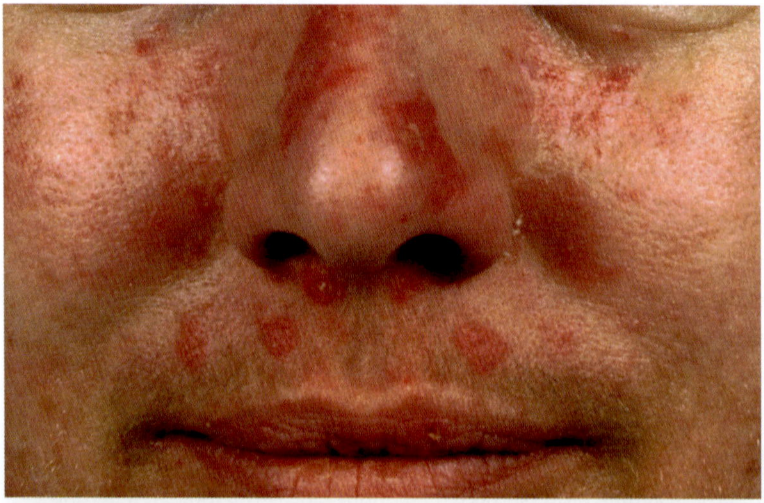

Chronisch kutaner LE im Gesicht: flache, erythematöse Plaques

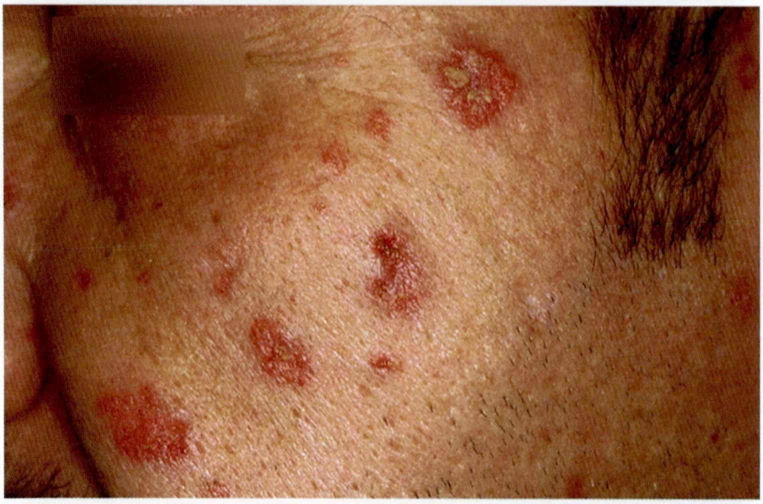

Chronisch kutaner LE im Gesicht: erythematöse, zum Teil hyperkeratotische Plaques

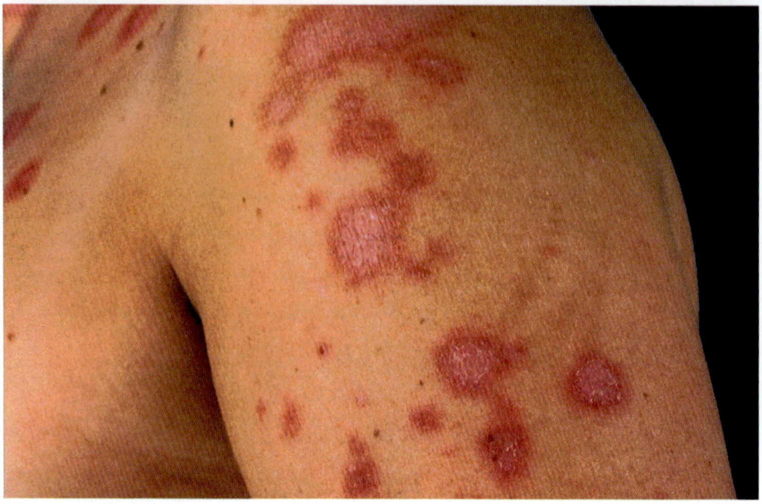

Chronisch kutaner LE am Stamm: multiple Plaques mit zentraler Vernarbung

Dermatopathologie: Vakuolisierung der Basalmembranzone (Interphasendermatitis) mit oberflächlichem und tiefem lymphozytären Infiltrat in der Dermis. Bei Lupus (erythematodes) tumidus fehlt die epidermale Komponente, bei Lupus-Pannikulitis findet sich eine lobuläre Pannikulitis.

Sonderformen und Subtypen: diskoider Lupus erythematodes (DLE), subakut kutaner Lupus erythematodes (SCLE), akut kutaner Lupus erythematodes (ACLE), Lupus (erythematodes) tumidus, Lupus-Pannikulitis. Eine andere Einteilung basiert auf dem Verlauf und unterscheidet akuten, subakuten und chronisch kutanen LE.

Differentialdiagnosen: Die Differentialdiagnosen variieren je nach Subtyp. Bei DLE und SCLE sind die wichtigsten Differentialdiagnosen andere chronische entzündliche Hauterkrankungen wie Psoriasis, Rosazea, seborrhoische Dermatitis und Ekzeme aller Art.

Therapie: Die Therapie des kutanen LE ohne Systembeteiligung umfasst topische Steroide, Antimalaria-Medikamente und Sonnenschutz, in schweren Fällen auch eine Systemtherapie mit Steroiden. Bei SLE sind ein interdisziplinäres Therapiemanagement und systemische Therapien erforderlich.

Verlauf: chronisch-exazerbierender Verlauf mit Schüben und Phasen geringer Aktivität. DLE kann unbehandelt zur Narbenbildung führen. Die Entwicklung eines SLE verschlechtert die Prognose.

Wenzel, J. (2019): Cutaneous lupus erythematosus: new insights into pathogenesis and therapeutic strategies. Nat. Rev. Rheumatol. 15(9), 519–532. doi: 10.1038/s41584-019-0272-0. Epub 2019 Aug 9. PMID: 31399711

Langerhans-Zell-Histiozytose

Die Langerhans-Zell-Histiozytose (LCH) zeichnet sich durch eine klonale Proliferation von myeloiden Vorläuferzellen der Langerhans-Zellen der Haut aus. Die Erkrankung kann sich in unterschiedlichen Organen manifestieren, wobei die Haut relativ häufig betroffen ist und auch isoliert befallen sein kann.

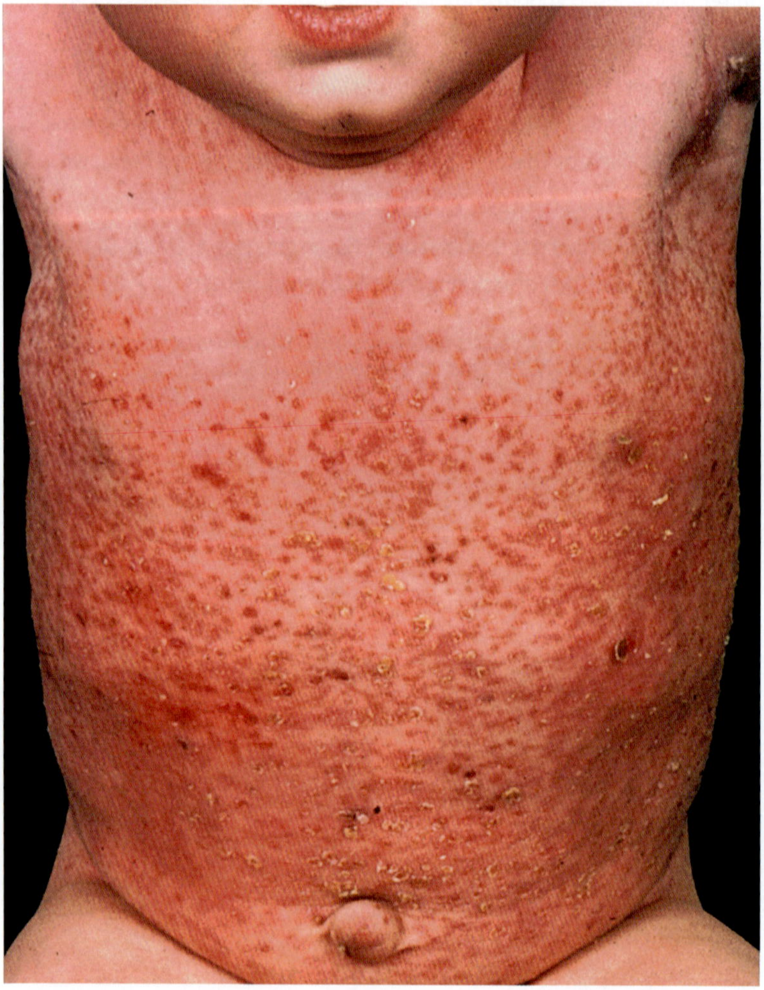

Langerhans-Zell-Histiozytose der Haut bei einem Kind mit disseminierten, konfluierenden Papeln

Epidemiologie: LCH ist eine seltene Erkrankung. LCH kann in jedem Alter auftreten, ist jedoch weitaus häufiger bei 1–3-jährigen Kindern. Die Inzidenz von LCH wird auf etwa 5–10 Fälle pro Million Kinder pro Jahr und 1–2 Fälle pro Million Erwachsene pro Jahr geschätzt, wobei Männer geringfügig häufiger betroffen sind als Frauen. Es findet sich eine erhöhte Inzidenz in hispanischen Bevölkerungsgruppen.

Risikogruppen und Risikofaktoren: frühes Kindesalter, insbesondere Kinder aus Familien mit LCH

Ätiologie und Pathogenese: Somatische Mutationen in Genen des MAPK-Signalwegs, in erster Linie BRAF-V600E-Mutationen, führen zur unkontrollierten Proliferation von myeloiden Vorläuferzellen der Langerhans-Zellen.

Klinische Beschreibung und Symptome: LCH kann vielfältige Symptome hervorrufen, abhängig von den betroffenen Organen.

An der Haut tritt LCH meist in Form von disseminierten, hautfarbenen oder erythematösen Papeln mit aufgelagerten Schuppen und Krusten auf. Zusätzlich finden sich Petechien. Die Läsionen neigen zur Konfluenz. Ältere Läsionen können knotig werden und ulzerieren.

Eine selbstlimitierende Variante, die früher als kongenitale selbstheilende Retikulohistiozytose bezeichnet wurde, ist durch erythematöse oder braune Papeln und Knoten gekennzeichnet, die schon bei der Geburt oder in den ersten Lebenswochen sichtbar sein können und nach mehreren Wochen verkrusten und spontan abheilen.

Prädilektionsstellen: Kopfhaut, Hals, Körperbeugen (axillär, inguinal) sowie perianal

Diagnosestellung: Bei klinischem Verdacht wird die Diagnose durch eine Hautbiopsie bestätigt. Eine weiterführende bildgebende Diagnostik (PET-CT) wird in der Regel durchgeführt, um den Befall anderer Organe zu beurteilen.

Dermatopathologie: Es findet sich eine Vermehrung der myeloiden Vorläuferzellen von Langerhans-Zellen, insbesondere in der Epidermis. Der Nachweis dieser Zellen in der Haut erfolgt immunhistochemisch durch Antikörper gegen CD1a und CD207 (Langerin).

Sonderformen und Subtypen: Die klassische Einteilung der LCH in Letterer-Siwe-Erkrankung, Hand-Schüller-Christian-Erkrankung, eosinophiles Knochengranulom und kongenitale selbstheilende Retikulohistiozytose (Hashimoto-Pritzker-Erkrankung) ist mittlerweile obsolet.

Man unterscheidet je nach Ausdehnung und Organbefall eine unifokale, eine multifokale, unisystemische LCH (Befall mehrerer Stellen innerhalb eines Organs) sowie eine multifokale, multisystemische (Befall mehrerer Stellen in mehreren Organen).

Differentialdiagnosen: Die Differentialdiagnose variiert je nach Ausprägung und Organbefall. An der Haut kommen vor allem Psoriasis (inversa), intertriginöse Ekzeme und Candida-Infektionen in Betracht. Papeln und Knoten werden gelegentlich mit Molluscum contagiosa verwechselt oder mit anderen Histiozytosen wie zum Beispiel Xanthogranulomen.

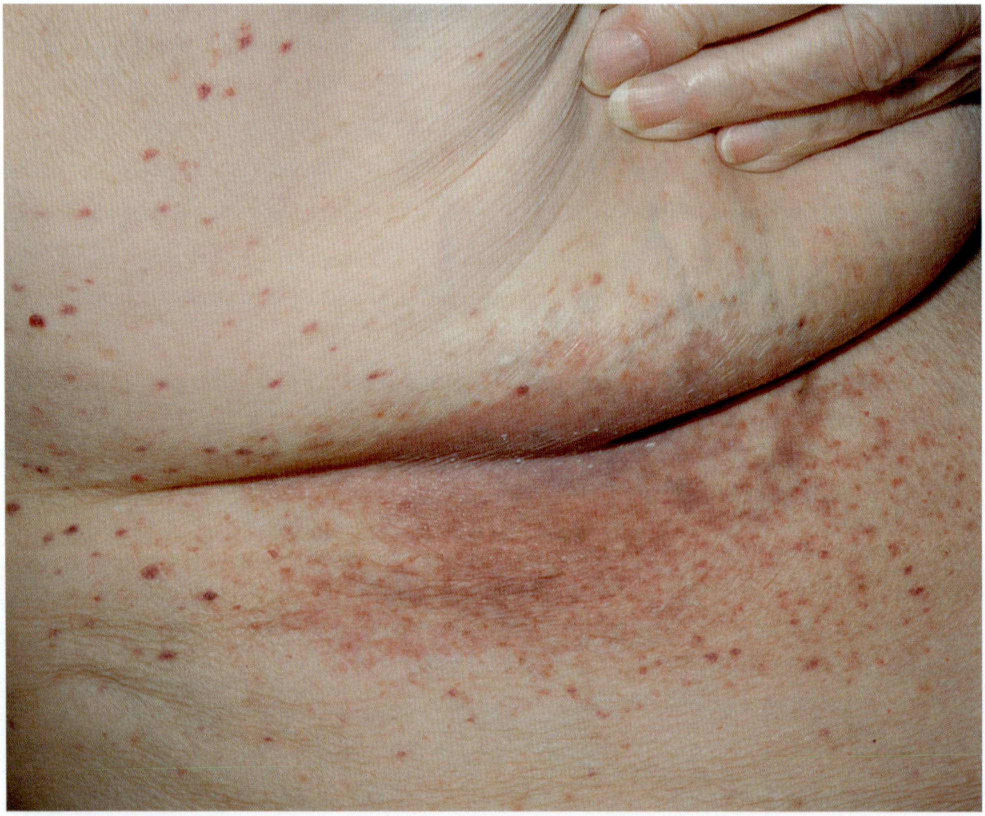

Langerhans-Zell-Histiozytose der Haut bei einem Erwachsenen mit typischem Befall der intertriginösen Areale

Therapie: Die Therapie variiert je nach Umfang und Schwere der Erkrankung. Bei Beschränkung auf die Haut kann eine Lokaltherapie mit Glukokortikoiden in manchen Fällen ausreichend sein, auch eine UV-Therapie ist möglich.

Bei Multisystembefall werden Strahlentherapie, Chemotherapie und neuerdings auch eine systemische Therapie mit BRAF-Inhibitoren eingesetzt.

Verlauf: Der Verlauf von LCH kann sehr variabel sein, von milden und selbstlimitierenden Formen bis hin zu schweren Fällen mit schlechter Prognose.

Die Prognose hängt von der Ausbreitung der Erkrankung und dem Alter des Patienten bzw. der Patientin ab. Erwachsene haben in der Regel eine deutlich schlechtere Prognose.

Rodriguez-Galindo, C., Allen, C. E. (2020): Langerhans cell histiocytosis. Blood 135(16), 1319–1331. doi: 10.1182/blood.2019000934. PMID: 32106306

Leishmaniose

Leishmaniose ist eine durch parasitäre Protozoen verursachte Krankheit, die von Sandfliegen auf Menschen übertragen wird.

Leishmaniose tritt in verschiedenen Formen auf und kann unterschiedliche Organe befallen, wobei die kutane Leishmaniose die häufigste ist.

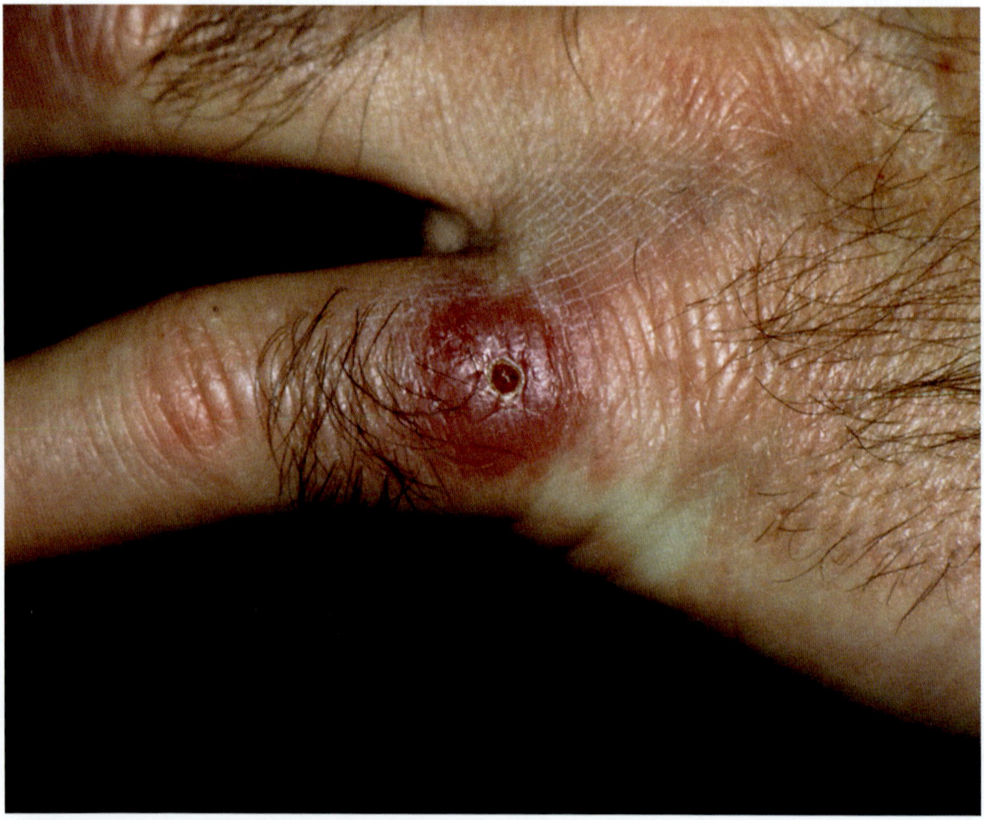

Kutane Leishmaniose: singulärer erythematöser Knoten

Epidemiologie: Leishmaniose ist in mehr als 90 Ländern endemisch, hauptsächlich in Teilen von Afrika, Asien, Südamerika und im Mittelmeerraum. Es wird geschätzt, dass weltweit jährlich ungefähr 1 Million neue Fälle auftreten.

Risikogruppen und Risikofaktoren: Reisende, Militärangehörige und Bewohner endemischer Gebiete

Ätiologie und Pathophysiologie: Die Erreger sind Protozoen der Gattung Leishmania, die von infizierten weiblichen Sandfliegen auf den Menschen übertragen werden. Nach der Übertragung werden die Parasiten von Makrophagen phagozytiert und ein Entzündungsprozess in Gang gesetzt, der zur Gewebezerstörung führt.

Klinische Beschreibung und Symptome: Kutane Leishmaniose tritt an der Stichstelle als erythematöser Knoten mit ödematösem Randwall in Erscheinung. Die Knoten ulzerieren in der Regel und sind dann oft im Zentrum mit einer Serumkruste bedeckt.

Bei mukokutaner Leishmaniose kommt es zum Befall von Schleimhäuten, vor allem im Bereich von Mund, Rachen und Nase, was zur ausgedehnten Gewebszerstörungen und entstellenden Veränderungen führen kann.

Die viszerale Leishmaniose ist durch den Befall innerer Organe, in erster Linie von Leber und Milz, gekennzeichnet.

Prädilektionsstellen: Kutane Leishmaniose kann überall auf der Haut auftreten, bevorzugt jedoch Körperbereiche, die Mückenstichen ausgesetzt sind, wie Gesicht, Arme und Beine.

Diagnosestellung: Bei klinischem Verdacht auf kutane Leishmaniose erfolgt die Bestätigung durch mikroskopischen Nachweis der Parasiten im Wundausstrich oder in der Hautbiopsie. Leishmanien können auch durch PCR und Kultur nachgewiesen werden.

Dermatopathologie: Histopathologisch zeigt sich eine granulomatöse Entzündung, wobei die Parasiten im Zytoplasma der Makrophagen zur Darstellung kommen. Der Nachweis der Parasiten wird durch Spezialfärbungen (z. B. Giemsa-Färbung) erleichtert.

Sonderformen und Subtypen: Die drei Hauptformen sind die kutane, mukokutane und viszerale Leishmaniose mit verschiedenen Subtypen und Manifestationen, abhängig vom spezifischen Leishmanienstamm.

Viszerale Leishmaniose (Kala-Azar) wird vorwiegend durch *Leishmania donovani* (Asien, Afrika) oder *Leishmania infantum* (Südeuropa, Nordafrika, Lateinamerika und Asien) verursacht, wohingegen *Leishmania major* und *Leishmania tropica* die wichtigsten Erreger der kutanen Leishmaniose darstellen.

Mukokutane Leishmaniose hingegen tritt hauptsächlich in Südamerika auf und wird durch *Leishmania braziliensis* und verwandte Arten verursacht.

Differentialdiagnosen: Zu den Differentialdiagnosen der kutanen Leishmaniose gehören persistierende Insektenstich-Reaktionen, bakterielle Infektionen (z. B. Furunkel, Tularämie, kutane Mykobakteriosen) und Pilzerkrankungen wie Sporotrichose.

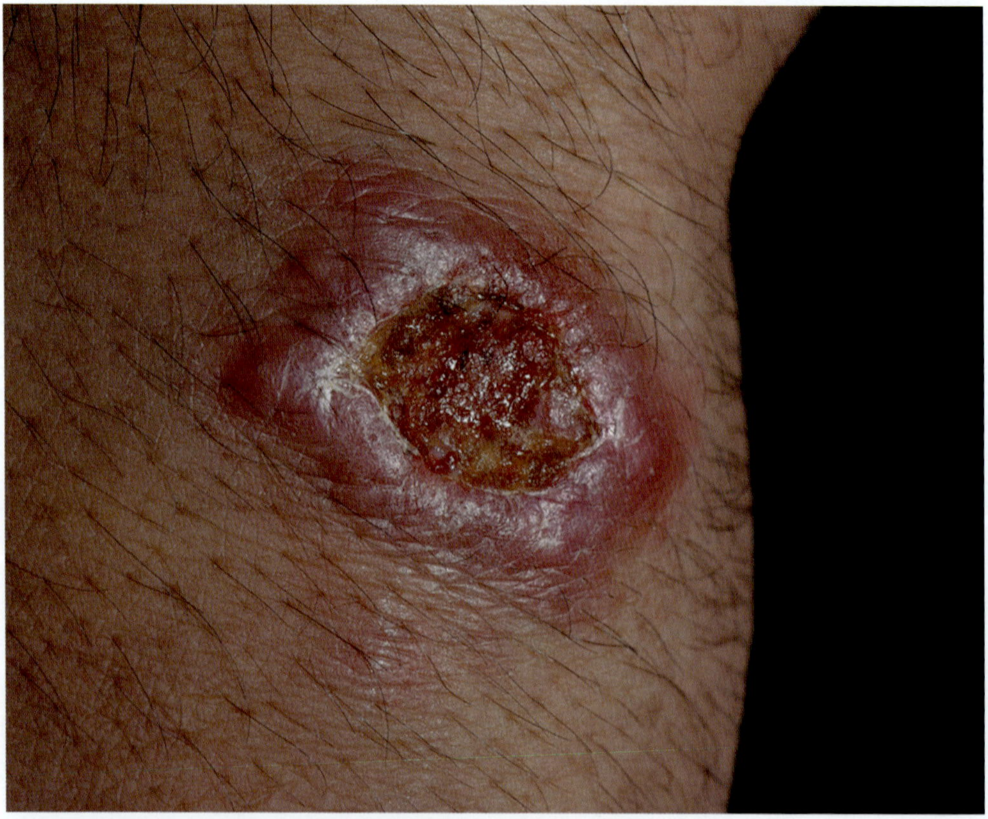

Kutane Leishmaniose: typische zentrale Ulzeration

Therapie: Die geeignete Behandlung variiert je nach Art der Leishmaniose. Sie kann entweder lokale oder systemische Therapien beinhalten, darunter Antimon-Verbindungen, Amphotericin B, Miltefosin und andere Medikamente.

Bei kutaner Leishmaniose ist es gelegentlich auch möglich, abzuwarten, da die betroffenen Stellen in manchen Fällen von selbst verheilen.

Verlauf: Der Verlauf variiert je nach Form und rechtzeitiger Behandlung. Kutane Formen haben in der Regel einen gutartigen Verlauf, heilen oft spontan ab, hinterlassen jedoch Narben. Die unbehandelte viszerale Leishmaniose kann tödlich sein.

Burza, S., Croft, S. L., Boelaert, M. (2018): Leishmaniasis. Lancet 392(10151), 951–970. doi: 10.1016/S0140-6736(18)31204-2. Epub 2018 Aug 17. PMID: 30126638

Leukozytoklastische Vaskulitis

Die leukozytoklastische Vaskulitis (LV) ist ein polyätiologisches entzündliches Reaktionsmuster der postkapillären Venolen des oberen Gefäßplexus, ausgelöst durch die Ablagerung von Immunkomplexen. Das Wort „leukozytoklastisch" weist auf die Beteiligung neutrophiler Granulozyten hin, die während des Entzündungsprozesses zerfallen.

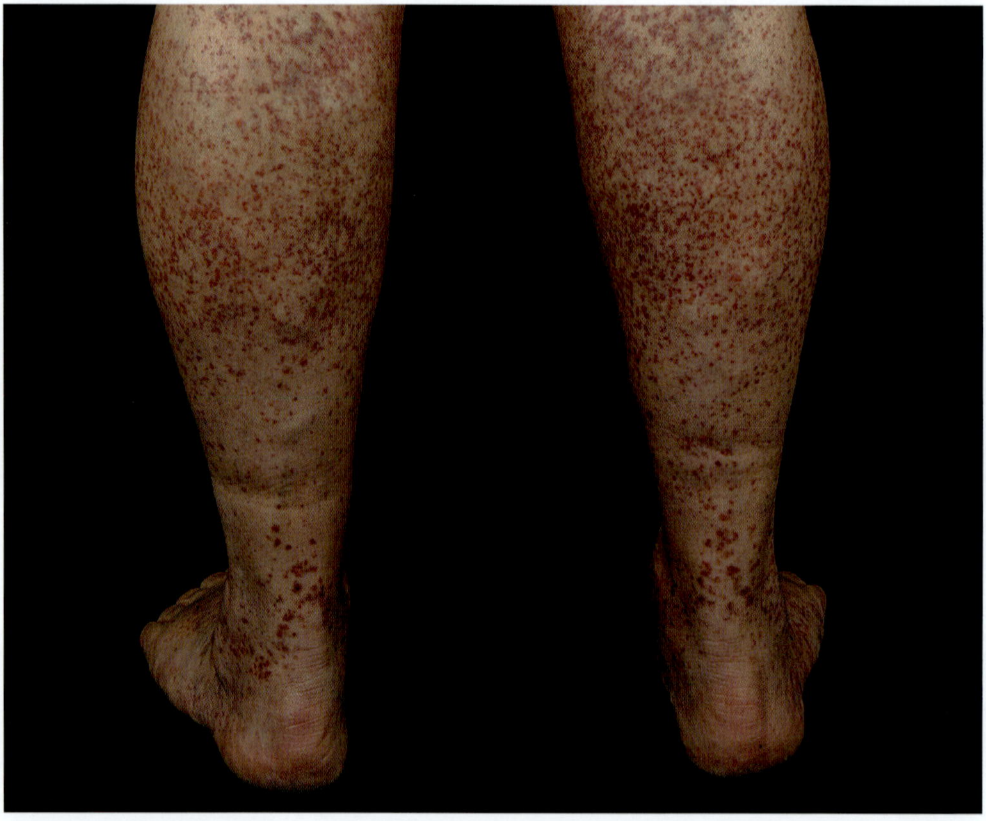

Leukozytoklastische Vaskulitis: multiple Purpuraherde symmetrisch an den Unterschenkeln

Epidemiologie: LV kann in jeder Altersgruppe auftreten, jedoch wird sie häufiger bei Erwachsenen mittleren Alters diagnostiziert. Es gibt keine Geschlechtspräferenz.

Risikogruppen und Risikofaktoren: Patient:innen mit Infektionen, Medikamenteneinnahme, insbesondere Antibiotika, und Patient:innen mit vorbestehenden Autoimmunerkrankungen

Ätiologie und Pathophysiologie: Die LV kann durch exogene Faktoren wie Infektionen und Medikamente oder durch Autoimmunphänomene wie beim Lupus erythematodes ausgelöst werden. Ein gemeinsames Merkmal aller Varianten ist die Ablagerung von Immunkomplexen an den Gefäßwänden postkapillärer Venolen. Diese Ablagerungen aktivieren das Komplementsystem und lösen eine Entzündungsreaktion aus, die schließlich die Gefäße schädigt. Während dieses Entzündungsprozesses werden neutrophile Granulozyten angelockt, die dann leukozytoklastisch zerfallen.

Klinische Beschreibung und Symptome: Bevorzugt an den unteren Extremitäten bilden sich multiple rötlich-livide Papeln (palpable Purpura).

Infolge der Gefäßschädigung treten Erythrozyten aus den Gefäßen in das umliegende Gewebe aus, wodurch das Erythem der Papeln auf Druck mit einem Glasspatel oder mit dem Dermatoskop nicht vollständig verblasst.

Prädilektionsstellen: hauptsächlich Unterschenkel; LV kann aber auch an anderen Körperstellen auftreten.

Diagnosestellung: Die Diagnose basiert auf dem typischen klinischen Bild. Eine Hautbiopsie mit anschließender feingeweblicher Untersuchung inklusive direkter Immunfluoreszenz kann im Zweifelsfall zur Bestätigung der Diagnose durchgeführt werden.

Eine Ursachenforschung mit genauer Anamnese (z. B. Medikamenteneinnahme, rezente Infektionen, Autoimmunerkrankungen) und eine erweiterte Durchuntersuchung sind in der Regel angezeigt.

Dermatopathologie: Im Bereich des oberen Gefäßplexus in der papillären Dermis finden sich Erythrozytenextravasate sowie Fibrinablagerungen an den Gefäßwänden und Kernstaub zerfallender neutrophiler Granulozyten. In der direkten Immunfluoreszenz finden sich Ablagerung von IgM sowie Komplement an den Gefäßwänden.

Eine Sonderform der LV, die Purpura Schönlein-Henoch, ist durch Ablagerungen von IgA gekennzeichnet.

Sonderformen: Erythema elevatum diutinum (EED): Eine seltene Form, die durch persistierende Plaques und Knoten an den Extremitäten charakterisiert ist.

Granuloma faciale: ähnlich wie EED, jedoch im Gesicht.

Urtikarielle Vaskulitis: kaum Gefäßzerstörung.

Purpura Schönlein-Henoch: infektgetriggert (Streptokokken), vor allem bei Kindern und Jugendlichen im Rahmen von respiratorischen Infektionen mit IgA-Ablagerungen an den Gefäßwänden sowie Arthralgien und Nieren- und Darmbeteiligung.

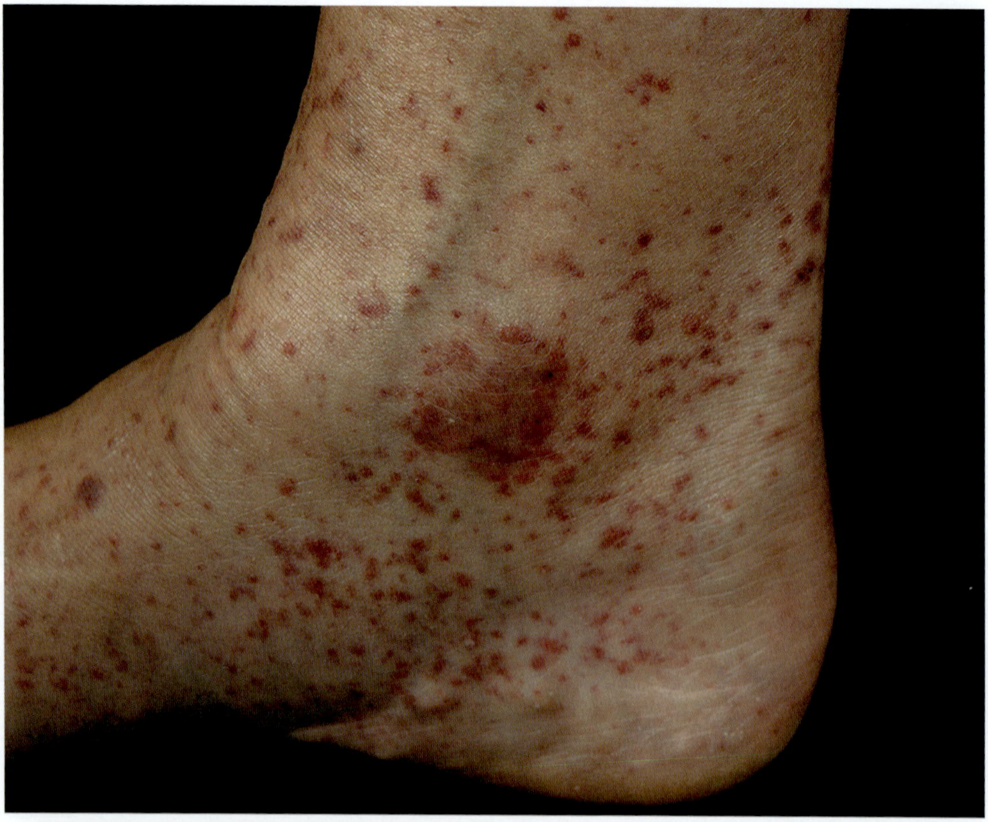

Leukozytoklastische Vaskulitis: palpable Purpura

Differentialdiagnosen: andere Formen der Vaskulitis (z. B. septische Vaskulitis, kryoglobulinämische Vaskulitis), Purpura simplex, Pigmentpurpura

Therapie: Die Therapie richtet sich nach der Ursache und Schwere der Erkrankung. In milden Fällen können nicht-steroidale Antirheumatika ausreichen.

In schwereren oder persistierenden Fällen können Kortikosteroide, Dapson oder Immunsuppressiva erforderlich sein.

Verlauf: Die meisten Fälle von LV sind selbstlimitierend. Manchmal kann LV einen chronischen oder rezidivierenden Verlauf nehmen, insbesondere wenn die zugrundeliegende Ursache nicht behandelt werden kann.

Fraticelli, P., Benfaremo, D., Gabrielli, A. (2021): Diagnosis and management of leukocytoclastic vasculitis. Intern. Emerg. Med. 16(4), 831–841. doi: 10.1007/s11739-021-02688-x. Epub 2021 Mar 13. PMID: 33713282; PMCID: PMC8195763

Lichen ruber planus

Lichen ruber planus (LRP) ist eine relativ häufige, heftig juckende, chronisch-entzündliche Hauterkrankung unbekannter Ätiologie, die Haut, Hautanhangs-gebilde und Schleimhäute befallen kann.

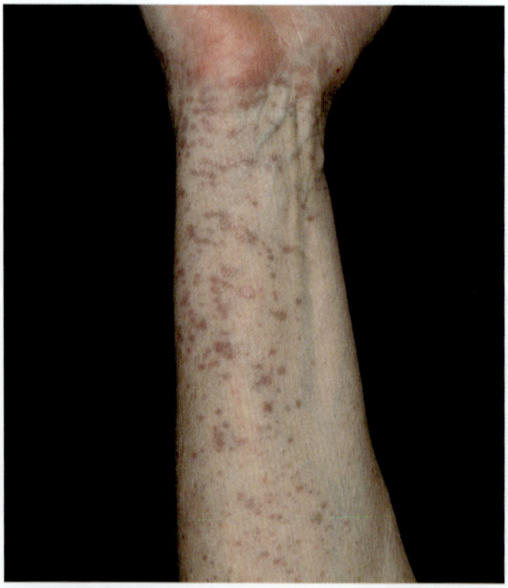

Lichen ruber auf heller Haut: multiple livide Papeln am Unterarm

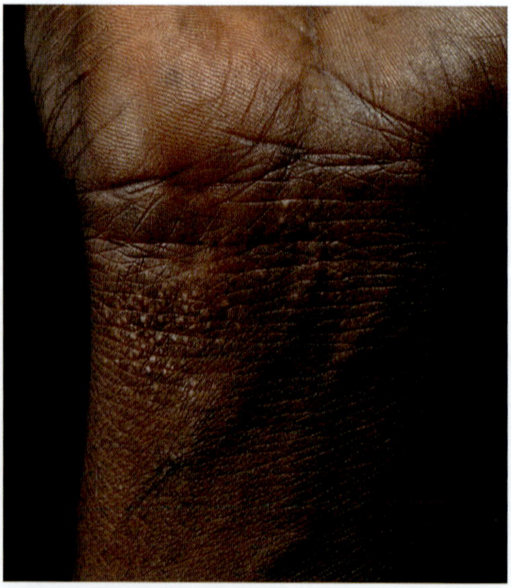

Lichen ruber auf dunkler Haut: multiple, gruppiert angeordnete Papeln am Unterarm

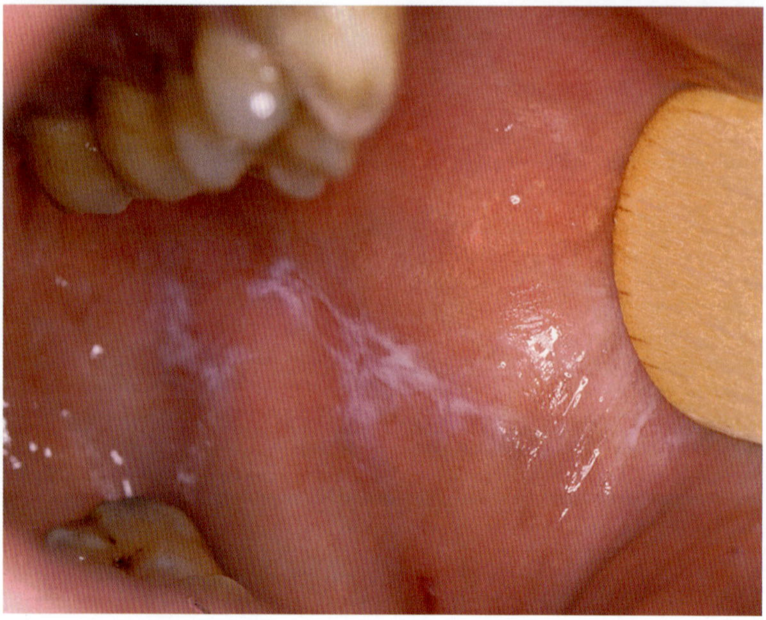

Lichen ruber der Mundschleimhaut: Wickham-Streifen

Epidemiologie: LRP ist mit einer geschätzten Prävalenz von 0,5–1/100.000 seltener als Psoriasis und atopische Dermatitis, aber häufiger als die meisten anderen nicht-infektiösen entzündlichen Hauterkrankungen.

Die Erkrankung zeigt keine Geschlechtspräferenz und tritt in allen ethnischen Gruppen gleich häufig auf. Der Altersgipfel liegt zwischen 30 und 60 Jahren. Kinder sind selten betroffen.

Ätiologie und Pathophysiologie: Die Ätiologie ist unklar. Die Krankheit wird durch einen antigenspezifischen Mechanismus in Gang gesetzt, der vor allem durch zytotoxische T-Zellen, insbesondere CD8+ T-Zellen, aktiviert wird.

Klinische Beschreibung und Symptome: Charakteristischerweise manifestiert sich die Erkrankung an der Haut in Form von multiplen flachen, polygonalen, lividen, juckenden Papeln. An den Schleimhäuten kann es zu Erosionen kommen (erosiver Lichen planus). Typisch sind retikuläre weiße Streifen (Wickham-Streifen), die man an der Mundschleimhaut aufgrund der fehlenden Hornschicht auch mit freiem Auge sehen kann, während sie an der Haut nur mit dem Dermatoskop sichtbar sind. Bei Individuen mit dunkler Hautfarbe können die Herde mit Hyperpigmentierung einhergehen (Lichen ruber pigmentosus), insbesondere in der Abheilungsphase.

Wie bei Psoriasis können Hauterscheinungen durch exogene Reize (z. B. Kratzen) getriggert werden (isomorpher Reizeffekt bzw. Köbner-Phänomen). Exzessives Kratzen führt zur reaktiven Akanthose der Epidermis und zur Variante des hypertrophen LRP.

Prädilektionsstellen: Streckseiten der Extremitäten, Mundschleimhaut, genital

Diagnosestellung: In den meisten Fällen kann die Diagnose rein klinisch gestellt werden, im Zweifel wird eine Hautbiopsie zur Diagnosesicherung durchgeführt.

Dermatopathologie: Akanthose der Epidermis mit keilförmiger Hypergranulose (die Hypergranulose ist die Ursache für die Wickham-Streifen), apoptotische Keratinozyten im Basalzelllager der Epidermis, bandförmiges lymphozytäres Infiltrat und Kolloidkörperchen (Reste zugrunde gegangener Keratinozyten)

Sonderformen: oraler bzw. gingivaler und vulvovaginaler Lichen planus (neigt zu Erosionen), Lichen ruber actinicus (bevorzugt an UV-exponierten Arealen), Lichen planopilaris (Befall der Kopfhaut mit vernarbender Alopezie), hypertropher Lichen planus (vor allem an den Streckseiten der Unterschenkel bei exzessivem Kratzen), Lichen ruber inversus (bevorzugt in den Beugen), Lichen ruber pigmentosus (neigt zur Hyperpigmentierung), linearer Lichen planus, bullöser Lichen planus, Arzneimittel-induzierter Lichen ruber planus

Differentialdiagnose: LRP der Haut ist in der Regel eine unverwechselbare Blickdiagnose, insbesondere bei Nachweis der Wickham-Streifen.

Andere stark juckende Hauterkrankungen wie Skabies (Milbengänge!), Dermatitis/Ekzem (Blasenbildung oder Schuppung) und Prurigo-Erkrankungen können in der Regel gut von LRP abgegrenzt werden.

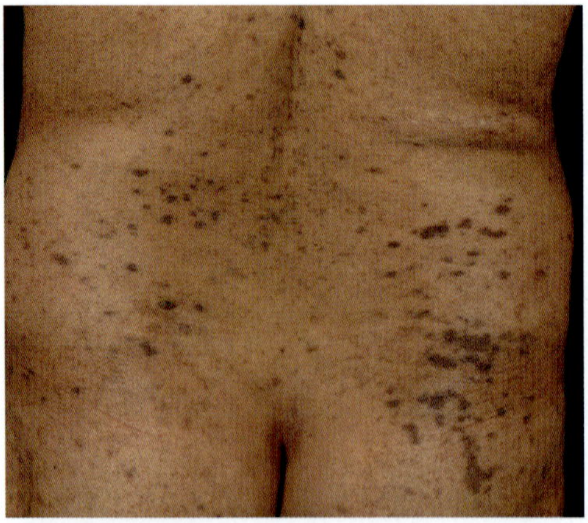

Disseminierte Lichen-ruber-Herde am Stamm auf dunkler Haut

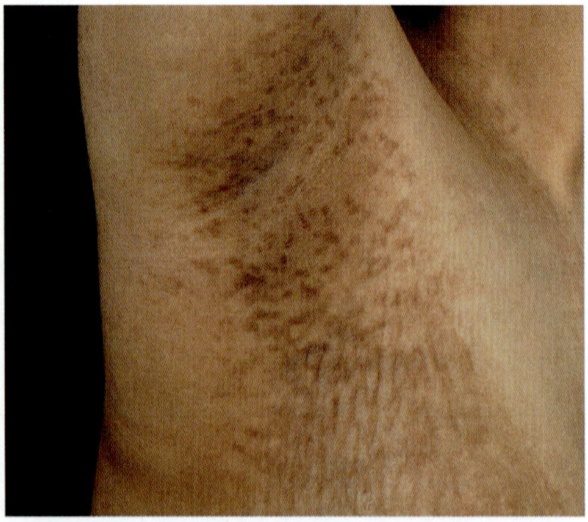

Lichen ruber inversus und pigmentosus

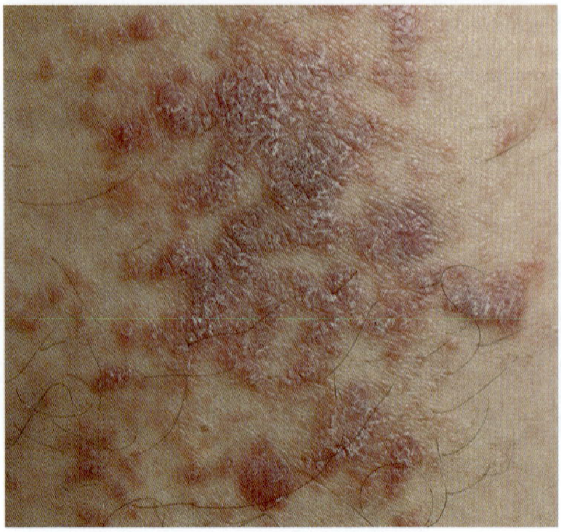

Lichen ruber: Nahaufnahme auf heller Haut

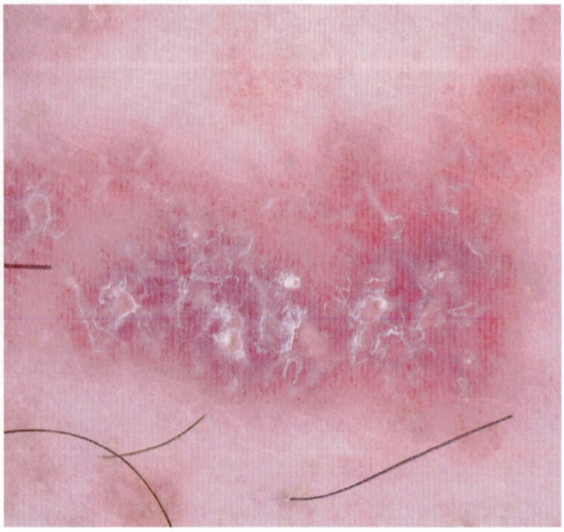

Wickham-Streifen bei Lichen ruber, Dermatoskopie

Therapie: Lokaltherapie mit Kortikosteroiden oder Calcineurininhibitoren, UV-Therapie, systemische Immunsuppressiva, intravenöses Immunglobulin, TNF-α-Inhibitoren, extrakorporale Fotochemotherapie

Verlauf: Die Erkrankung hat in der Regel einen chronisch persistierenden Verlauf.

Tziotzios, C., Lee, J. Y. W., Brier, T., Saito, R., Hsu, C. K., Bhargava, K., Stefanato, C. M., Fenton, D. A., McGrath, J. A. (2018): Lichen planus and lichenoid dermatoses: Clinical overview and molecular basis. J. Am. Acad. Dermatol. 79(5), 789–804. doi: 10.1016/j.jaad.2018.02.010. PMID: 30318136

Lichen sclerosus

Lichen sclerosus (LS) ist eine chronisch-entzündliche Hauterkrankung unklarer Ätiologie, bei der es infolge der Entzündung zu einer Sklerosierung im Bereich der oberen Dermis kommt.

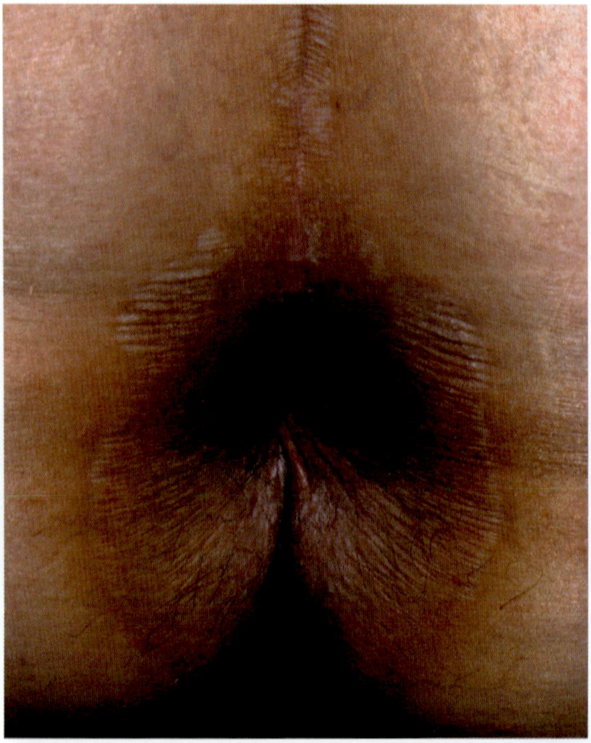

Lichen sclerosus perianal

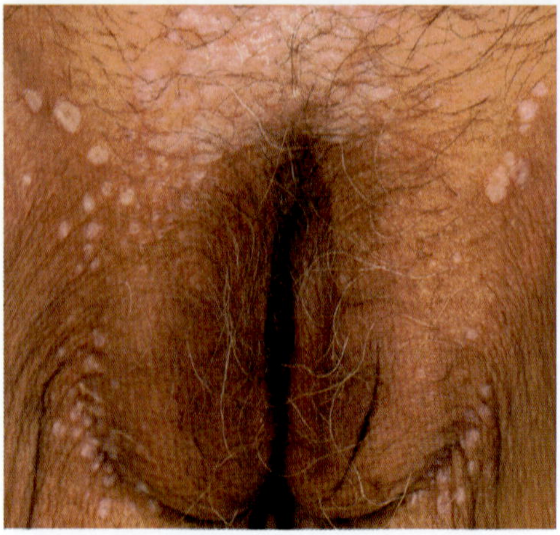

Lichen sclerosus perigenital: papulöse Variante

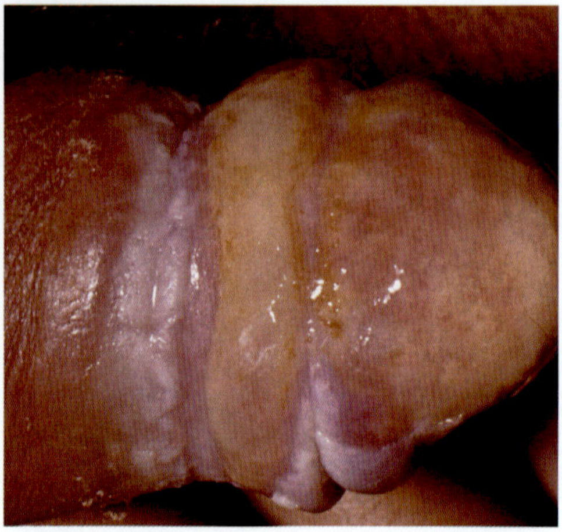

Lichen sclerosus des Penis

Epidemiologie: Frauen sind weit häufiger betroffen als Männer. Es wird angenommen, dass weltweit etwa 1 von 1.000 Frauen von LS betroffen ist. Obwohl LS in jeder Altersgruppe auftreten kann, ist die höchste Inzidenz bei Frauen in der Postmenopause und bei Kindern zu beobachten.

Risikogruppen und Risikofaktoren: Frauen in der Postmenopause und Kinder. Eine Assoziation mit anderen Autoimmunerkrankungen und eine familiäre Häufung wurden beschrieben.

Ätiologie und Pathophysiologie: Obwohl die genaue Ätiologie unbekannt bleibt, gibt es mehrere Theorien zur Pathogenese des LS, einschließlich Autoimmunität, genetische Prädisposition und lokale Traumen. Das Vorhandensein von Autoantikörpern und eine Assoziation mit HLA-Typen unterstützen die Theorie einer autoimmunen Genese.

Klinische Beschreibung und Symptome: Lichen sclerosus manifestiert sich an der Haut in Form weißer Papeln mit glatter Oberfläche, die konfluieren und sklerotische Plaques bilden. Bei fortgeschrittenem LS im Genitalbereich kann es zur Sklerosierung der Labien, Phimose oder Meatusstenose kommen. Patient:innen mit genitalem LS können über Juckreiz, Brennen und Schmerzen klagen, besonders beim Geschlechtsverkehr.

Prädilektionsstellen: Während der Genital- und Perianalbereich am häufigsten betroffen sind, kann LS auch extragenital auftreten.

Diagnosestellung: Die klinische Präsentation zusammen mit einer Hautbiopsie ist entscheidend. Histologische Befunde zeigen in der entzündlichen Phase eine Interphasendermatitis mit einem bandförmigen lymphozytären Infiltrat in der papillären Dermis. Später kommt es zur Sklerosierung des Papillarkörpers.

Dermatoskopisch sieht man insbesondere bei extragenitalem LS ein weißes strukturloses Areal mit follikulären Hornpfröpfen, die bei genitaler Lokalisation oft fehlen.

Sonderformen und Subtypen: Man unterscheidet nach Lokalisation zwischen genitalem und extragenitalem LS.

Differentialdiagnosen: Lichen planus, Morphea, Vitiligo, sklerodermiforme Basalzellkarzinome, Leukoplakien, Craurosis vulvae, vulväre intraepitheliale Neoplasie

Therapie: Die Erstlinientherapie ist die topische Anwendung von Kortikosteroiden, um die Entzündung einzudämmen. Bei Nichtansprechen können andere Therapieoptionen wie topische Calcineurin-Inhibitoren, UV-Lichttherapie oder systemische Retinoide in Betracht gezogen werden.

Verlauf: Die Krankheit verläuft chronisch-rezidivierend. Ist die Sklerose einmal eingetreten, sind die Behandlungsmöglichkeiten eingeschränkt.

Bei längerem Bestehen besteht ein erhöhtes Risiko für die Entwicklung von Plattenepithelkarzinomen, insbesondere im Genitalbereich.

De Luca, D. A., Papara, C., Vorobyev, A., Staiger, H., Bieber, K., Thaçi, D., Ludwig, R. J. (2023): Lichen sclerosus: The 2023 update. Front. Med. (Lausanne) 10: 1106318. doi: 10.3389/fmed.2023.1106318. PMID: 36873861; PMCID: PMC9978401

Lipome

Lipome sind gutartige Proliferationen reifer Fettzellen (Adipozyten).

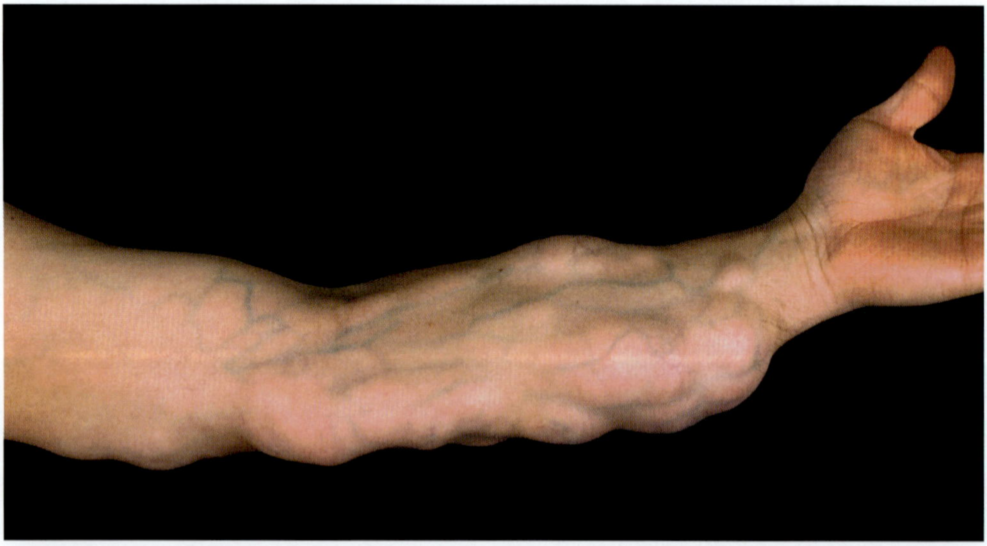

Multiple Lipome am Unterarm

Epidemiologie: Lipome sind die häufigsten Weichteiltumoren des Erwachsenenalters. Sie können in jedem Alter auftreten, sind jedoch besonders im mittleren Erwachsenenalter vorherrschend. Männer und Frauen sind gleichermaßen betroffen.

Risikogruppen und Risikofaktoren: Ein genetischer Faktor wird bei familiär gehäuftem Auftreten angenommen.

Ätiologie und Pathophysiologie: Die genaue Ursache der Lipombildung ist unklar. Ein Trauma oder eine Verletzung können in einigen Fällen ein Lipom provozieren, aber in vielen Fällen entwickelt es sich ohne offensichtlichen Grund. Genetische Faktoren könnten ebenfalls eine Rolle spielen.

Klinische Beschreibung und Symptome: Lipome sind weiche, in der Regel gut verschiebliche und gut abgrenzbare subkutane Knoten. Sie sind zumeist symptomlos, können aber gelegentlich bei ungünstiger Lokalisation Schmerzen verursachen.

Prädilektionsstellen: Obwohl Lipome überall am Körper auftreten können, sind Arme, Schultern, Rücken und Oberschenkel häufige Lokalisationen.

Diagnosestellung: Die klinische Untersuchung ist in den meisten Fällen ausreichend, fallweise ergänzt durch bildgebende Verfahren wie Ultraschall. In unklaren Fällen kann eine Biopsie erforderlich sein.

Dermatopathologie: Es finden sich reife Fettgewebsläppchen, durchzogen von bindegewebigen Septen.

Sonderformen: Morbus Dercum: eine seltene genetische Erkrankung, die durch multiple, schmerzhafte Lipome gekennzeichnet ist; histopathologische Sonderformen: Angiolipom, Myolipom, spindelzelliges Lipom, pleomorphes Lipom

Differentialdiagnosen: Liposarkome (sehr selten), Zysten, Fibrome, andere Weichteiltumore

Therapie: In der Regel ist keine Therapie notwendig, bei Bedarf kann eine chirurgische Entfernung durchgeführt werden.

Verlauf: Während die meisten Lipome keine Probleme verursachen, können sie bei Erkrankungen wie dem Morbus Dercum schmerzhaft und behindernd sein. Ein chirurgischer Eingriff sorgt in der Regel für eine dauerhafte Lösung, wobei das Risiko eines Rezidivs nach vollständiger Entfernung gering ist.

Lemaitre, M., Aubert, S., Chevalier, B., Jannin, A., Bourry, J., Prévost, G., Lefebvre, H., Vantyghem, M. C. (2021): Rare Forms of Lipomatosis: Dercum's Disease and Roch-Leri Mesosomatous Lipomatosis. J. Clin. Med. 10(6), 1292. doi: 10.3390/jcm10061292. PMID: 33800991; PMCID: PMC8003963

Livedo reticularis und Livedo racemosa

Unter Livedozeichnung versteht man eine netzartige, rötlich-blaue Verfärbung der Haut, die vor allem bei Kälteexposition in Erscheinung tritt. Bei Livedo reticularis sind die netzartigen Linien regelmäßig geformt und bilden sich in der Wärme vollständig zurück. Bei Livedo racemosa hingegen sind die Linien unregelmäßig geformt und neigen zur Persistenz.

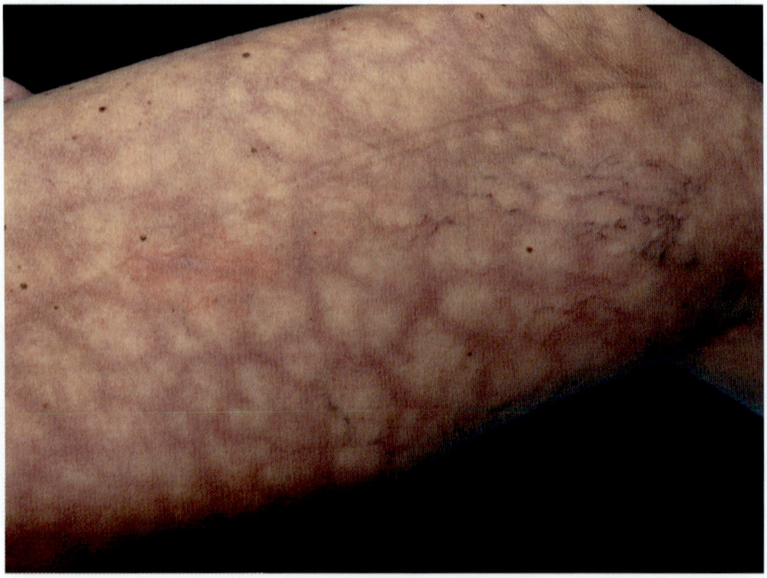

Livedo reticularis

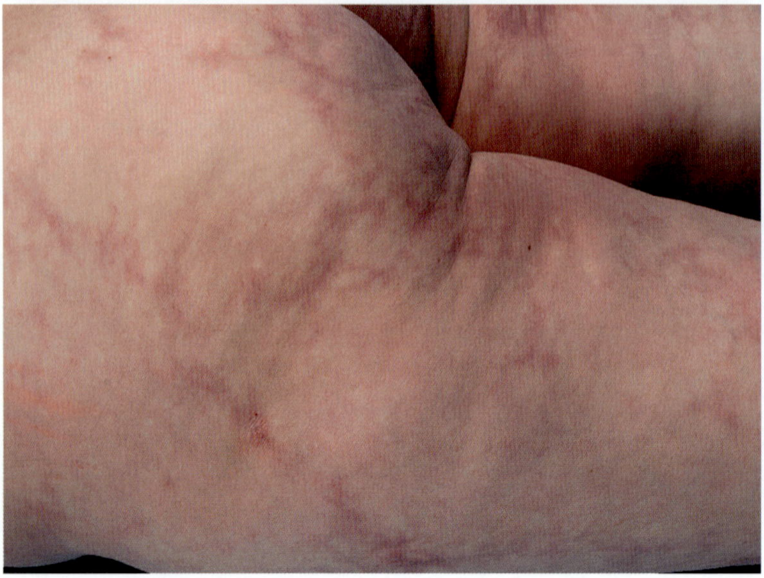

Livedo racemosa

Epidemiologie: Obwohl die genaue Prävalenz nicht gut dokumentiert ist, treten Livedo reticularis und racemosa häufiger bei Frauen und bei Personen mittleren Alters auf. Livedo racemosa ist seltener als Livedo reticularis.

Risikogruppen und Risikofaktoren: Personen mit systemischen Erkrankungen wie Vaskulitis, Lupus erythematodes und dem Antiphospholipid-Syndrom. Kälteexposition kann die Livedozeichnung provozieren.

Ätiologie und Pathophysiologie: Die Entstehung ist auf eine gestörte Mikrozirkulation der Haut zurückzuführen, die durch Vasospasmen oder eine partielle Okklusion von Arteriolen im tiefen Gefäßplexus bedingt sein kann.

Klinische Beschreibung und Symptome: Bei Livedo reticularis zeigt sich ein regelmäßiges, netzartiges Muster aus rötlichen bis blauen Linien, das bei Wärme reversibel ist.

Bei Livedo racemosa findet sich ein unregelmäßiges Muster mit unterbrochenen Netzlinien, das bei Wärme nicht vollständig reversibel ist.

Prädilektionsstellen: hauptsächlich an den Extremitäten, aber auch an anderen Körperstellen möglich

Diagnosestellung: Die Diagnose basiert in erster Linie auf klinischen Befunden, kann jedoch durch eine histopathologische Untersuchung unterstützt werden, die allerdings oft keine eindeutig diagnostischen Befunde liefert.

Sonderformen: physiologische Livedo reticularis: oft ausgelöst durch Kälte, besonders bei Kindern und jungen Erwachsenen; Sneddon-Syndrom: vorwiegend bei jungen Frauen, eine Kombination von Livedo racemosa und zerebrovaskulären Ereignissen

Differentialdiagnosen: Erythema ab igne, Raynaud-Phänomen, Akrozyanose, Livedovaskulopathie

Therapie: Die Behandlung ist symptomatisch, es sei denn, es gibt eine erkennbare zugrundeliegende Ursache, die gezielt behandelt werden kann. Das Vermeiden von Kälte und die Anwendung von Vasodilatatoren können helfen.

Verlauf: Während Livedo reticularis in der Regel episodisch auftritt und harmlos ist, kann Livedo racemosa auf eine schwerwiegende Grunderkrankung hinweisen.

Kong, S. S., Azarfar, A., Bhanusali, N. (2021): Sneddon syndrome: under diagnosed disease, complex clinical manifestations and challenging diagnosis. A case-based review. Rheumatol. Int. 41(5), 987–991. doi: 10.1007/s00296-020-04625-1. Epub 2020 Jun 12. PMID: 32533291

Livedovaskulopathie

Livedovaskulopathie beschreibt eine Gerinnungsstörung, die sich in Form von Thromben in den kleinen Gefäßen der Dermis äußert und zu Hautnekrosen führt, die narbig abheilen. Die Erkrankung hat zahlreiche Synonyme, darunter Livedo-Vaskulitis, segmental hyalinisierende Vaskulitis und „Livedo reticularis with summer ulcerations".

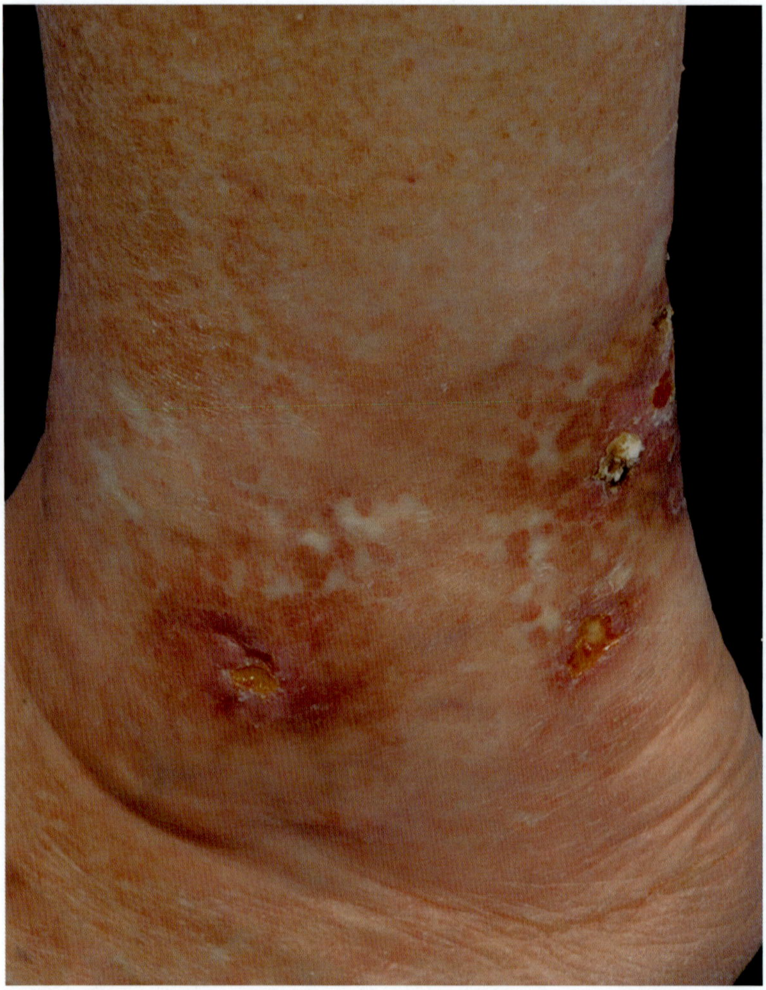

Livedovaskulopathie mit Atrophie blanche und Ulzerationen

Epidemiologie: Die Livedovaskulopathie ist eine seltene Krankheit, wobei verlässliche Zahlen zur Inzidenz fehlen.

Risikogruppen und Risikofaktoren: Frauen mittleren Alters sind häufiger betroffen als Männer. Möglicherweise stellen Übergewicht und arterielle Hypertonie Risikofaktoren dar. Die Krankheit tritt entgegen einer weit verbreiteten Meinung nicht nur in den Sommermonaten, sondern ganzjährig auf.

Ätiologie und Pathophysiologie: Die genaue Ursache ist noch nicht vollständig geklärt, aber es wird eine vermehrte Gerinnungsbereitschaft (Thrombophilie) angenommen, die zur Thrombenbildung in den Gefäßen und zu einer Minderversorgung und anschließendem Gewebsuntergang führt.

Klinische Beschreibung und Symptome: Die Erkrankung zeichnet sich durch das Vorhandensein von Livedo racemosa, Ulzerationen der Haut und Atrophie blanche (Vernarbungen) aus. Diese Narben bleiben dauerhaft sichtbar. Die Schmerzen, die den Ulzerationen vorausgehen, können intensiv sein.

Prädilektionsstellen: untere Extremität

Diagnosestellung: Die Diagnose wird meist anhand des klinischen Bildes und der Bestätigung der Verdachtsdiagnose durch eine Hautbiopsie gestellt. Weitere Untersuchungen im Verdachtsfall beinhalten einen genauen Gerinnungsstatus sowie die Abklärung häufiger, erblicher Gerinnungsstörungen. In der Hälfte der Fälle werden jedoch keine Gerinnungsstörungen gefunden.

Dermatopathologie: Thromben in den kleinen Gefäßen der mittleren und tiefen retikulären Dermis ohne prominente Entzündungszeichen sowie Hyalinisierung der Gefäßwände

Differentialdiagnosen: Die Diagnose sollte von einer peripheren arteriellen Verschlusserkrankung sowie von anderen Vaskulopathien und von Vaskulitis abgegrenzt werden.

Therapie: Behandlungen zielen darauf ab, die Gerinnungsbereitschaft zu verringern, in erster Linie durch den Einsatz von niedermolekularen Heparinen oder Rivaroxaban.

Verlauf: Obwohl die Livedovaskulopathie mit der richtigen Therapie kontrolliert werden kann und viele Patient:innen eine rasche Schmerzlinderung erleben, kann die Erkrankung rezidivieren.

Seguí, M., Llamas-Velasco, M. (2022): A comprehensive review on pathogenesis, associations, clinical findings, and treatment of livedoid vasculopathy. Front. Med. (Lausanne) 9: 993515. doi: 10.3389/fmed.2022.993515. PMID: 36569162; PMCID: PMC9773082

Lymphomatoide Papulose

Lymphomatoide Papulose (LyP) ist eine seltene, chronisch rezidivierende, lymphoproliferative Hauterkrankung. Sie wird laut geltender Fassung der WHO-EORTC-Klassifikation der primär kutanen Lymphome zur Gruppe der CD30+ lymphoproliferativen Erkrankungen gezählt.

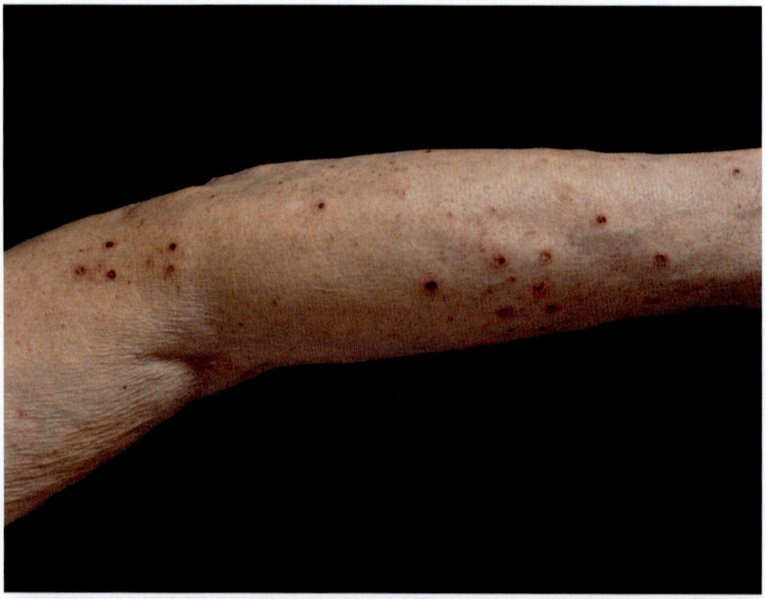

Lymphomatoide Papulose: multiple Papeln mit zentraler Nekrose

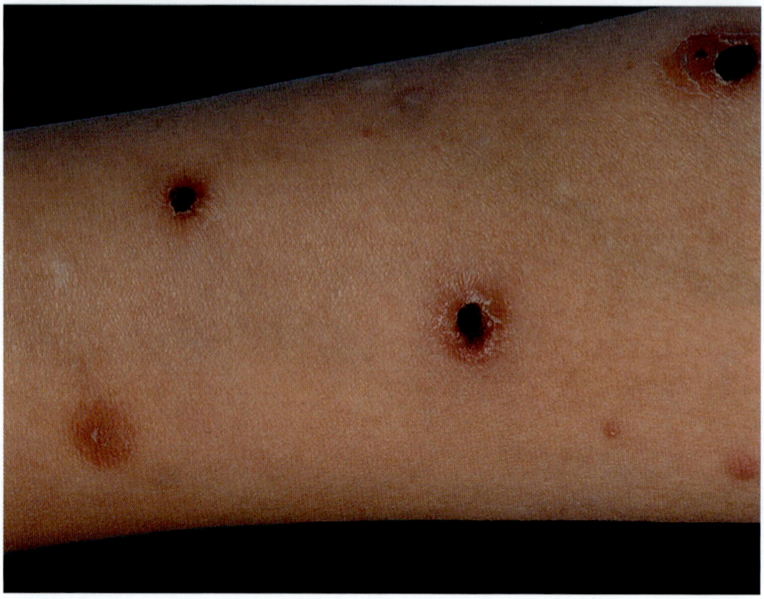

Lymphomatoide Papulose: Papeln mit zentraler Nekrose und hämorrhagischer Kruste

Epidemiologie: Die Inzidenz ist relativ niedrig und wird auf etwa 1 Fall pro 100.000 Personen geschätzt. Die Erkrankung ist häufiger in der mittleren Lebensphase, kann jedoch in jedem Alter auftreten, insbesondere auch im Kindesalter. Männer scheinen häufiger betroffen zu sein als Frauen. Die Erkrankung ist häufiger bei Personen mit hellem Hauttyp.

Risikogruppen und Risikofaktoren: Patient:innen mit kutanen oder systemischen Lymphomen könnten ein erhöhtes Risiko haben.

Ätiologie und Pathophysiologie: Die Ätiologie ist unklar. Ungefähr die Hälfte der Fälle zeigt Klonalität und es wird angenommen, dass die Ursache für die T-Zell-Proliferation bisher weitgehend unbekannte genetische Alterationen sind.

Klinische Beschreibung und Symptome: LyP äußert sich an der Haut in der Regel durch multiple, manchmal disseminierte, erythematöse Papeln oder Knoten, die innerhalb von wenigen Tagen in Erscheinung treten und im Laufe der Entwicklung eine zentrale Kruste bzw. Nekrose aufweisen. Die Läsionen heilen in der Mehrzahl der Fälle in wenigen Wochen spontan ab, neigen aber zum Rezidiv.

Prädilektionsstellen: Die Läsionen treten vor allem an Rumpf, Armen und Beinen auf.

Diagnosestellung: Die klinische Verdachtsdiagnose muss durch eine Hautbiopsie mit histopathologischer Untersuchung und durch Immunphänotypisierung des Infiltrats bestätigt werden.

Dermatopathologie: Es findet sich ein dichtes Infiltrat lymphoider Zellen in der oberen Dermis, wobei dem Infiltrat auch größere, pleomorphe Zellen beigemengt sind, die immunhistochemisch CD30 exprimieren.

Subtypen und Sonderformen: Die Klassifikation der LyP beruht in erster Linie auf histopathologischen bzw. immunhistochemischen Befunden und wird relativ häufig modifiziert. Derzeit sind 5 Subtypen (A–E) bekannt. Der häufigste Subtyp ist Typ A, der durch ein Infiltrat pleomorpher lymphoider Zellen in der oberen Dermis gekennzeichnet ist, wobei ein Großteil dieser Zellen CD30-positiv ist. Die anderen Subtypen haben entweder Ähnlichkeiten mit dem CD30+ anaplastischen-großzelligen Lymphom oder mit Mycosis fungoides und zeigen eine Infiltration der Epidermis (Epidermotropismus) oder, wie im seltenen Subtyp E, eine angiozentrische Anordnung des Infiltrats.

Differentialdiagnosen: Pityriasis lichenoides, Insektenstiche, andere primär kutane Lymphome

Therapie: topische Steroide, UV-B- oder PUVA-Therapie: in schweren Fällen Methotrexat, Brentuximab-Vedotin, systemische Retinoide oder Interferon-α

Verlauf: Der Verlauf der Erkrankung ist in der Regel chronisch-rezidivierend und die Prognose gut. Das Risiko für die Entwicklung anderer lymphoproliferativer Erkrankungen ist jedoch erhöht, insbesondere Mycosis fungoides, anaplastisches-großzelliges T-Zell-Lymphom sowie Hodgkin-Lymphom.

Nowicka, D., Mertowska, P., Mertowski, S., Hymos, A., Forma, A., Michalski, A., Morawska, I., Hrynkiewicz, R., Niedźwiedzka-Rystwej, P., Grywalska, E. (2022): Etiopathogenesis, Diagnosis, and Treatment Strategies for Lymphomatoid Papulosis with Particular Emphasis on the Role of the Immune System. Cells 11(22), 3697. doi: 10.3390/cells11223697. PMID: 36429125; PMCID: PMC9688547

Mammärer und extramammärer Morbus Paget

Die Bezeichnung Morbus Paget bezieht sich auf zwei Erkrankungen: den mammären Morbus Paget, der Brustwarzen und Areola betrifft, und den extramammären Morbus Paget, der andere Bereiche des Körpers wie Vulva, Penis und Perianalregion betrifft. Beiden Erkrankungen ist gemeinsam, dass die Epidermis von neoplastischen Zellen, den sogenannten Paget-Zellen, durchsetzt wird.

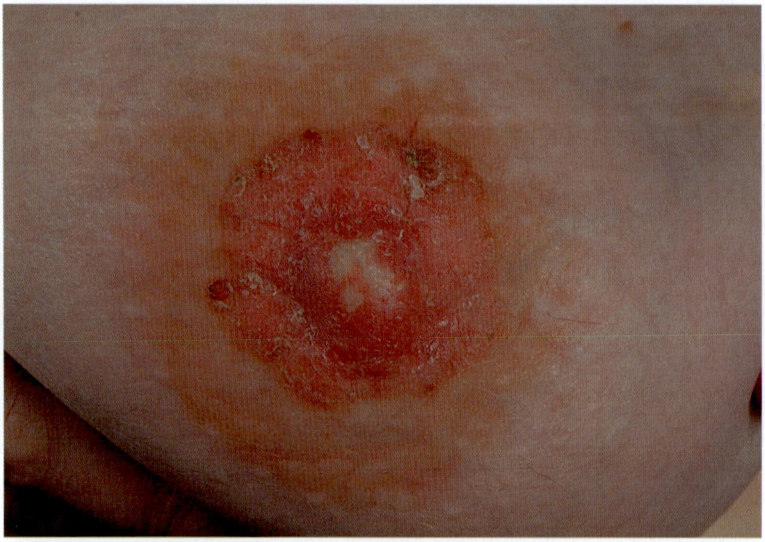

Mammärer Morbus Paget

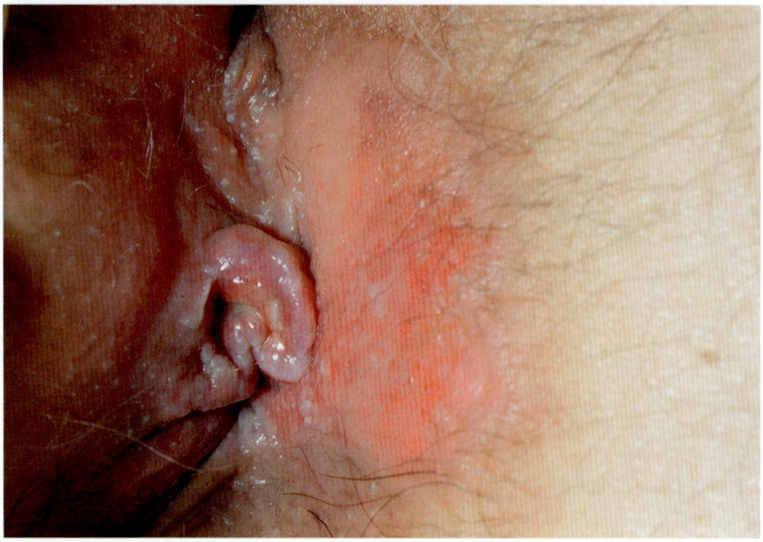

Extramammärer Morbus Paget in der Genitalregion

Epidemiologie: mammärer Morbus Paget: betrifft etwa 1–4 % aller Brustkrebsfälle, meist bei Frauen im Alter von 50–60 Jahren; extramammärer Morbus Paget: sehr selten, häufig bei älteren Menschen

Risikogruppen und Risikofaktoren: mammär: Frauen über 50, Vorgeschichte von Brustkrebs, genetische Prädisposition; extramammär: ältere Menschen

Ätiologie und Pathophysiologie: Beim mammären Morbus Paget liegt ein intraduktales Mammakarzinom vor. Beim primären extramammären Morbus Paget handelt es sich wie beim mammären Morbus Paget um ein apokrines Karzinom. Sekundärer extramammärer Morbus Paget kann hingegen mehrere Ursachen haben, zum Beispiel ein anorektales Karzinom, ein Urothelkarzinom, ein Endometriumkarzinom oder ein Prostatakarzinom.

Klinische Beschreibung und Symptome: Mammärer Morbus Paget: Einseitig im Bereich einer Mamille und der angrenzenden Areola findet sich eine langsam an Größe zunehmende, schuppende, meist symptomlose, erythematöse Plaque, die in Ausnahmefällen auch pigmentiert sein kann. Gelegentlich tritt Sekret aus der Brustwarze aus. Extramammärer Morbus Paget: Es finden sich ähnliche Veränderungen wie bei der mammären Form, jedoch neigen genitale bzw. perianale Formen eher zur Erosion und sind in weiterer Folge oft mit Serumkrusten bedeckt.

Prädilektionsstellen: mammär: Brustwarze und Areola; extramammär: Vulva, Penis, Perianalregion, seltener Achselhöhlen und Gesicht

Diagnosestellung: Bei klinischem Verdacht muss die Diagnose durch eine Biopsie und eine anschließende histopathologische Untersuchung des Gewebes bestätigt werden.

Dermatopathologie: Die Epidermis ist durchsetzt mit Paget-Zellen, große, runde Zellen mit hellem, amphophilem Zytoplasma. Zur Abgrenzung von anderen Neoplasien ist eine immunhistochemische Untersuchung notwendig. Sowohl beim mammären als auch beim primären extramammären Morbus Paget exprimieren die Tumorzellen carcino-embryonales Antigen (CEA).

Sonderformen und Subtypen: Beim extramammären Morbus Paget unterscheidet man eine primäre und eine sekundäre Form.

Differentialdiagnosen: Ekzem, Psoriasis, Pilzinfektion, andere Karzinome der Haut

Therapie: mammär: Chirurgie, Strahlentherapie, systemische Therapie bei Metastasen; primär extramammär: Exzision, CO_2-Laserbehandlung, Strahlentherapie sowie topische Therapieansätze wie Imiquimod. Die Behandlung des sekundären extramammären Morbus Paget richtet sich nach dem zugrundeliegenden Neoplasma.

Verlauf: Mammär: Die Prognose variiert je nach Stadium, bei in situ-Karzinomen ist die Prognose gut. Primär extramammär: Lokale Rezidive sind häufig, metastatische Verläufe selten, aber möglich. Sekundär extramammär: Die Prognose richtet sich nach dem zugrundeliegenden Neoplasma und dem Stadium.

Pérez, J. C., Salgado, A. C., Pérez-Mies, B., Rullán, J. A. D., Ajuria-Illarramendi, O., Alia, E. M. G., Serrano Domingo, J. J. (2023): Extramammary Paget Disease: a Therapeutic Challenge, for a Rare Entity. Curr. Oncol. Rep. 25(10), 1081–1094. doi: 10.1007/s11912-023-01434-0. Epub 2023 Jul 8. Erratum in: Curr. Oncol. Rep. 2023 Sep. 11; PMID: 37421583; PMCID: PMC10556167

Malignes Melanom

Das maligne Melanom ist eine von den Melanozyten ausgehende maligne Neoplasie, die primär an der Haut in Erscheinung tritt.

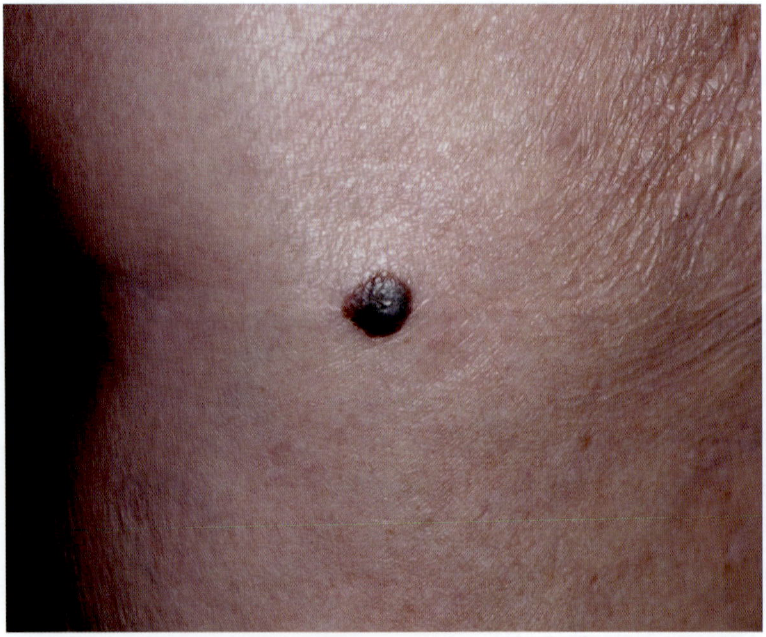

Invasives Melanom: klinisches Bild

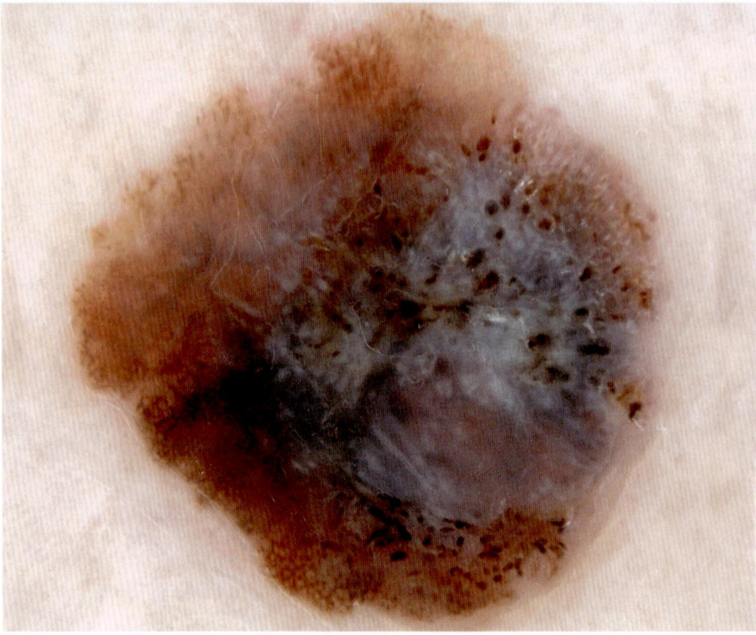

Melanom: dermatoskopisches Bild mit Asymmetrie von Farbe und Struktur

Epidemiologie: Die Inzidenz von Melanomen ist abhängig von verschiedenen Faktoren, darunter die geografische Breite und die demografische Zusammensetzung einer Region. In Mitteleuropa beträgt die Inzidenz etwa 20 Fälle pro 100.000 Einwohnern. Im Gegensatz dazu liegt sie in einigen Regionen Australiens bei über 100 Fällen pro 100.000 Einwohnern. In den vergangenen Jahrzehnten ist die Inzidenz von Melanomen gestiegen, insbesondere in Ländern mit einer mehrheitlich hellhäutigen Bevölkerung. Diese Zunahme lässt sich sowohl auf Veränderungen im Freizeitverhalten als auch auf verbesserte Möglichkeiten zur Früherkennung zurückführen.

Risikogruppen und Risikofaktoren: Menschen mit heller Haut, Personen mit positiver Familienanamnese, übermäßige UV-Exposition durch Sonnenlicht oder Solarien, Personen mit vielen Nävi und Personen mit bestimmten angeborenen Mutationen

Ätiologie und Pathophysiologie: Ultraviolette (UV)-Strahlung kann DNA-Schäden in den Melanozyten verursachen, was die Entstehung von Mutationen und somit die maligne Transformation dieser Zellen begünstigt. Insbesondere sind Mutationen in Genen des MAP-Kinase-Signalwegs, wie etwa BRAF und NRAS, involviert. Diese Gene spielen eine wichtige Rolle bei der Regulation der Zellteilung und dem Überleben der Zelle.

Es ist jedoch wichtig zu erwähnen, dass nicht alle Melanome auf die Einwirkung von UV-Strahlung zurückzuführen sind. So können primäre Melanome auch an Schleimhäuten, der Uvea und sogar inneren Organen entstehen.

Klinische Beschreibung und Symptome: Melanome sind ausgesprochen vielgestaltig. Sie präsentieren sich am häufigsten als langsam wachsende, asymmetrische, unregelmäßig begrenzte und vielfarbige Flecken oder Plaques, die Braun-, Schwarz- oder Blautöne aufweisen können.

Die sogenannte ABCD-Regel dient als diagnostisches Leitprinzip:

A steht für Asymmetrie,
B für unregelmäßige Begrenzung,
C für Vielfarbigkeit (Color) und
D für einen Durchmesser über 6 mm.

Es ist jedoch wichtig zu beachten, dass diese Kriterien in der Frühphase, besonders bei nicht-invasiven in-situ-Melanomen, fehlen können. Melanome sind manchmal nur wenig oder gar nicht pigmentiert, was die Diagnose erschweren kann.

Dermatoskopie: Die Dermatoskopie ist eine nicht-invasive Methode der Diagnostik, die die Erkennung von Melanomen im Vergleich zur Begutachtung mit dem freien Auge erheblich verbessert. Dermatoskopisch sieht man beim Melanom typischerweise eine unregelmäßige Verteilung von Farben und Mustern (Chaos). Darüber hinaus zeigen sich melanomspezifische Merkmale wie schwarze Punkte, blaue oder graue Strukturen, weiße Linien, radiale Linien, exzentrische, strukturlose Areale, verdickte retikuläre Linien sowie ein unregelmäßiges Gefäßmuster.

Prädilektionsstellen: Gesicht, Rücken (bei Männern) und Unterschenkel (bei Frauen). Melanome können jedoch an jeder Stelle der Haut sowie an den Schleimhäuten auftreten.

Diagnosestellung: Dermatoskopie sowie Exzisionsbiopsie der verdächtigen Läsion für die histopathologische Untersuchung.

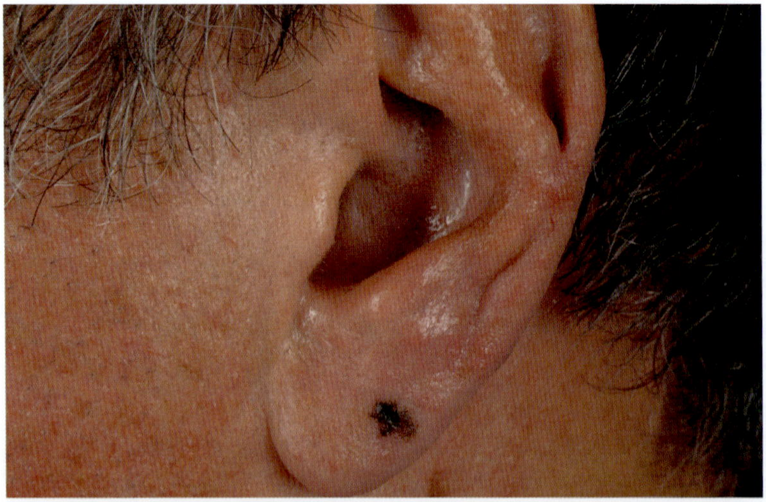

Nicht-invasives Melanom (in-situ-Melanom): klinisches Bild auf chronisch UV-exponierter Haut

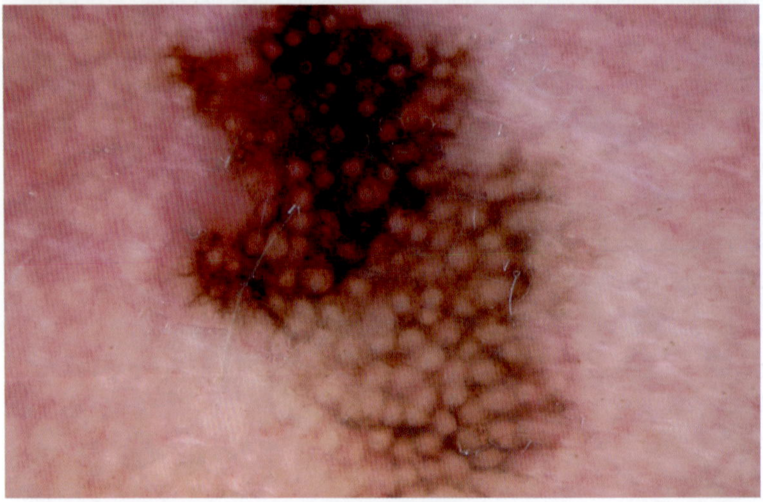

Nicht-invasives Melanom (in-situ-Melanom), Dermatoskopie: Die ringförmige Pigmentierung um die Haarfollikelöffnungen konfluiert im oberen Teil der Läsion.

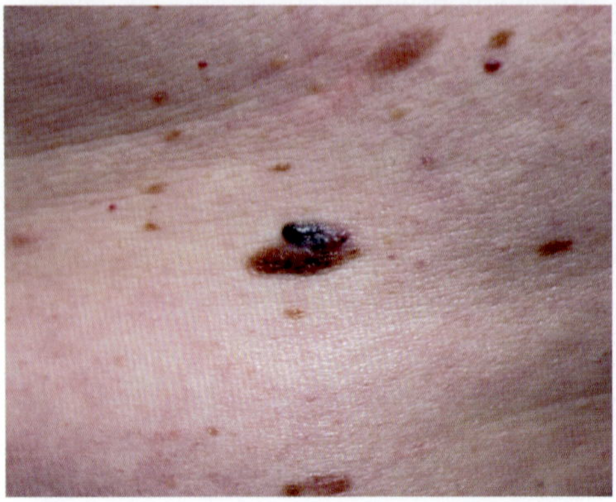

Melanom in einem präexistenten Nävus: Nur 20 % aller Melanome entstehen in einem Nävus, die meisten Melanome entwickeln sich auf normaler Haut.

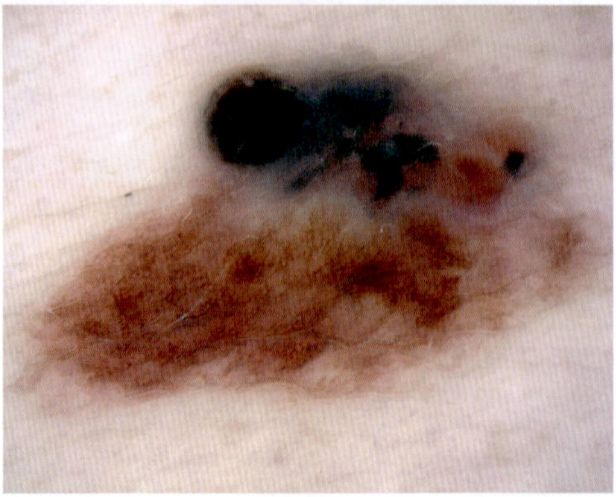

Detailaufnahme, Dermatoskopie: Der Nävus im unteren Teil zeigt eine hellbraune retikuläre Pigmentierung. Das invasive Melanom im oberen Teil hat blaue und schwarze strukturlose Areale.

Dermatopathologie: Asymmetrische und unscharf begrenzte Proliferation pleomorpher Melanozyten mit epidermalen Nestern, die ungleich groß und unregelmäßig verteilt sind, sowie einzelnen Melanozyten, die auch in höheren Lagen der Epidermis anzutreffen sind.

Klassifikation: Die Klassifikation des Melanoms ist einem ständigen Wandel unterzogen. In der traditionellen histogenetischen Einteilung wurden vier verschiedene Typen unterschieden, das „oberflächlich spreitende Melanom", das „Lentigo maligna Melanom", das vor allem im Gesicht bei älteren Personen vorkommt, das oft rasch wachsende „noduläre Melanom" sowie das „akrolentiginöse Melanom", das an Handflächen, Fußsohlen oder im Nagelmatrixbereich lokalisiert ist. Diese klassische Einteilung wird jedoch zunehmend durch eine mehrdimensionale Klassifikation ersetzt oder ergänzt, die auch die Ätiologie (etwa ob UV-induziert oder nicht) sowie die zugrundeliegenden genetischen Veränderungen berücksichtigt.

Stadieneinteilung: Die Einteilung der Melanomstadien erfolgt in der Regel gemäß der TNM-Klassifikation, wobei T für den Primärtumor, N für die Lymphknotenbeteiligung und M für Fernmetastasen steht. In den Stadien I und II liegt nur der Primärtumor vor.

In diesen Stadien hängt die Prognose vorwiegend von der Tumordicke (Breslow-Index) ab, die in Millimeter gemessen wird. Das Vorliegen einer histologisch sichtbaren Ulzeration kann die Prognose verschlechtern. Stadium III kennzeichnet das Vorliegen einer Lymphknotenmetastasierung.
Zur Detektion von Mikrometastasen in Lymphknoten wird bei einer gewissen Tumordicke eine Sentinel-Lymphknotenbiopsie durchgeführt. Stadium IV schließlich ist durch das Vorhandensein von Fernmetastasen gekennzeichnet.

Differentialdiagnosen: melanozytäre Nävi, seborrhoische Keratose, Basalzellkarzinom, Plattenepithelkarzinom, vaskuläre Läsionen

Therapie: in-situ-Melanome und Melanome im Stadium I und II: chirurgische Exzision mit adäquatem Sicherheitsabstand; fortgeschrittene Stadien: Immuntherapie (Checkpoint-Inhibitoren) oder zielgerichtete Therapie (BRAF-Inhibitoren bzw. MEK-Inhibitoren)

Verlauf: Die Früherkennung und rechtzeitige Behandlung sind ausschlaggebend für den Krankheitsverlauf und die Prognose. In-situ-Melanome sowie Melanome im Stadium I gehen mit einer hervorragenden Prognose einher. Trotz Einführung moderner Therapieansätze, welche die Überlebenschancen in den Stadien III und IV beträchtlich verbessert hat, bleibt die Prognose bei Fernmetastasen nach wie vor ungünstig. Obwohl Melanome nur rund 1 % aller Hautkrebsfälle ausmachen, sind sie für den Großteil der durch Hautkrebs verursachten Todesfälle verantwortlich.

Whiteman, D. C., Green, A. C., Olsen, C. M. (2016): The Growing Burden of Invasive Melanoma: Projections of Incidence Rates and Numbers of New Cases in Six Susceptible Populations through 2031. J. Invest. Dermatol. 136(6), 1161–1171. doi: 10.1016/j.jid.2016.01.035. Epub 2016 Feb 20. PMID: 26902923

Mastozytose

Unter Mastozytose versteht man eine Gruppe von Erkrankungen, die mit einer Vermehrung von Mastzellen einhergeht. Mastozytose betrifft entweder nur die Haut (kutane Mastozytose) oder auch andere Organe (systemische Mastozytose), wobei kutane Mastozytosen in verschiedenen klinischen Ausprägungen in Erscheinung treten können.

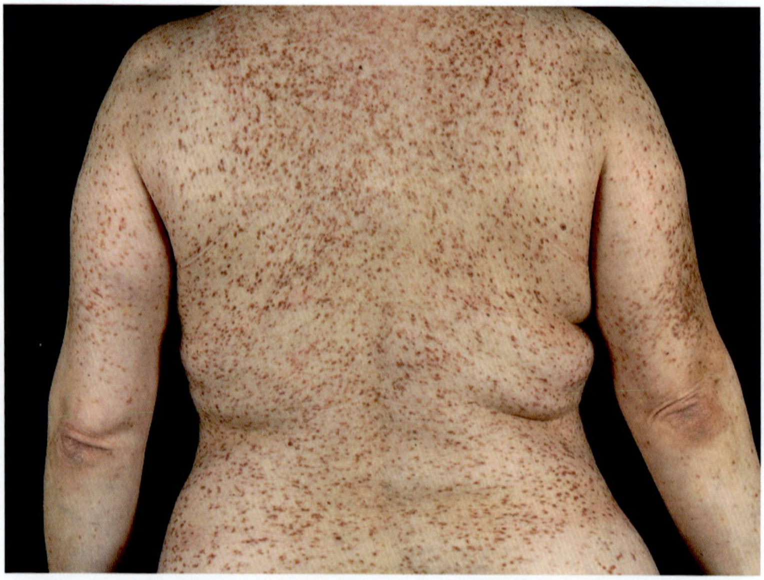

Mastozytose bei einem Erwachsenen

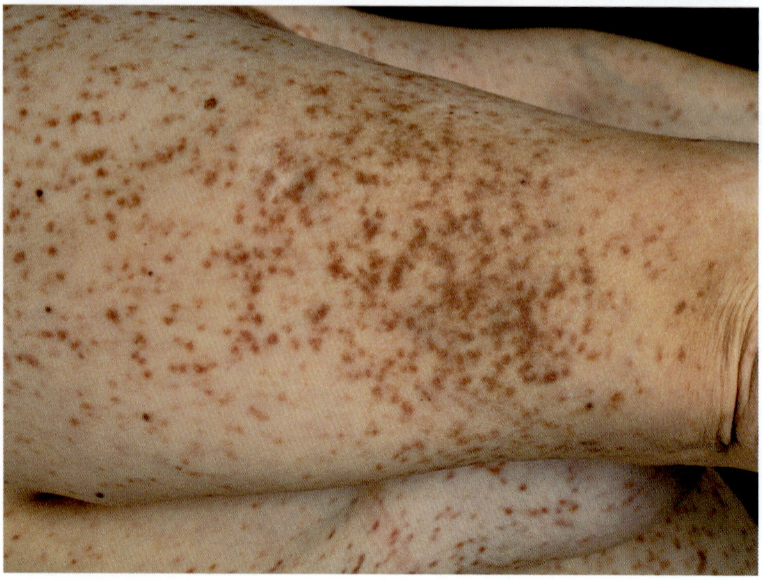

Mastozytose, Nahaufnahme: multiple braun-rote Maculae und Papeln

Epidemiologie: Kutane Mastozytosen können in jedem Alter auftreten, sind jedoch bei Kindern häufiger. Die Prävalenz ist nicht genau bekannt, aber die Erkrankung ist relativ selten.

Risikogruppen und Risikofaktoren: Kinder sind häufiger betroffen. Es besteht keine Geschlechterpräferenz und alle ethnischen Gruppen sind gleichermaßen betroffen. Genetische Faktoren spielen eine Rolle, es kann zu familiären Häufungen kommen.

Ätiologie und Pathophysiologie: Mutationen im KIT-Onkogen führen zur Proliferation von Mastzellen. Die klinischen Symptome sind einerseits durch die Ansammlung von Mastzellen im Gewebe, andererseits durch die von Mastzellen bei Degranulation freigesetzten Mediatoren erklärbar.

Klinische Beschreibung und Symptome: Die Symptome variieren je nach Subtyp der Erkrankung. Das Mastozytom kommt nahezu ausschließlich bei Kindern vor und tritt meist als gelb-brauner Knoten mit glatter Oberfläche in Erscheinung. Selten kann es auch zur Blasenbildung kommen. Mastozytome treten solitär oder multipel auf, im letzteren Fall allerdings meist in geringer Zahl. Die makulopapulöse kutane Mastozytose (Urticaria pigmentosa) tritt bei Kindern und Erwachsenen gleichermaßen auf und ist durch disseminierte, rötlich-braune Makeln und Papeln charakterisiert. Die diffuse kutane Mastozytose betrifft wiederum vorwiegend Kinder und manifestiert sich als diffuse Verdickung der Haut mit Blasen und Erosionen.

Bei allen Manifestationsformen der Erkrankung kann die Reibung der betroffenen Hautstellen eine urtikarielle Läsion auslösen (Darier-Zeichen). Zudem ist „urtikarieller Dermographismus" zu beobachten, bei dem urtikarielle Reaktionen durch Kratzen und Reiben der unbefallenen Haut hervorgerufen werden können.

Juckreiz stellt ein Leitsymptom bei allen Varianten dar. Zusätzlich können Episoden von Durchfall, Kopfschmerzen, Flush-Symptomatik oder Urtikaria-Schüben auftreten. In schweren Fällen sind auch anaphylaktische Reaktionen möglich.

Prädilektionsstellen: Rumpf und Extremitäten

Diagnosestellung: Bei klinischem Verdacht wird die Diagnose in der Regel durch eine Hautbiopsie zur Bestätigung der Mastzellvermehrung gesichert. Zusätzlich wird durch eine Blutabnahme der Tryptase-Spiegel im Serum bestimmt.

Ab einem Serumtryptasewert von mehr als 20 ng/ml können bei Erwachsenen eine Durchuntersuchung zum Ausschluss des Befalls anderer Organe sowie eine Knochenmarksbiopsie angezeigt sein.

Dermatopathologie: Nachweis der Mastzellenvermehrung in der Dermis, wobei auch Spezialfärbungen (z. B. Giemsa-Färbung) und immunhistochemische Färbungen (c-KIT) zum Einsatz kommen.

Sonderformen und Subtypen: Neben den bereits erwähnten Subtypen beschreibt der Begriff „Teleangiectasia macularis eruptiva perstans" eine seltene Form der kutanen Mastozytose, die praktisch ausschließlich im Erwachsenenalter auftritt. Bei dieser Variante zeigen sich disseminierte Teleangiektasien auf einem braunen, makulösen Hintergrund.

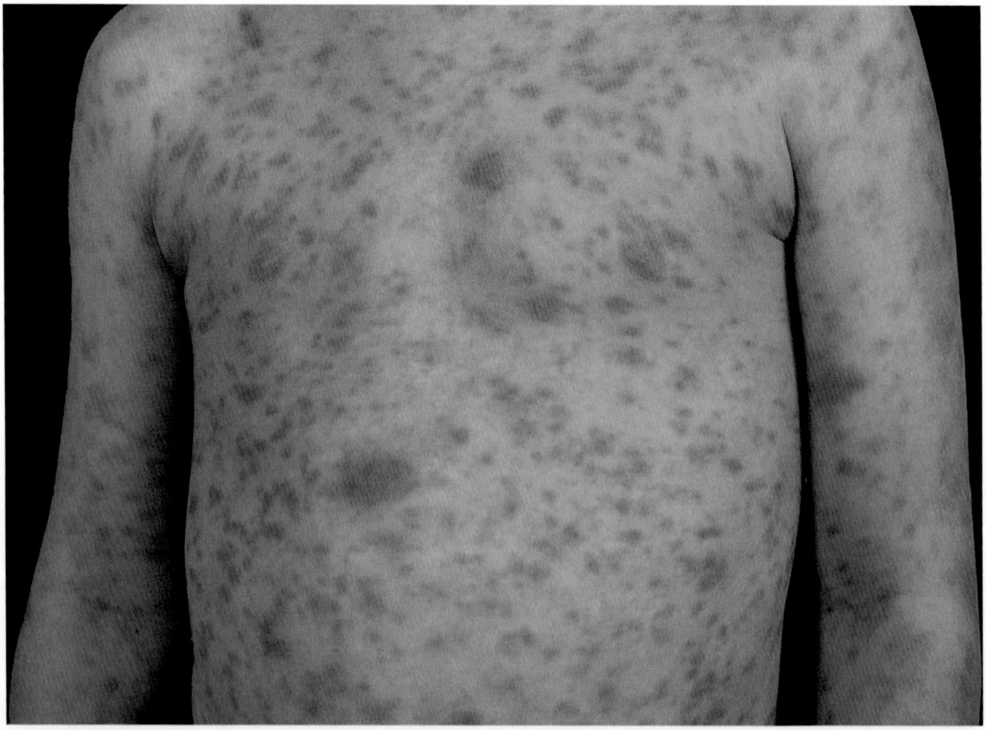

Mastozytose (Urticaria pigmentosa) bei einem Kind

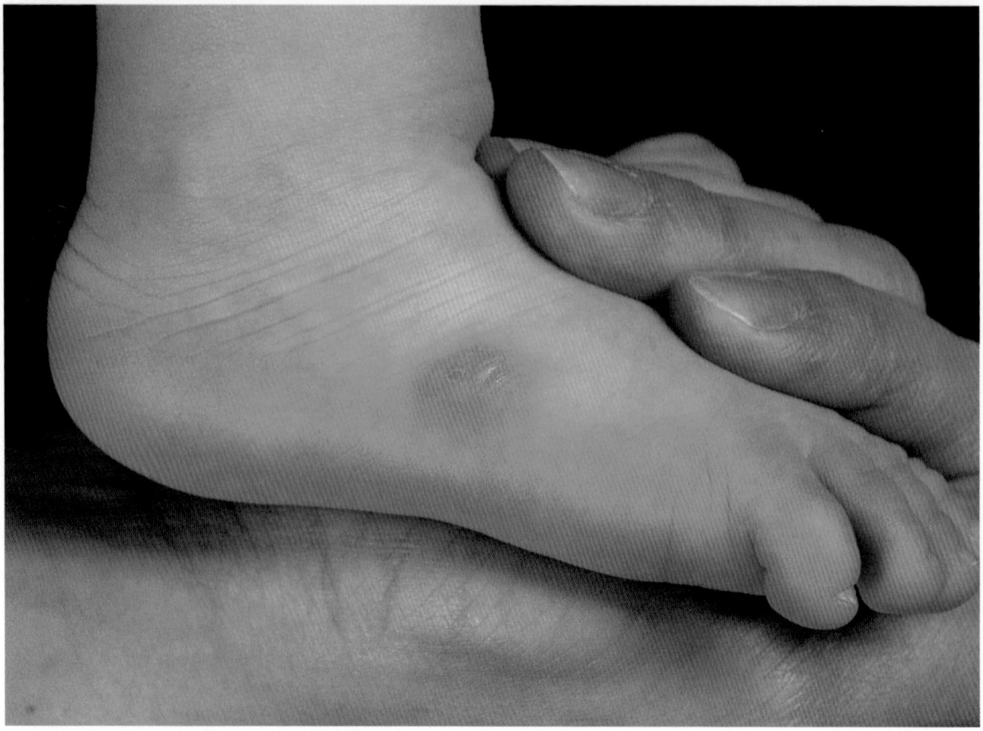

Solitäres Mastozytom bei einem Kind

Differentialdiagnosen: Urtikaria, urtikarielle Vaskulitis, Xanthogranulome, Nävi, Dermatofibrome, Skabies, Histiozytosen, bei bullösen Formen auch bullöse Insektenstich-Reaktion oder Epidermolysis bullosa

Therapie: Vermeidung von Faktoren, die zur Mastzelldegranulation führen können (Sport, Kälte, Hitze, gewisse Medikamente wie nicht-steroidale Antirheumatika und manche Narkosemittel); Antihistaminika zur Kontrolle von Juckreiz und Urtikaria, Steroide (topisch oder systemisch), Mastzellstabilisatoren wie Cromoglicinsäure, ferner Imatinib oder andere Kinaseinhibitoren, Omalizumab sowie Anaphylaxie-Management einschließlich Notfall-EpiPen

Verlauf: Während es bei Kindern mit zunehmendem Alter oft zu einer Remission kommt, bleibt die Erkrankung im Erwachsenenalter in der Regel bestehen. Bei Erwachsenen ist zudem häufiger eine Beteiligung anderer Organe zu beobachten.

Brockow, K., Bent, R. K., Schneider, S., Spies, S., Kranen, K., Hindelang, B., Kurgyis, Z., Broesby-Olsen, S., Biedermann, T., Grattan, C. E. (2024): Challenges in the Diagnosis of Cutaneous Mastocytosis. Diagnostics (Basel) 14(2), 161. doi: 10.3390/diagnostics14020161. PMID: 38248039; PMCID: PMC10814739

Melanozytäre Nävi

Melanozytäre Nävi sind gutartige Proliferationen von Melanozyten, die angeboren oder erworben sein können.

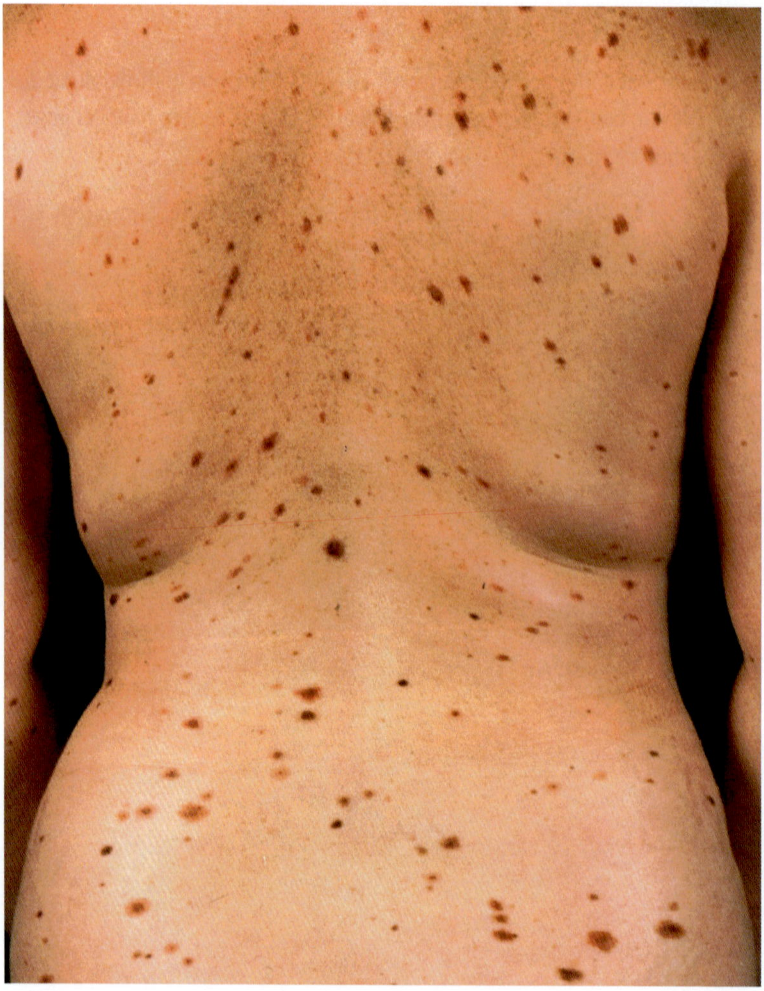

Multiple erworbene melanozytäre Nävi (Typ „Clark-Nävus") bei einer Patientin mit sog. „dysplastischen Nävus Syndrom"

Epidemiologie: Erworbene melanozytäre Nävi sind sehr häufig und bei fast allen Menschen in irgendeiner Form vorhanden. Die Inzidenz angeborener (kongenitaler) Nävi ist von deren Größe abhängig und liegt zwischen 1:100 für kleine und 1: 500.000 Geburten für riesige kongenitale Nävi.

Risikogruppen und Risikofaktoren: Das Risiko, eine überdurchschnittlich hohe Anzahl an erworbenen Nävi zu entwickeln, ist besonders bei Personen mit heller Hautfarbe, einer familiären Vorgeschichte, intensiver UV-Exposition und Immunsuppression erhöht. Genetische Faktoren spielen auch eine Rolle.

Ätiologie und Pathophysiologie: Nävi entstehen durch die Proliferation von Melanozyten in der Epidermis oder Dermis. Ausgangspunkt für die proliferative Aktivität sind oft somatische Mutationen in Genen des MAP-Kinase-Signalwegs (vor allem BRAF und NRAS), aber auch andere genetische Aberrationen wie Translokationen oder Verluste von Genabschnitten. Zudem können äußere Einflüsse wie UV-Strahlung die Entstehung von Nävi beeinflussen.

Klinische Beschreibung und Symptome: Kongenitale Nävi sind unterschiedlich große, hell- bis dunkelbraune Plaques oder Knoten, die oft behaart sind. Die betroffene Hautpartie kann auch verdickt sein. Die Größe kongenitaler Nävi reicht von nur wenigen Zentimetern Durchmesser bis hin zur Ausdehnung über ganze Körperteile. Bei besonders großen kongenitalen Nävi treten oftmals auch Satellitenläsionen auf. Die stärksten Veränderungen bei kongenitalen Nävi finden in den ersten Lebensmonaten statt, wobei sowohl ihre Größe – meist proportional zum Körperwachstum – als auch die Pigmentierung und Behaarung zunehmen können. Kleine kongenitale Nävi sind bei der Geburt möglicherweise unsichtbar oder so unauffällig, dass sie übersehen werden, und treten erst im Laufe der ersten Lebensmonate in Erscheinung. Erworbene Nävi entwickeln sich vornehmlich von der Kindheit bis zum 30. Lebensjahr. Sie sind in der Regel kleiner als 1,5 cm und können bei manchen Personen in großer Anzahl vorkommen. Diese Nävi sind symmetrisch, regelmäßig begrenzt und uniform pigmentiert, wobei ihre Färbung von rötlich über hellbraun bis schwarz reicht. Die Pigmentierung ist dabei vom Hautton der betroffenen Person abhängig.

Dermatoskopie: In der Dermatoskopie sind Nävi durch eine regelmäßige Anordnung von Mustern und Farben charakterisiert, während Melanomkriterien in der Regel fehlen. Kongenitale Nävi können aber auch unregelmäßig pigmentiert sein.

Prädilektionsstellen: Erworbene Nävi treten vermehrt an Stellen mit häufiger Sonnenexposition auf. Nävi, egal ob erworben oder kongenital, können jedoch überall am Körper auftreten.

Diagnosestellung: In der Regel wird die Diagnose mit dem freien Auge gestellt, wobei die Dermatoskopie zur genaueren Untersuchung herangezogen werden kann. Im Zweifelsfall, insbesondere zur Abgrenzung von einem Melanom, wird der Nävus entfernt und histopathologisch untersucht.

Dermatopathologie: regelmäßige Anordnung monomorpher Melanozyten in Nestern und Strängen in der Epidermis (junktionaler Nävus), Dermis (dermaler Nävus) oder zugleich in Epidermis und Dermis (Compound-Nävus)

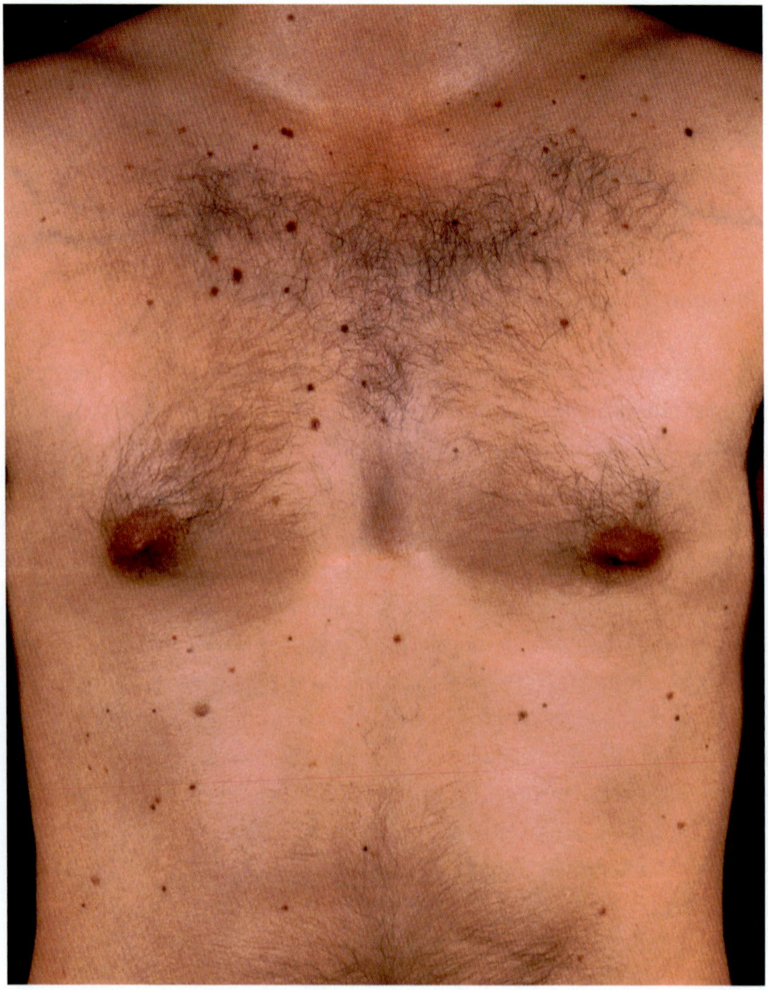

Erworbene melanozytäre Nävi: kleine, regelmäßige, homogen braun pigmentierte Nävi am Stamm

Sonderformen und Subtypen: Kongenitale Nävi werden nach der Größe, der Beschaffenheit der Haut, der Behaarung und der Präsenz von Satellitenläsionen katalogisiert. Im Gegensatz dazu gibt es leider keine konsistente Klassifikation erworbener Nävi. Es existiert eine verwirrende Vielfalt an Subtypen, wobei unterschiedliche Kriterien zur Abgrenzung der Subtypen herangezogen werden. Die wichtigsten Subtypen sind Spitz-Nävus, Reed-Nävus, blauer Nävus und akraler Nävus. Der Begriff „dysplastischer Nävus“ wird leider inkonsistent verwendet, einmal für alle erworbenen Nävi, die nicht einem besonderen Subtyp zuzuordnen sind, ein anderes Mal für Nävi, die Kriterien aufweisen, die auch bei Melanomen zu finden sind. Die Aufladung des Begriffs „dysplastisch“ mit unterschiedlichen Bedeutungen ist problematisch und am besten benutzt man den Begriff nicht.

Differentialdiagnosen: Melanom, seborrhoische Keratosen und Lentigines, pigmentiertes Basalzellkarzinom, epidermale Nävi, vaskuläre Proliferationen und Fehlbildungen

Therapie: Nävi sind gutartige Hautveränderungen und eine Behandlung ist normalerweise nicht erforderlich. Im Zweifelsfall müssen sie zur Abgrenzung von einem Melanom exzidiert und histologisch untersucht werden. Selbst bei großen kongenitalen Nävi, bei denen das Melanomrisiko am höchsten einzuschätzen ist, wird in der Regel von einer prophylaktischen Entfernung abgesehen. Entfernungen aus ästhetischen oder funktionellen Gründen können indes sinnvoll sein, wenngleich bei ausgedehnten kongenitalen Nävi eine vollständige Exzision oft nicht realistisch ist. Personen mit vielen Nävi haben ein erhöhtes Melanomrisiko. Aus diesem Grund, insbesondere bei entsprechender Familienanamnese, ist eine regelmäßige fachärztliche Kontrolle angezeigt.

Verlauf: Nävi entstehen in der Regel in der Kindheit, wachsen dann bis zu einer gewissen Größe an und bleiben dann über einen langen Zeitraum stabil. Im Alter erfolgt oft eine Involution bestehender Nävi. Das Risiko für die Entstehung eines Melanoms in einem Nävus ist sehr klein und nur bei sehr großen kongenitalen Nävi relevant.

Castilla, E. E., da Graça Dutra, M., Oriolio-Parreiras, I. M. (1981): Epidemiology of congenital pigmented naevi: I. Incidence rates and relative frequencies. British Journal of Dermatology 104 (3), 307–315

Melasma

Melasma ist eine erworbene Pigmentstörung, die mit einer fleckigen Hyperpigmentierung der Haut, vor allem im Gesicht, einhergeht.

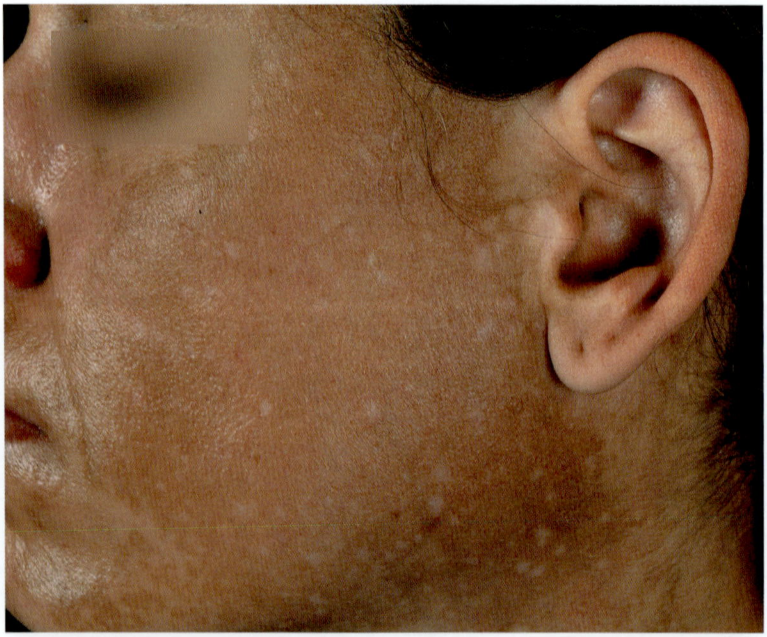

Melasma: fleckförmige, homogen braune Pigmentierung an UV-exponierten Arealen

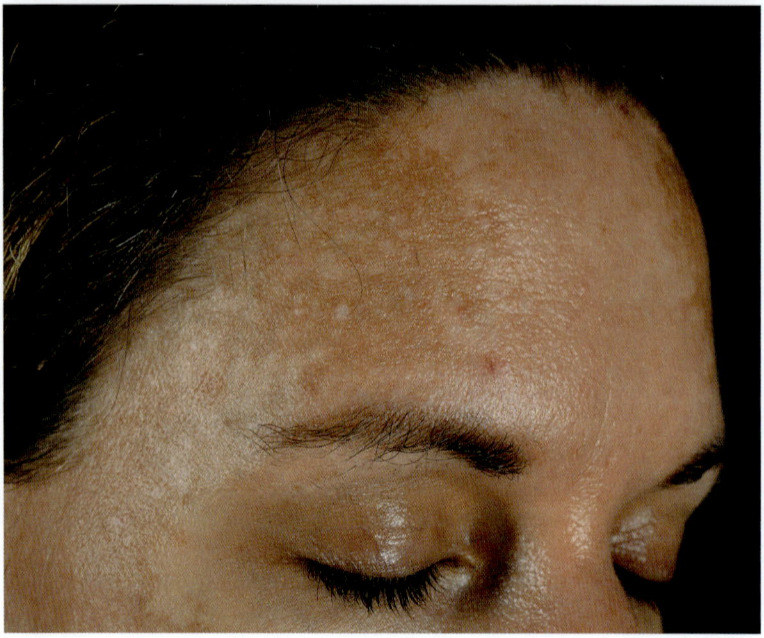

Melasma: homogen braune Maculae an UV-exponierten Arealen

Epidemiologie: Melasma ist häufig und tritt weltweit auf, ist jedoch bei Personen mit dunklem Hautton häufiger. Frauen sind öfter betroffen als Männer.

Risikogruppen und Risikofaktoren: Frauen im reproduktiven Alter, Personen mit dunklem Hautton, Schwangerschaft, Einnahme hormoneller Kontrazeptiva, UV-Exposition

Ätiologie und Pathophysiologie: Die Hyperpigmentierung entsteht durch eine Überaktivierung der Melanozyten, die vermehrt Melanin produzieren. Die Melanozytenaktivierung wird durch UV-Exposition und durch hormonelle Faktoren verstärkt.

Klinische Beschreibung und Symptome: Es findet sich eine unregelmäßige, gut abgegrenzte, braune oder grau-braune, fleckige Hyperpigmentierung symmetrisch im Gesicht, vor allem im Bereich der Stirn und der Wangen. Gelegentlich sind auch andere UV-exponierte Areale wie Hals oder Unterarme betroffen. Typischerweise verschlechtert sich die Hyperpigmentierung nach UV-Exposition.

Prädilektionsstellen: Gesicht, besonders Stirn, Wangen, Oberlippe und Kinn

Diagnosestellung: Die Diagnose erfolgt üblicherweise anhand des typischen klinischen Bildes. Zur Abgrenzung von anderen Formen der Hyperpigmentierung kann die Dermatoskopie hilfreich sein. Dermatoskopisch zeigt sich bei Melasma eine strukturlose, braune Pigmentierung zwischen den hypopigmentierten Follikelöffnungen. Eine Wood-Licht-Untersuchung kann bei der Unterscheidung zwischen epidermalem und dermalem Melasma hilfreich sein. Eine Biopsie ist nur selten notwendig.

Dermatopathologie: Es finden sich vermehrt Melanin in den Keratinozyten der Epidermis (epidermales Melasma) und vermehrt Melanophagen in der papillären Dermis (dermales Melasma).

Sonderformen und Subtypen: epidermales Melasma: Pigmentierung nur in der Epidermis; dermales Melasma: Pigmentierung in der papillären Dermis; gemischtes Melasma: Kombination aus epidermaler und dermaler Pigmentierung

Differentialdiagnosen: postinflammatorische Hyperpigmentierung, toxische Kontaktdermatitis, Naevus Ota, Arzneimittel-induzierte Hyperpigmentierung nach UV-Exposition (z. B. Tetrazykline, Amiodaron), Lichen planus pigmentosus (actinicus)

Therapie: UV-Schutz ist essentiell; topische Behandlung mit Bleichmitteln wie Hydrochinon oder Azelainsäure, chemische Peelings, Lasertherapie in einigen Fällen, Absetzen von hormonellen Kontrazeptiva

Verlauf: chronischer, rezidivierender Verlauf mit Tendenz zur Verbesserung nach Schwangerschaft oder in Zeiten geringer UV-Exposition, aber oft persistierend

Wei Liu, Qin Chen, Yumin Xia (2023): New Mechanistic Insights of Melasma, Clinical. Cosmetic and Investigational Dermatology 10.2147/CCID.S396272, Vol. 16, 429–442

Merkelzellkarzinom

Das Merkelzellkarzinom (MZK) ist eine seltene maligne Neoplasie, die vermutlich von der Merkel-Zelle ausgeht. Die Merkel-Zelle ist epidermalen Ursprungs und hat mechanorezeptive und neuroendokrine Funktionen, daher wird das MZK auch zu den neuroendokrinen Tumoren gezählt.

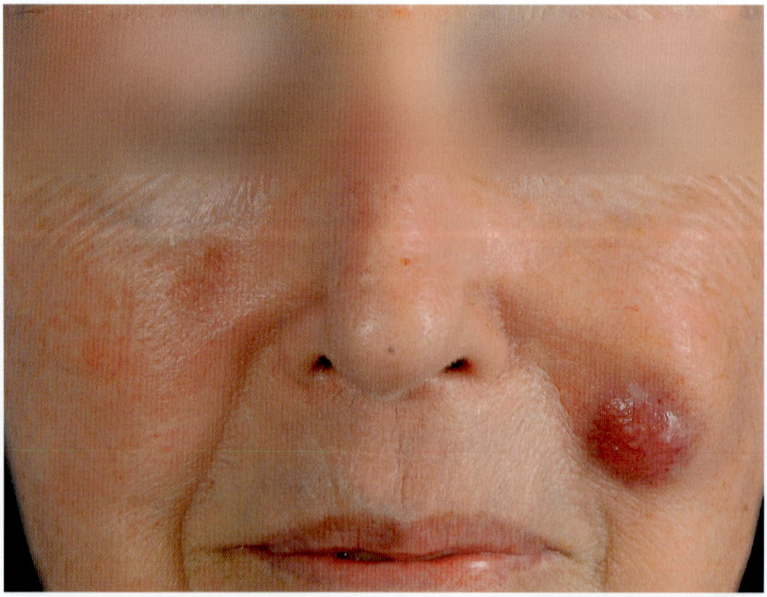

Merkelzellkarzinom: singulärer, erythematöser knotiger Tumor im Gesicht

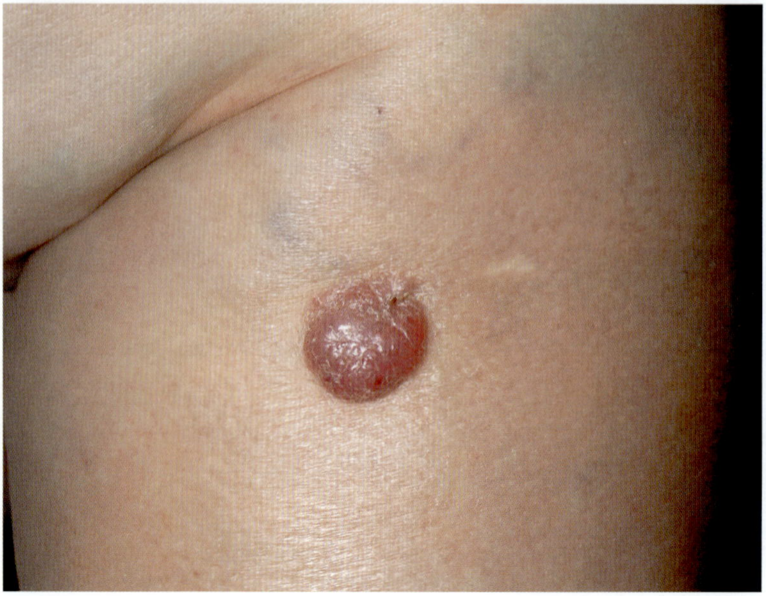

Merkelzellkarzinom: erythematöser knotiger Tumor mit Asymmetrie und unregelmäßiger Oberfläche

Epidemiologie: Mit einer Inzidenz von 0,7/100.000 gehört das MZK zu den seltenen Neoplasien der Haut. Es betrifft vor allem ältere Personen.

Risikogruppen und Risikofaktoren: Das MZK ist häufiger bei Personen mit heller Haut und bei Männern. Risikofaktoren sind Immunsuppression und eine hohe kumulative UV-Exposition.

Ätiologie und Pathophysiologie: Im Genom von etwa 80 % der MZK findet sich DNA des Merkelzell-Polyomavirus. Dieses Virus spielt eine kausale Rolle bei der Entstehung des Tumors. Das Merkelzell-Polyomavirus ist Teil des humanen Viroms und ubiquitär nachweisbar. Beim Merkelzellkarzinom wird das Virus in das humane Genom eingebaut. Die maligne Transformation der Zelle erfolgt unter anderem über Beeinträchtigung bekannter Tumorsuppressor-Proteine wie Retinoblastom-Protein oder p53. Neben der viralen Genese spielt auch chronische UV-Bestrahlung eine wesentliche Rolle bei der Tumorentstehung, insbesondere bei Virus-negativen Tumoren. Virus-negative MZK sind häufiger in Gebieten mit hoher UV-Belastung, wie zum Beispiel Australien.

Klinische Beschreibung und Symptome: Das MZK präsentiert sich als rasch wachsender, unpigmentierter oder erythematöser, manchmal ulzerierter Knoten mit glatter Oberfläche. Dermatoskopisch sieht man geschlängelte Gefäße. Insgesamt ist jedoch sowohl das klinische als auch das dermatoskopische Erscheinungsbild unspezifisch. MZK werden daher meist unter einer anderen Verdachtsdiagnose, z. B. Basalzellkarzinom oder Plattenepithelkarzinom, exzidiert oder biopsiert.

Prädilektionsstellen: UV-exponierte Areale, insbesondere bei Virus-negativen Tumoren

Diagnosestellung: Die Diagnose wird in der Regel histopathologisch gestellt. Immunhistochemisch exprimieren die Tumorzellen Zytokeratin 20 und neuroendokrine Marker wie Chromogranin und können durch ihr immunhistochemisches Profil von anderen Neoplasien abgegrenzt werden. Der Nachweis vom Merkelzell-Polyomavirus im Tumor kann für die Diagnose hilfreich sein.

Subtypen: Man unterscheidet eine Polyomavirus-positive und eine -negative Form des Merkelzellkarzinoms.

Differentialdiagnosen: klinisch: andere Karzinome der Haut, amelanotisches Melanom, Adnextumore; histopathologisch: andere neuroendokrine Tumore, insbesondere Metastasen eines kleinzelligen Lungenkarzinoms

Therapie: Der Primärtumor wird mit Sicherheitsabstand exzidiert, eine adjuvante Strahlentherapie kann in manchen Fällen sinnvoll sein. Im fortgeschrittenen Stadium kommen neben chirurgischen und strahlentherapeutischen Maßnahmen auch Chemotherapien und Immuntherapien mit Immuncheckpoint-Inhibitoren (in erster Linie PD-1-/PD-L1-Blockade) in Frage.

Verlauf: MZK sind aggressive Tumoren mit schlechter Prognose und die 10-Jahres-Überlebensrate liegt unter 50 %.

Silling, S., Kreuter, A., Gambichler, T., Meyer, T., Stockfleth, E., Wieland, U. (2022): Epidemiology of Merkel Cell Polyomavirus Infection and Merkel Cell Carcinoma. Cancers 14(24): 6176

Molluscum contagiosum

Molluscum contagiosum ist eine häufige virale Infektion der Haut, die durch das Molluscum-contagiosum-Virus (MCV) verursacht wird.

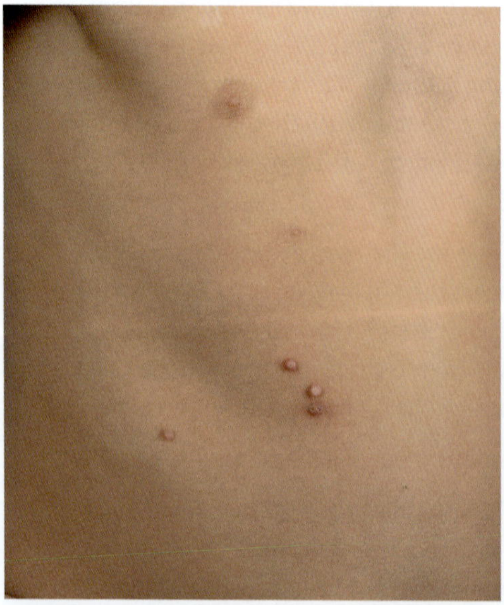

Mollusca contagiosa (Dellwarzen): scharf begrenzte, hautfarbene Papeln am Stamm

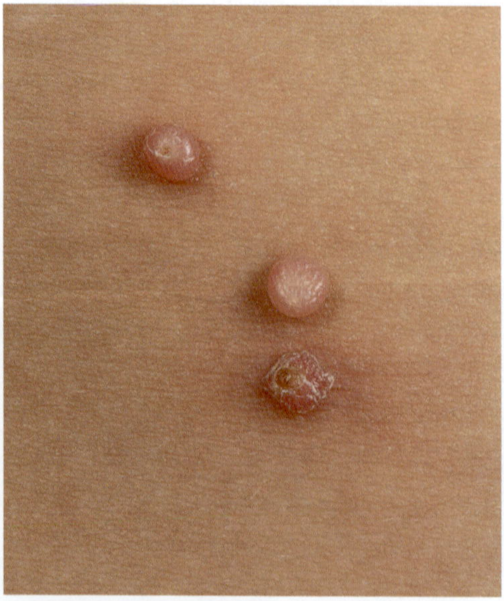

In der Detailansicht sieht man an der Oberfläche die typische zentrale Eindellung.

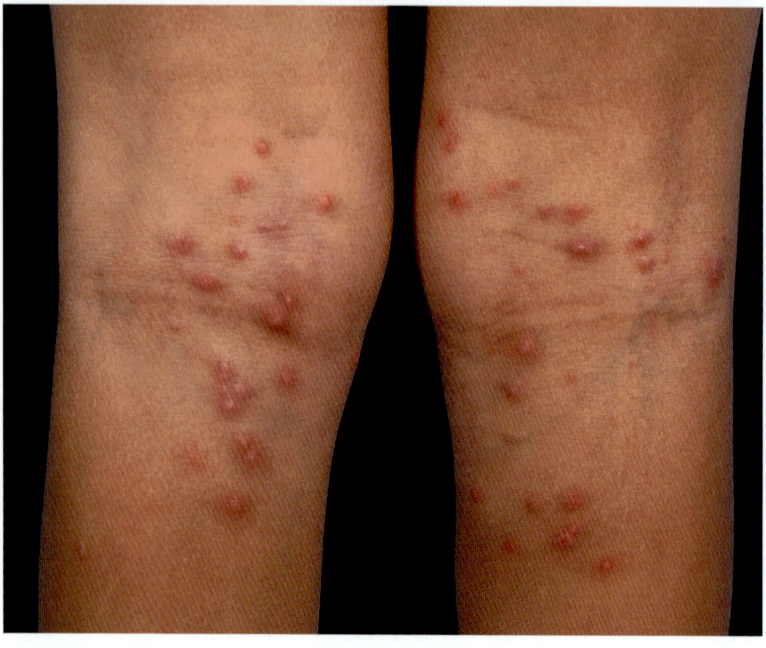

Multiple Mollusca contagiosa: erythematöse Papeln, zum Teil mit zentraler Erosion; Veränderungen, die meist durch exogene Manipulation (Kratzen) entstehen

Epidemiologie: Die Erkrankung ist weltweit verbreitet und kann Menschen aller Altersgruppen betreffen, ist jedoch insbesondere bei Kindern und jungen Erwachsenen häufig.

Risikogruppen und Risikofaktoren: Kinder, Personen mit geschwächtem Immunsystem, sexuell aktive Personen

Ätiologie und Pathophysiologie: Das Molluscum-contagiosum-Virus ist ein DNA-Virus aus der Familie der Pockenviren (Poxviridae). Es wird durch direkten Hautkontakt oder durch kontaminierte Gegenstände übertragen. Nach der Infektion dringt das Virus in die Epidermis ein und führt zur Proliferation der Keratinozyten.

Klinische Beschreibung und Symptome: Die Infektion manifestiert sich in Form von kleinen, hautfarbenen bis erythematösen Papeln mit einer zentralen Delle. Die Delle ist mit einer keratinhaltigen Substanz gefüllt, die sich auf Druck entleert. Mollusca contagiosa sind meist symptomlos, können aber auch jucken, insbesondere bei Inflammation. Obwohl gelegentlich auch einzelne Herde auftreten, sind sie in der Regel multipel und lokal gehäuft. Dermatoskopisch zeigt sich ein zentraler Keratinpfropf und radiale Gefäße.

Prädilektionsstellen: Mollusca contagiosa können überall am Körper auftreten, sind aber im Gesicht, im Genitalbereich und axillär bzw. inguinal besonders häufig anzutreffen.

Diagnosestellung: Die Diagnose erfolgt aufgrund des charakteristischen klinischen Erscheinungsbildes.

Differentialdiagnosen: andere Viruswarzen

Therapie: Wenn die Spontanheilung nicht abgewartet werden will, gibt es verschiedene Behandlungsoptionen wie Kryotherapie, Kürettage oder topische keratolytische Therapie, z. B. mit Salicylsäure.

Verlauf: Mollusca contagiosa heilen in der Regel nach einer Zeit spontan ab, können jedoch, insbesondere bei immunsupprimierten Personen, auch längere Zeit persistieren.

Silverberg, N. B. (2019): Pediatric molluscum: an update. Cutis 104(5): 301–305; E1;E2. PMID: 31886783

Morbus Darier (Dyskeratosis follicularis)

Morbus Darier ist eine genetisch bedingte Hauterkrankung, die durch eine Verhornungsstörung der Haut, Nägel und Schleimhäute charakterisiert ist.

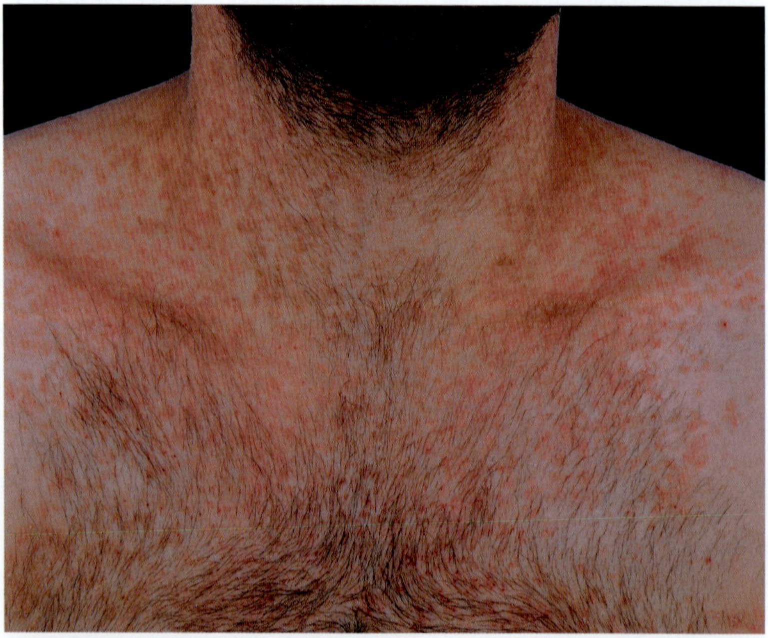

Morbus Darier: multiple, rötlich-braune, zu Plaques konfluierende Papeln

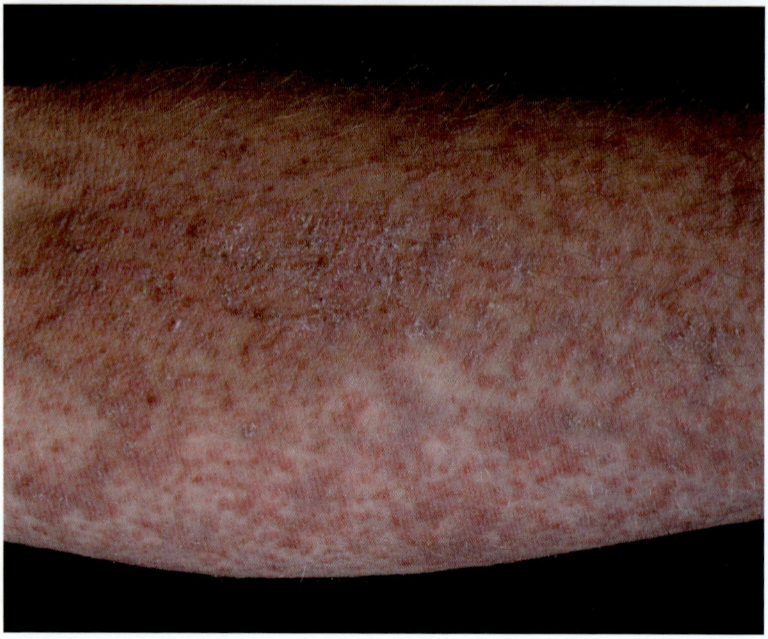

Morbus Darier (Dyskeratosis follicularis): hyperkeratotische Papeln mit follikulärer Hyperkeratose

Epidemiologie: Die Inzidenz von Morbus Darier wird auf etwa 1 Fall pro 50.000 bis 100.000 Menschen geschätzt. Die Erkrankung tritt weltweit auf und zeigt keine signifikanten Unterschiede in Bezug auf Geschlecht oder ethnische Zugehörigkeit.

Risikogruppen und Risikofaktoren: Die Erkrankung tritt bevorzugt bei Personen mit einer familiären Vorgeschichte von Morbus Darier auf.

Ätiologie und Pathophysiologie: Morbus Darier ist autosomal-dominant vererbt und wird durch Mutationen im ATP2A2-Gen ausgelöst. Dieses Gen kodiert für eine Kalzium-Pumpe in der Membran des endoplasmatischen Retikulums. Eine Mutation führt zu einer Störung der Kalziumhomöostase, was wiederum die Zelladhäsion und die Keratinisierung beeinträchtigt und zur Apoptose von Keratinozyten führt.

Klinische Beschreibung und Symptome: In der Regel manifestiert sich die Krankheit im Jugend- oder jungen Erwachsenenalter.

Die Patient:innen entwickeln multiple, rötlich-braune, hyperkeratotische Papeln, die zu größeren Plaques konfluieren können. Die Papeln können erodieren und mit Serumkrusten bedeckt sein; bakterielle Superinfektionen (in erster Linie *Staphylococcus aureus*) oder Superinfektionen mit Herpes-simplex-Virus (Ekzema herpeticatum) kommen vor.

Insbesondere bei Befall intertriginöser Areale kann es zu einem unangenehmen Geruch kommen. Bei Nagelbefall findet sich eine Erythronychie oder Leukonychie sowie eine subunguale Hyperkeratose.

Bei Beteiligung der Mundschleimhaut zeigen sich konfluierende weiße Papeln bevorzugt am harten Gaumen.

Prädilektionsstellen: Seborrhoische Areale (Rücken, Brust, Nacken und Kopfhaut) und intertriginöse Areale (submammär, inguinal, axillär) sind bevorzugt betroffen. Bei manchen Patient:innen finden sich Herde hauptsächlich an Hand- und Fußrücken (Acrokeratosis verruciformis Hopf).

Diagnosestellung: Die Diagnose von Morbus Darier wird primär aufgrund der klinischen Symptome und der Anamnese, insbesondere der Familienanamnese, gestellt. Bei Bedarf kann die Diagnose durch eine Hautbiopsie bestätigt werden.

Dermatopathologie: Akanthose der Epidermis, Hyperkeratose sowie Akantholyse und Dyskeratosen mit variabler Entzündungsreaktion

Sonderformen und Subtypen: Postzygotische Mutationen oder Verlust des gesunden Allels (Verlust der Heterozygotie) führen zum Mosaizismus und zur segmentalen Form des Morbus Darier, bei dem die Herde linear entlang der Blaschko-Linien angeordnet sind. Ein akral, hämorrhagischer Subtyp des Morbus Darier wurde ebenfalls beschrieben.

Differentialdiagnosen: Mögliche Differentialdiagnosen sind Psoriasis, seborrhoische Dermatitis, Morbus Grover und Morbus Hailey-Hailey.

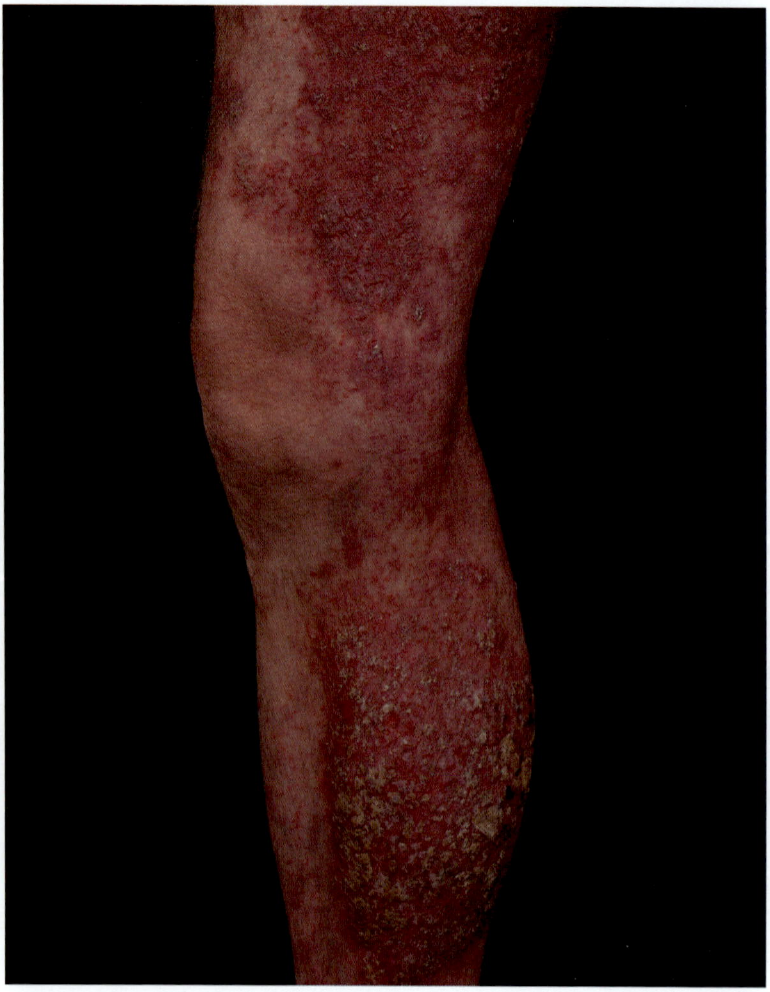

Morbus Darier: hyperkeratotische, dicke Plaques mit verruköser Oberfläche. Man sieht Zeichen sekundärer Infektion und Erosionen.

Therapie: Zur Behandlung können topische Steroide eingesetzt werden. Außerdem werden häufig Retinoide, entweder oral oder topisch, verwendet. Antiseptische Bäder können zur Symptomlinderung beitragen und Antibiotika werden bei sekundären Infektionen verschrieben. Bei schweren Fällen kann eine systemische Therapie mit Acitretin oder Isotretinoin in Erwägung gezogen werden. In Ausnahmefällen kann auch eine chirurgische Therapie oder eine Laserablation der betroffenen Areale erwogen werden.

Verlauf: Morbus Darier ist eine chronische Krankheit, die durch episodische Schübe und Remissionen charakterisiert ist. Die Symptome können durch Hitze, Feuchtigkeit und Reibung verschlimmert werden.

Sakuntabhai, A., Ruiz-Perez, V., Carter, S., Jacobsen, N., Burge, S., Monk, S., Smith, M., Munro, C. S., O'Donovan, M., Craddock, N., Kucherlapati, R., Rees, J. L., Owen, M., Lathrop, G. M., Monaco, A. P., Strachan, T., Hovnanian, A. (1999): Mutations in ATP2A2, encoding a Ca2+ pump, cause Darier disease. Nat Genet. 21(3): 271–7. doi: 10.1038/6784. PMID: 10080178

Morbus Hailey-Hailey

Morbus Hailey-Hailey ist eine genetisch bedingte Hauterkrankung mit Ähnlichkeit zu Morbus Darier, die durch wiederkehrende Episoden erosiver Herde in den intertriginösen Arealen gekennzeichnet ist.

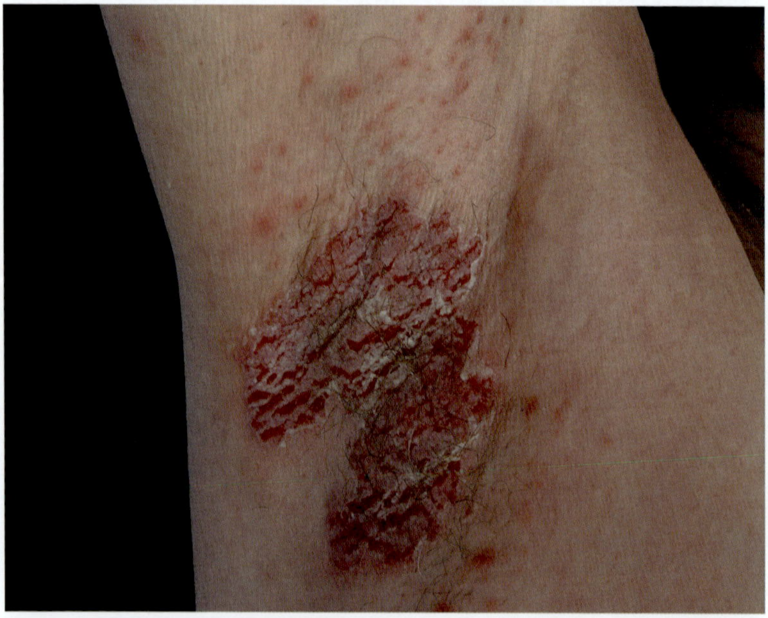

Morbus Hailey-Hailey: mazerierte, erosive Plaques in der Axilla

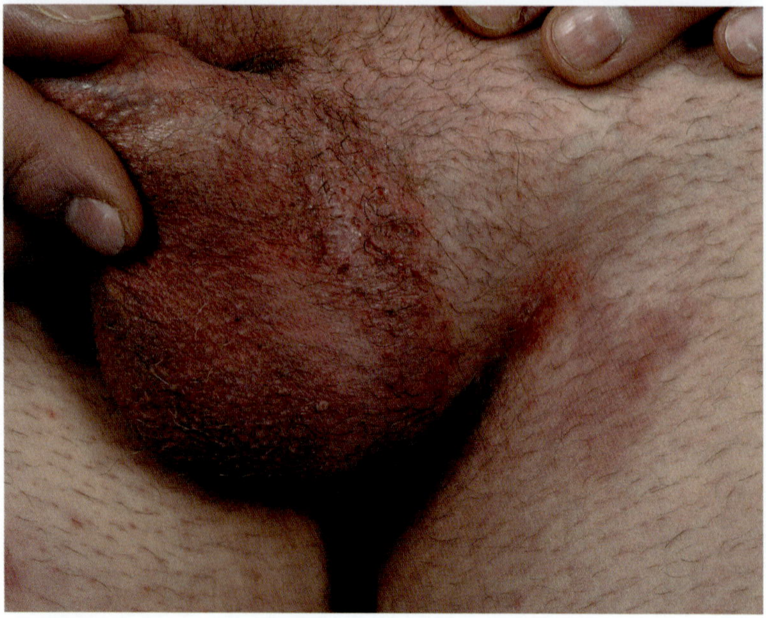

Morbus Hailey-Hailey: erosive, erythematöse Läsionen skrotal und inguinal

Epidemiologie: Die Erkrankung ist selten, wobei genaue Zahlen zur Inzidenz und Prävalenz fehlen. Morbus Hailey-Hailey tritt meistens bei jungen Erwachsenen im Alter zwischen 20 und 40 Jahren auf, betrifft Männer und Frauen gleichermaßen und zeigt keine besondere ethnische Prädisposition.

Risikogruppen und Risikofaktoren: Personen mit einer familiären Vorgeschichte der Krankheit haben ein erhöhtes Risiko.

Ätiologie und Pathophysiologie: Die Krankheit wird autosomal-dominant vererbt und ist auf eine Mutation im ATP2C1-Gen zurückzuführen. Dieses Gen kodiert für eine mit dem Golgi-Apparat assoziierte Kalzium-Pumpe. Die Fehlfunktion dieser Kalzium-Pumpe führt zu einer Beeinträchtigung der Zelladhäsion der Keratinozyten.

Klinische Beschreibung und Symptome: Morbus Hailey-Hailey manifestiert sich in Form von wiederkehrenden Episoden von Blasenbildung, Rötung und Erosionen, die symmetrisch im Bereich der intertriginösen Areale auftreten. Die Blasen sind sehr kurzlebig und platzen leicht. Die Episoden sind begleitet von brennenden Schmerzen. Oft entstehen chronisch vegetierende Herde mit Krusten- und Schuppenauflagerungen und einem unangenehmen Geruch. Bei manchen Patient:innen findet sich ähnlich wie bei Morbus Darier eine Nagelbeteiligung mit Leukonychie.

Prädilektionsstellen: Die Erkrankung betrifft vor allem die intertriginösen Areale wie Achselhöhlen, Leistenbereich, submammäre Areale und den Nacken.

Diagnosestellung: Die Diagnose basiert auf klinischen Symptomen und einer familiären Vorgeschichte. Eine Hautbiopsie kann die Diagnose bestätigen.

Dermatopathologie: Es zeigt sich eine alle Schichten der Epidermis betreffende Akantholyse mit unterschiedlich starker, begleitender Entzündung. Im Gegensatz zu Morbus Darier finden sich keine oder nur ganz wenige Dyskeratosen.

Sonderformen und Subtypen: Wie bei Morbus Darier können postzygotische Mutationen oder der Verlust des gesunden Allels (Verlust der Heterozygotie) zu Mosaizismus und zu segmentalen Formen des Morbus Hailey-Hailey führen.

Differentialdiagnosen: Mögliche Differentialdiagnosen sind intertriginöse Candidiasis, Psoriasis inversa und Morbus Darier.

Therapie: Die Therapie kann topische Steroide, Antiseptika und blande Pflegecremen umfassen. Es gibt auch anekdotische Berichte zu anderen lokalen Therapieoptionen. Bei schwereren Fällen können auch systemische Therapien wie orale Steroide und andere immunmodulierende Substanzen sowie Retinoide oder Dapson eingesetzt werden. Wie bei Morbus Darier können in Ausnahmefällen auch chirurgische Therapien oder eine Laserablation der betroffenen Areale erwogen werden. Als Komplikationen können bakterielle und virale Superinfektionen (Herpes-simplex-Virus) auftreten, die einer entsprechenden Therapie bedürfen.

Verlauf: Morbus Hailey-Hailey ist eine chronische Erkrankung mit einem schubartigen Verlauf. Während es Perioden der Remission geben kann, sind Rückfälle wahrscheinlich. Schübe können durch bekannte Triggerfaktoren wie übermäßiges Schwitzen oder mechanische Belastung (Reibung) ausgelöst bzw. verstärkt werden.

Ben Lagha, I., Ashack, K., Khachemoune, A. (2020): Hailey-Hailey Disease: An Update Review with a Focus on Treatment Data. Am. J. Clin. Dermatol. 21, 49–68

Morbus Kaposi (Kaposi-Sarkom)

Morbus Kaposi ist eine multifokale, reaktive vaskuläre Proliferation, ausgelöst durch das humane Herpesvirus 8 (HHV-8). Die vielfach verwendete Bezeichnung Kaposi-Sarkom (KS) ist irreführend, da es sich nicht um ein Sarkom im Sinne einer malignen Neoplasie handelt, sondern um einen reaktiven Prozess.

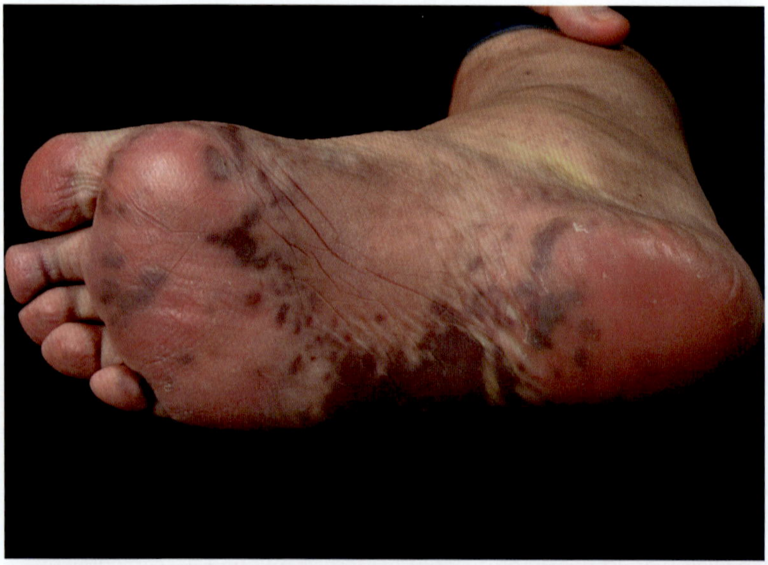

Morbus Kaposi: akral lokalisierte, livide, unregelmäßig begrenzte Plaques

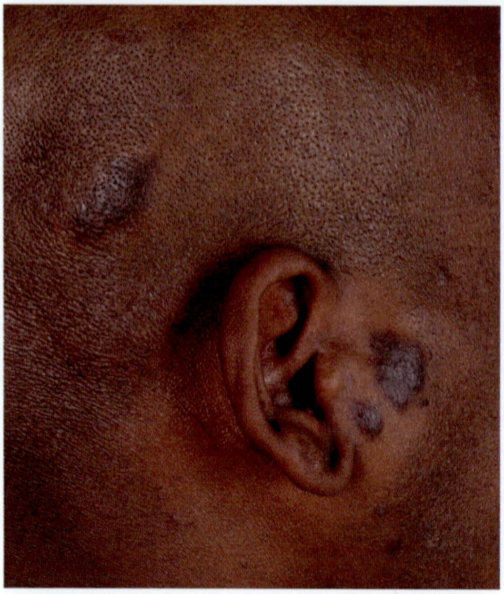

Morbus Kaposi: braun-livide Knoten und Plaques am Capillitium

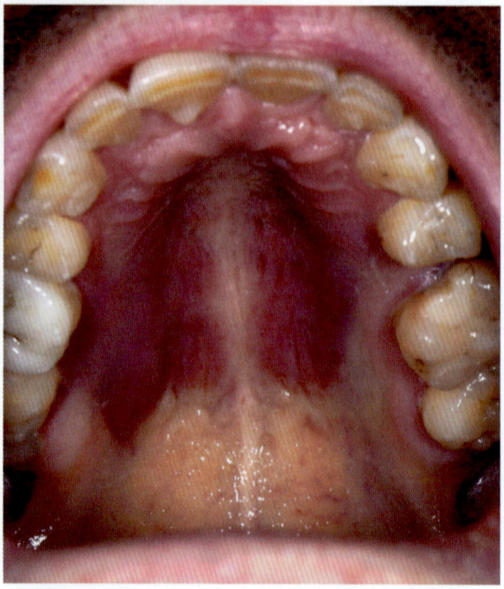

Morbus Kaposi: flache, livide Läsionen am harten Gaumen

Epidemiologie: Die Epidemiologie des Morbus Kaposi variiert erheblich nach geografischer Lage und Bevölkerungsgruppe, mit einer höheren Inzidenz in Afrika und bei immungeschwächten Personen wie HIV-Patient:innen.

Risikogruppen und Risikofaktoren: HIV-positive Personen, ältere Männer mittel- und osteuropäischer oder mediterraner Abstammung, Menschen in Afrika südlich der Sahara sowie immunsupprimierte Personen

Ätiologie und Pathophysiologie: Morbus Kaposi wird durch eine Infektion mit HHV-8 ausgelöst. Die Infektion führt zur unkontrollierten Proliferation endothelialer Strukturen. Wie genau diese Proliferation ausgelöst wird, ist im Detail noch unklar, aber man geht davon aus, dass HHV-8 Proteine produziert, die die Proliferation von Endothelzellen stimulieren und die Apoptose hemmen.

Klinische und dermatoskopische Beschreibung: Morbus Kaposi manifestiert sich klinisch in Form multipler, brauner oder livider Plaques oder Knoten an der Haut und den Schleimhäuten. Gelegentlich, insbesondere bei Kindern, kommt es zum Befall der Lymphknoten mit Lymphknotenschwellung. Dermatoskopisch finden sich typischerweise polychromatische, strukturlose Areale („Regenbogenmuster").

Prädilektionsstellen: Gesicht, Mundschleimhaut, Genitalbereich, Akren

Diagnosestellung: Bei Verdacht wird die Diagnose mittels Biopsie und histopathologischer Untersuchung der Haut mit immunhistochemischem Nachweis von HHV-8 im Gewebe bestätigt. Zusätzliche invasive endoskopische Untersuchungen können durchgeführt werden, um den Befall innerer Organe festzustellen.

Dermatopathologie: Histopathologisch zeigt sich eine proliferative Gefäßneubildung mit schlitzförmigen Gefäßen und Erythrozyten-Extravasaten und einem Begleitinfiltrat, das typischerweise Plasmazellen enthält. Eine immunhistochemische Färbung mit HHV-8-Antikörpern zeigt eine positive Reaktion in den betroffenen Endothelzellen.

Sonderformen und Subtypen: klassischer, endemischer (afrikanischer), iatrogener (bei Immunsuppression) und epidemischer (AIDS-assoziierter) Morbus Kaposi

Differentialdiagnosen: andere vaskuläre Proliferationen, Dermatofibrome, Pseudo-Kaposi bei chronisch venöser Insuffizienz

Therapie: Im Vordergrund steht die Behandlung der zugrundeliegenden Immunsuppression. Ansonsten variiert die Behandlung je nach Stadium, Typ und betroffenen Organen. Optionen umfassen lokale Therapie (Kryotherapie, Laser), Chemotherapien und Strahlentherapien.

Verlauf: Der Verlauf des Morbus Kaposi ist sehr variabel und kann von indolent bis aggressiv reichen. Er hängt stark vom Subtyp ab sowie vom allgemeinen Gesundheitszustand und der Verfügbarkeit einer Behandlung der Grunderkrankung.

Cesarman, E., Damania, B., Krown, S. E., Martin, J., Bower, M., Whitby, D. (2019): Kaposi sarcoma. Nat. Rev. Dis. Primers 31, 5(1): 9. doi: 10.1038/s41572-019-0060-9. PMID: 30705286; PMCID: PMC6685213

Morphea

Morphea, auch als zirkumskripte Sklerodermie bekannt, ist ein polyätiologisches Reaktionsmuster, das mit Entzündung, Fibrosierung und Sklerosierung der Dermis und in Ausnahmefällen auch der tieferen Schichten der Haut und der darunter liegenden Gewebsstrukturen einhergeht. Es besteht kein Zusammenhang mit systemischer Sklerodermie, die zwar identische feingewebliche Veränderungen aufweist, aber ein eigenes Krankheitsbild mit Beteiligung innerer Organe darstellt.

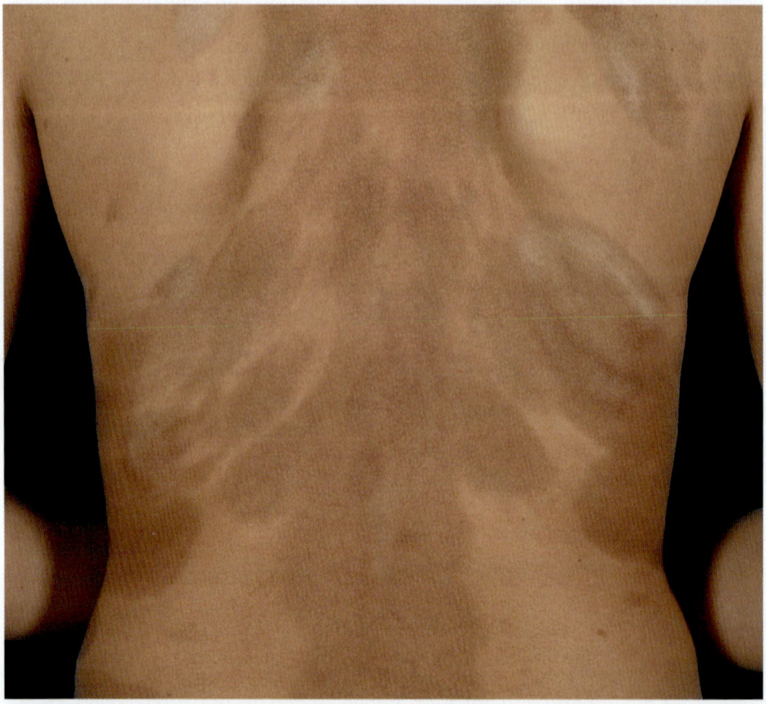

Generalisierte Morphea: ausgedehnte, hyperpigmentierte, konfluierende, indurierte Plaques in symmetrischer Anordnung am Stamm und in der Lumbosakral-Region

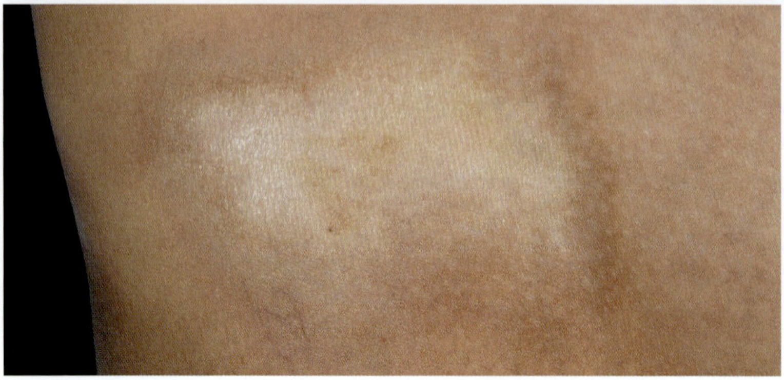

Morphea: Das Zentrum der Läsion ist weißlich und atroph abgeflacht, der umgebende livide Randsaum wird als „Lilac-Ring" bezeichnet.

Epidemiologie: Die Inzidenz von Morphea wird auf etwa 0,4 bis 2,7 Fälle pro 100.000 Personen geschätzt.

Risikogruppen und Risikofaktoren: Der häufigste Subtyp, Morphea vom Plaquetyp, betrifft bevorzugt Frauen und kann in jedem Alter auftreten, wird jedoch häufig in der mittleren Lebensphase diagnostiziert. Der lineare und segmentale Subtyp hingegen tritt häufiger im Kindesalter auf.

Ätiologie und Pathophysiologie: Morphea ist ein Reaktionsmuster, das durch unterschiedliche Triggerfaktoren wie Infektion, Trauma, Injektionen oder Bestrahlung ausgelöst werden kann. Das Immunsystem spielt dabei eine gewisse Rolle und es wird eine T-Zell-vermittelte Immunreaktion vermutet, wobei über Interleukin-4 eine Proliferation des kollagenen Bindegewebes ausgelöst werden soll. Dies führt zu einer übermäßigen Produktion von Kollagen, was eine Verdickung und Verhärtung der Haut zur Folge hat.

Klinische Beschreibung und Symptome: Morphea vom Plaquetyp, die häufigste Form, ist charakterisiert durch umschriebene, verhärtete, glänzende Hautstellen, die oft von einem lilafarbenen oder rötlichen Hof umgeben sind.

Bei manchen Formen, insbesondere bei der linearen und bei der pansklerotischen Form, kommt es zur Sklerose und Atrophie der tieferen Schichten der Haut inklusive des subkutanen Fettgewebes, in seltenen Fällen auch der darunterliegenden Strukturen wie Muskelgewebe und Knochen.

Prädilektionsstellen: Morphea vom Plaquetyp kann überall am Körper auftreten, ist jedoch häufig an Rumpf, Armen und Beinen lokalisiert.

Die lineare bzw. segmentale Form tritt relativ häufig im Gesicht (Morphea en coup de sabre, Parry-Romberg-Syndrom) oder an den Extremitäten auf.

Diagnosestellung: Die Diagnose erfolgt in der Regel auf der Grundlage klinischer Symptome und einer tiefen Hautbiopsie.

Dermatopathologie: Im Anfangsstadium findet sich ein lymphozytäres Infiltrat in der Dermis. In weiterer Folge kommt es zur Verdickung der kollagenen Faserbündel und Rarefizierung der Adnexstrukturen bzw. des periadnexiellen Fettgewebes.

Sonderformen: Neben dem Plaquetyp gibt es verschiedene Sonderformen und Subtypen wie die generalisierte Morphea, lineare bzw. segmentale Morphea, pansklerotische Morphea und Morphea profunda.

Unter Morphea en coup de sabre versteht man eine lineare Variante im Bereich der Stirn. Das Parry-Romberg-Syndrom beschreibt eine segmentale Form mit einseitigem Befall des Gesichts, die mit einer Atrophie des Fettgewebes einhergeht.

Von manchen Autor:innen wird die eosinophile Fasziitis als Sonderform der Morphea profunda mit Beteiligung der Muskeln aufgefasst.

Differentialdiagnosen: systemische Sklerodermie, Lichen sclerosus, Graft-versus-Host-Erkrankung, Dermatoliposklerose, Lipatrophie

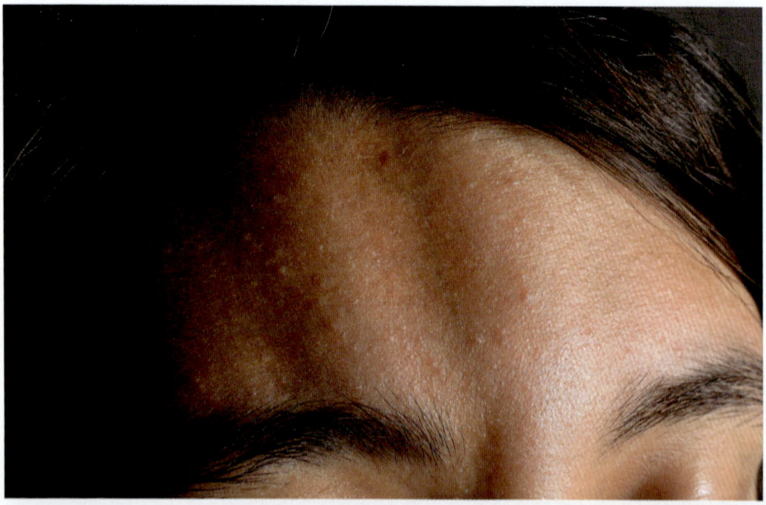

Morphea en coup de sabre: paramediane, sklerotische, lineare Plaque im Bereich der Stirn

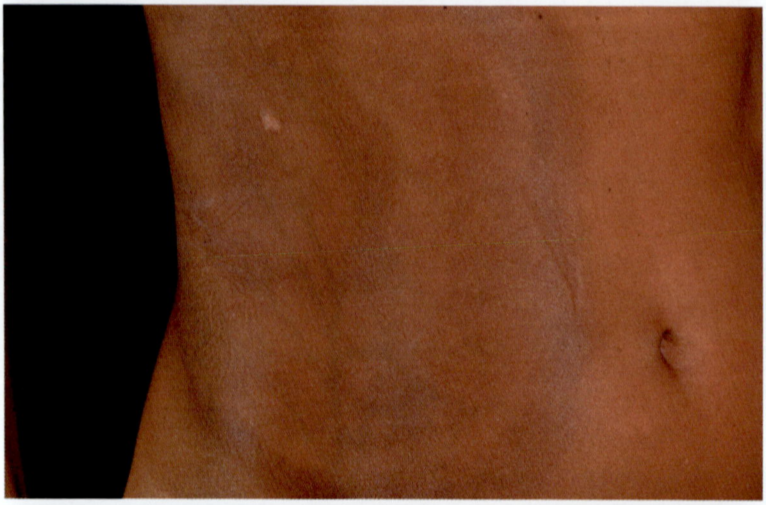

Morphea vom Plaque Typ: ausgedehnte, hyperpigmentierte, braune Herde mit glatter Oberfläche

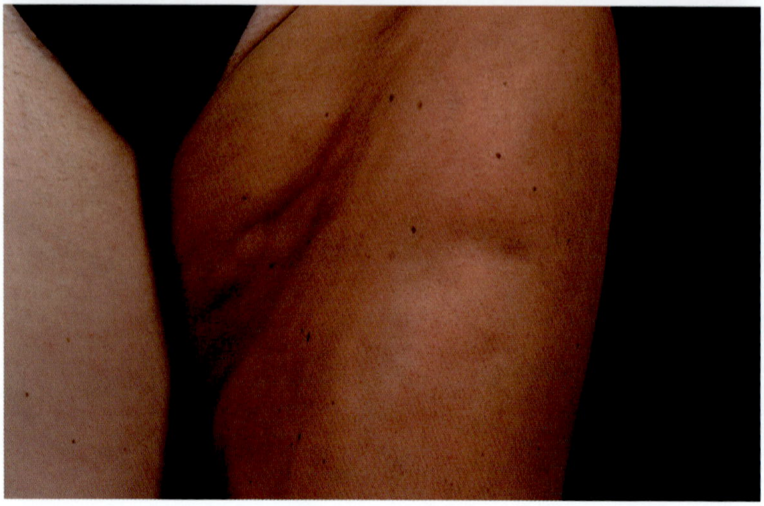

Lineare Morphea: bandförmige, einseitige, unscharf begrenzte, sklerotische Plaques an der unteren Extremität

Therapie: Die Therapie von Morphea kann topische und systemische Kortikosteroide, systemische Immunsuppressiva wie Methotrexat oder Mycophenolat-Mofetil sowie UV-Therapie umfassen.

Verlauf: Morphea ist eine chronische Erkrankung mit einem variablen Verlauf. In einigen Fällen kann die Krankheit spontan remittieren, in anderen kann sie fortschreiten und zu erheblichen funktionellen Einschränkungen und kosmetischen Problemen führen.

Papara, C., De Luca, D. A., Bieber, K., Vorobyev, A., Ludwig, R. J. (2023): Morphea: The 2023 update. Front. Med. (Lausanne) 13, 10:1108623

Mycosis fungoides

Bei Mycosis fungoides handelt es sich um ein kutanes T-Zell-Lymphom.

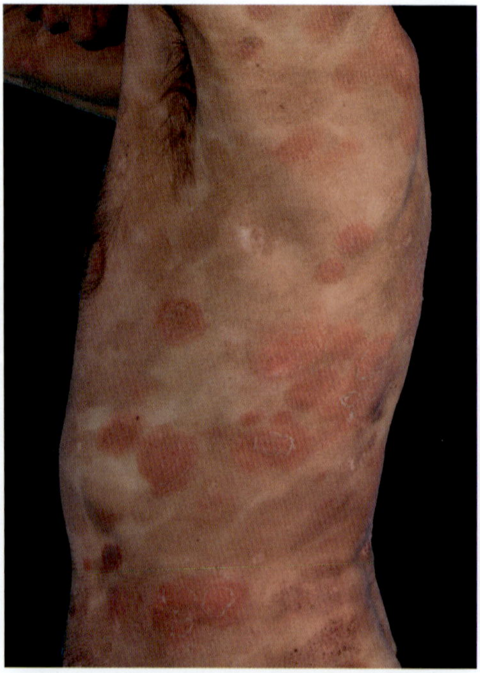

Klassische Mycosis fungoides (Alibert-Bazin-Syndrom): große, unregelmäßig begrenzte, hyperpigmentierte, flache Läsionen und derbe, infiltrierte, erythematöse Plaques mit oberflächlicher Schuppung

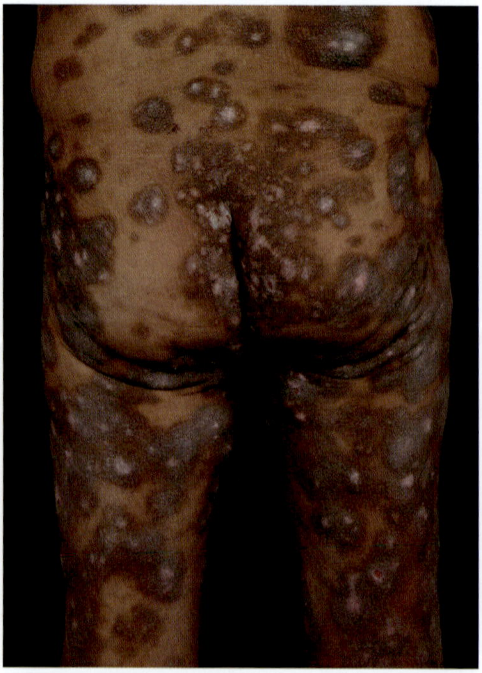

Mycosis fungoides: generalisierte, hyperpigmentierte Plaques mit zentral hypopigmentierter, atropher Oberfläche

Epidemiologie: Mycosis fungoides ist eine seltene Erkrankung mit einer geschätzten Inzidenz von etwa 6 Fällen pro 1.000.000 Personen pro Jahr. Sie tritt in der Regel bei Erwachsenen mittleren Alters oder bei älteren Personen auf und betrifft Männer häufiger als Frauen, insbesondere Männer mit dunkler Hautfarbe.

Risikogruppen und Risikofaktoren: Personen mit anderen lymphoproliferativen Erkrankungen der Haut sind häufiger betroffen.

Ätiologie und Pathophysiologie: Die Ursache für Mycosis fungoides ist nicht bekannt. Es handelt sich um eine klonale Proliferation von T-Helferzellen mit Affinität zur Haut.

Klinische Beschreibung und Symptome: Die Erkrankung beginnt mit erythematösen, schuppenden Plaques, bevorzugt am Stamm und in den großen Beugen. Juckreiz ist ein häufiges Begleitsymptom. Die Plaques sind persistent und können sehr groß werden. In weiterer Folge können sich auch Knoten bzw. große Tumore entwickeln und in späteren Stadien kann die Erkrankung auch innere Organe befallen.

Prädilektionsstellen: Insbesondere im Anfangsstadium betrifft die Erkrankung häufig UV-geschützte Bereiche der Haut wie den Rumpf, die Achselhöhlen und die Leistenregion.

Diagnosestellung: Die Diagnose von Mycosis fungoides erfolgt bei klinischem Verdacht durch Hautbiopsie und Immunphänotypisierung des Infiltrats mittels immunhistochemischer Färbung.

Dermatopathologie: Im Anfangsstadium können die Veränderungen sehr diskret sein. In der papillären Dermis zeigt sich ein bandförmiges Infiltrat aus Lymphozyten. Auch in der Epidermis sind vereinzelte Lymphozyten zu finden (Epidermotropismus), insbesondere entlang der Junktionszone. Die neoplastischen Lymphozyten sind typischerweise klein und monomorph und nicht atypisch. In fortgeschrittenen Fällen kommt es zu Ansammlungen von Lymphozyten in der Epidermis und zur Ausbildung sogenannter „Pautrierscher Mikroabszesse". Immunhistochemisch ist das Infiltrat vorwiegend CD4-positiv. Der Nachweis von Klonalität des T-Zell-Rezeptors kann die Abgrenzung zur entzündlichen Erkrankung unterstützen, ist aber für die Diagnose von Mycosis fungoides weder notwendig noch hinreichend. In späteren Stadien kann es auch zur Beimengung größerer, atypischer Lymphozyten kommen, die typischerweise CD30 exprimieren (Großzell-Transformation).

Sonderformen: Neben zahlreichen klinischen Erscheinungsformen unterscheidet man dermatopathologisch folgende Varianten: follikulotrope bzw. syringotrope Mycosis fungoides (bevorzugter Befall von Haarfollikel bzw. ekkrinen Schweißdrüsen), pagetoide Retikulose (singuläre Plaque mit ausgeprägtem Epidermotropismus) sowie granulomatöse Mycosis fungoides und „granulomatous slack skin" (granulomatöse Begleitreaktion mit Zerstörung der elastischen Fasern). Die Abgrenzung der Mycosis fungoides zu nicht-neoplastischen, entzündlichen Erkrankungen kann im Anfangsstadium schwierig sein. Begriffe wie Parapsoriasis oder „Fingerprint"-Dermatitis sind für diese Phase der Erkrankung gebräuchlich. Am anderen Ende des Spektrums kann auch die Abgrenzung zum Sézary-Syndrom, einer aggressiven Variante eines T-Zell-Lymphoms mit Hautbeteiligung, Schwierigkeiten bereiten. Das Sézary-Syndrom ist klinisch durch eine Erythrodermie gekennzeichnet und durch das Auftreten von Sézary-Zellen im Blut. Sézary-Zellen sind große, atypische Lymphozyten mit gekerbten Zellkernen und Verlust von Oberflächenmarkern wie CD7 und CD26.

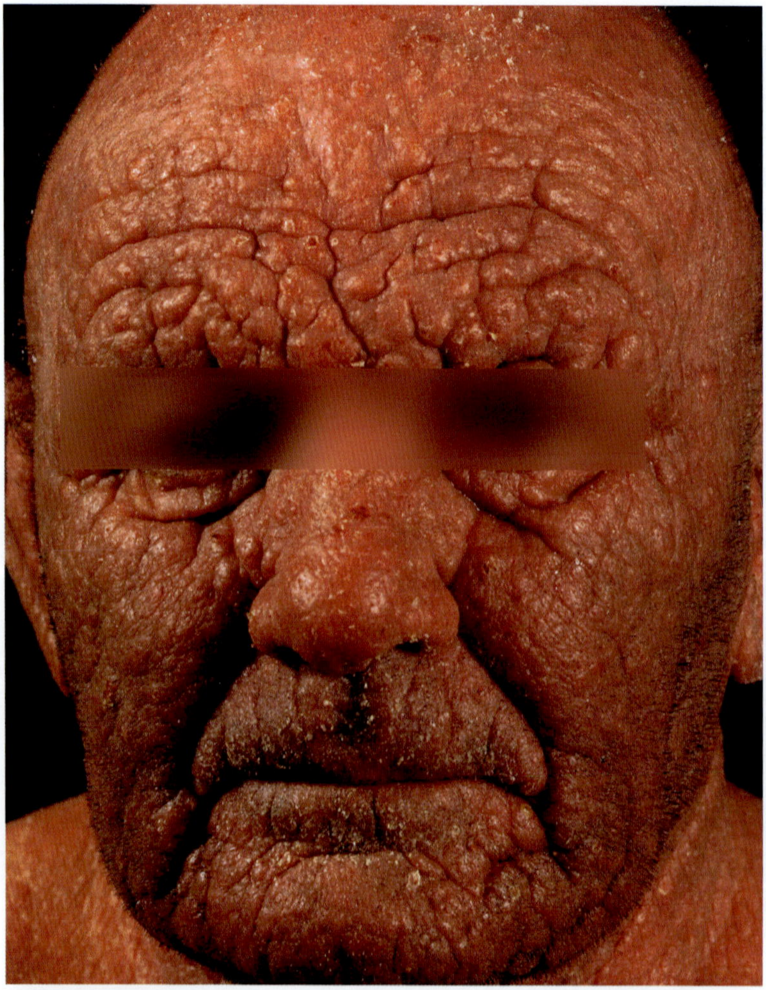

Sézary-Syndrom: diffuser Befall mit Verdickung der Haut, Alopezie und Vergröberung der Gesichtszüge („Facies leonina“)

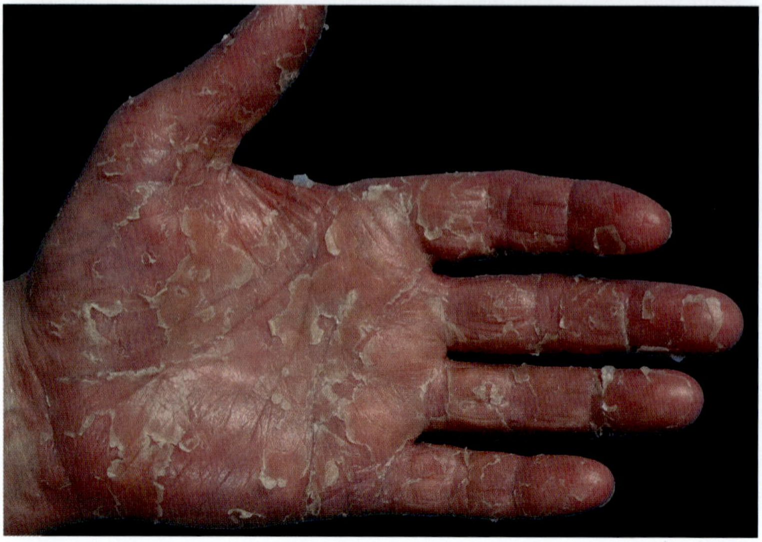

Erythrodermatische Mycosis fungoides: palmarer Befall (palmoplantares Keratoderm)

Differentialdiagnosen: in erster Linie Psoriasis, Ekzem, Arzneimittelreaktionen sowie andere kutane Lymphome

Therapie: Die Behandlung hängt vom Stadium der Erkrankung ab. Im Anfangsstadium ist eine Therapie mit topischen Steroiden, eine topische Chemotherapie oder eine Fototherapie ausreichend. Auch eine Verlaufskontrolle ohne Therapie ist möglich. In fortgeschrittenen Stadien werden orale Retinoide, orales Bexaroten, Methotrexat, Interferon-α sowie extrakorporale Fotochemotherapie und systemische Chemotherapien, in Ausnahmefällen sogar eine Stammzelltransplantation, eingesetzt.

Verlauf: Der Verlauf von Mycosis fungoides ist sehr variabel. Frühe Stadien der Erkrankung können jahrelang stabil bleiben und auch in eine komplette Remission übergehen. In fortgeschrittenen Stadien weist die Erkrankung eine schlechtere Prognose auf.

Hristov, A. C., Tejasvi, T., Wilcox, R. A. (2023): Cutaneous T-cell lymphomas: 2023 update on diagnosis, risk-stratification, and management. Am. J. Hematol. 98(1), 193–209

Mykobakteriosen

Mykobakteriosen der Haut umfassen eine Gruppe von Infektionen, die durch verschiedene Arten von Mykobakterien ausgelöst werden. Dazu gehören *Mycobacterium tuberculosis*, *Mycobacterium leprae* und atypische Mykobakterien.

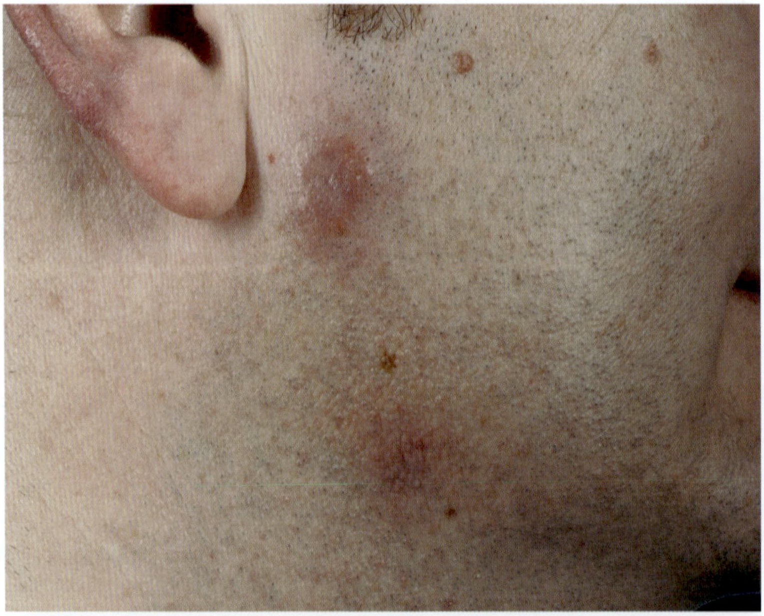

Lupus vulgaris: flache erythematöse Plaques bei kutaner Tuberkulose

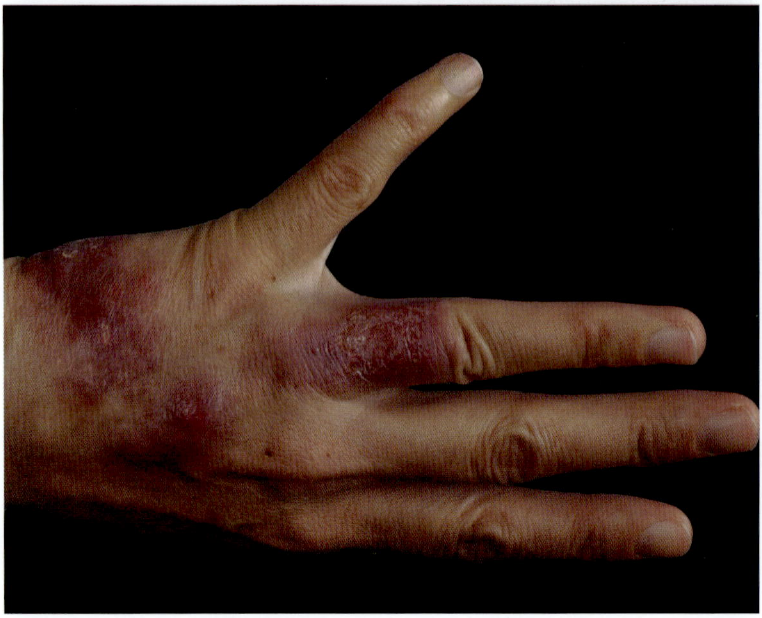

Fischtankgranulom: livide flache Knoten mit sporotrichoider (linearer) Ausbreitung entlang der Lymphbahnen nach Infektion mit *Mycobacterium marinum*

Epidemiologie: Die Häufigkeit variiert je nach Art der Mykobakterien und geografischer Region. Lepra und Tuberkulose sind in einigen „low income"-Ländern noch weit verbreitet, während atypische Mykobakteriosen global auftreten und auch in sogenannten „high income"-Ländern zunehmend an Bedeutung gewinnen.

Risikogruppen und Risikofaktoren: Personen in Endemiegebieten für Lepra und Tuberkulose; immunsupprimierte Individuen; Personen nach Kontakt mit kontaminiertem Material

Ätiologie und Pathophysiologie: Mykobakterien können die Haut direkt oder durch hämatogene Streuung infizieren. *Mycobacterium leprae* betrifft hauptsächlich Haut und periphere Nerven, während *Mycobacterium tuberculosis* und atypische Mykobakterien hauptsächlich die Haut infizieren.

Klinische Beschreibung und Symptome: Tuberkulose: Lupus vulgaris ist die häufigste Form der Hauttuberkulose und zeigt sich als rote oder braune Plaques, die dermatoskopisch einen orangen Farbton aufweisen. Beim Skrofuloderm handelt es sich um Ulzerationen der Haut, wobei sich die Infektion per continuitatem von einer Lymphknotentuberkulose auf die Haut ausbreitet. Die Tuberculosis verrucosa cutis manifestiert sich als hyperkeratotische, warzige Hauterscheinung, die durch direkten Kontakt mit infiziertem Material entsteht. Die seltene Miliartuberkulose resultiert aus einer hämatogenen Streuung und präsentiert zahlreiche kleine, rötlich-braune Papeln, die über den Körper verteilt sind.

Je nach Erscheinungsform der Lepra können gut abgegrenzte hypopigmentierte sowie hypo- oder anästhetische Flecken beobachtet werden (tuberkuloide Lepra). Bei der lepromatösen Lepra treten größere Plaques und Knoten auf.

Eine Infektion mit *Mycobacterium marinum*, auch als Schwimmbad- oder Fischtankgranulom bekannt, zeigt hyperkeratotische Plaques und Knoten, die typischerweise im Handbereich lokalisiert sind.

Mycobacterium ulcerans verursacht das Buruli-Ulcus, ein schmerzloses Ulcus, das hauptsächlich an Armen oder Beinen auftritt.

Mycobacterium fortuitum und *Mycobacterium chelonae* können abszedierende Entzündungen und Ulzerationen hervorrufen, die insbesondere nach chirurgischen Eingriffen oder Traumata entstehen.

Prädilektionsstellen: Die Hautläsionen können an jeder Körperstelle auftreten. Bei Lepra sind häufig die kühleren Körperstellen betroffen, während atypische Mykobakteriosen oft die Extremitäten betreffen.

Diagnosestellung: Die Diagnose basiert auf einer Kombination aus klinischen Befunden, Hautbiopsien sowie Erregernachweis mittels mikrobiologischer Kulturen und molekularer Techniken wie der PCR.

Dermatopathologie: Es findet sich eine granulomatöse Entzündung. In einigen Fällen lassen sich die Tuberkelbakterien durch Spezialfärbungen, wie Ziehl-Neelsen- und Fite-Faraco-Färbung, im Präparat darstellen.

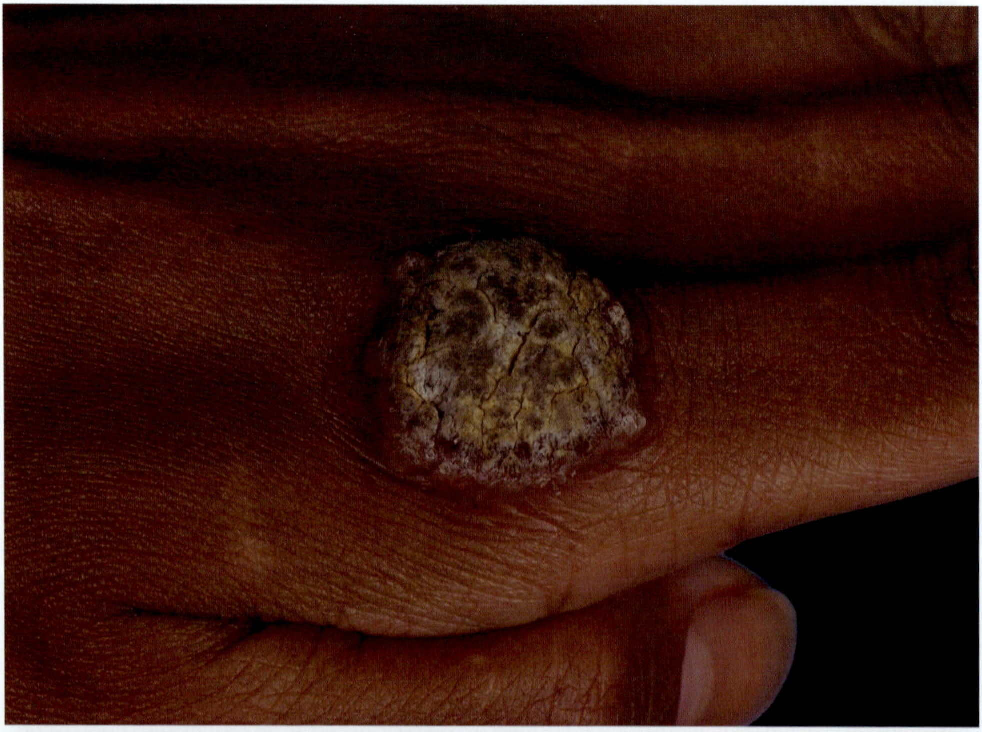

Tuberculosis verrucosa cutis: verruköse Plaque am Handrücken

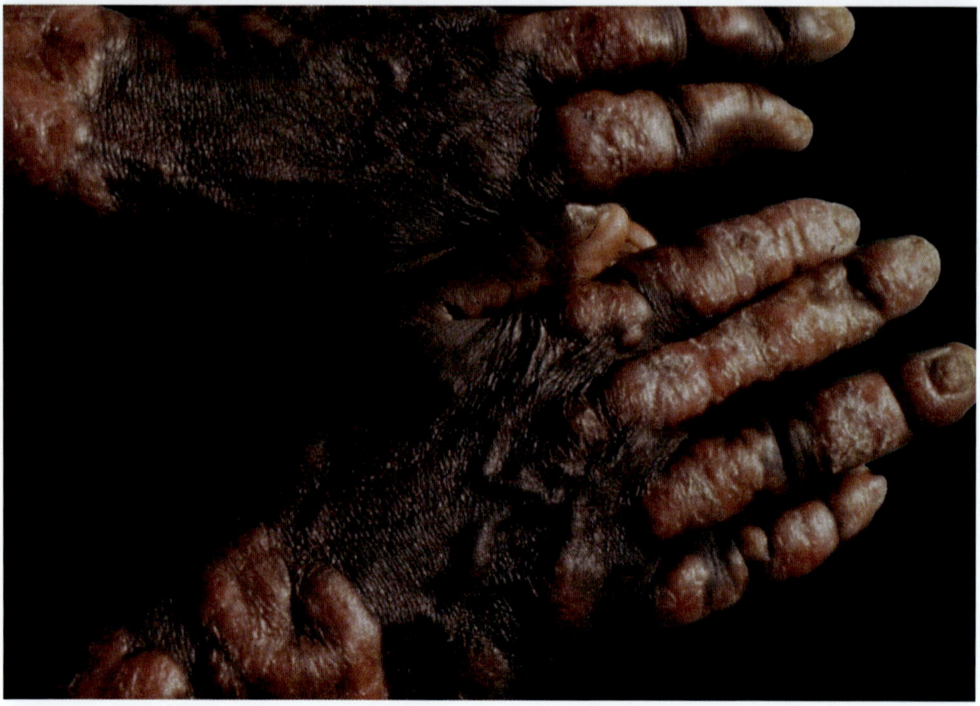

Lepromatöse Lepra: granulomatöse, hypopigmentierte Plaques und knotige Läsionen, symmetrisch an Händen und Unterarmen

Differentialdiagnosen: Syphilis, Ekzeme, Sarkoidose, andere Infektionen der Haut insbesondere Pilzinfektionen

Therapie: Die Therapie ist spezifisch für die Art der Mykobakterien. Bei Lepra wird oft eine Kombination aus Dapson, Rifampicin und Clofazimin verwendet, während bei Tuberkulose und atypischen Mykobakteriosen verschiedene Antibiotika wie Rifampicin, Isoniazid und Makrolide eingesetzt werden.

Verlauf: Die Prognose ist abhängig von mehreren Faktoren, einschließlich des Typs der Mykobakterien, des allgemeinen Gesundheitszustandes des Patienten bzw. der Patientin und der Schnelligkeit der Diagnose und Behandlung. Früh erkannte und behandelte Fälle haben oft eine gute Prognose.

Franco-Paredes, C., Marcos, L. A., Henao-Martínez, A. F., Rodríguez-Morales, A. J., Villamil-Gómez, W. E., Gotuzzo, E., Bonifaz, A. (2018): Cutaneous Mycobacterial Infections. Clin. Microbiol. Rev. 14, 32(1): e00069-18

Necrobiosis lipoidica

Necrobiosis lipoidica ist eine granulomatöse entzündliche Hauterkrankung unbekannter Ätiologie, die mit Diabetes mellitus assoziiert sein kann.

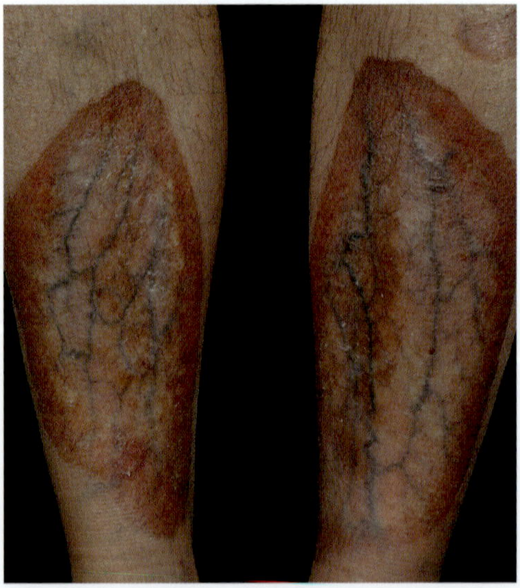

Necrobiosis lipoidica: prätibiale, symmetrische, scharf begrenzte atrophe Plaques

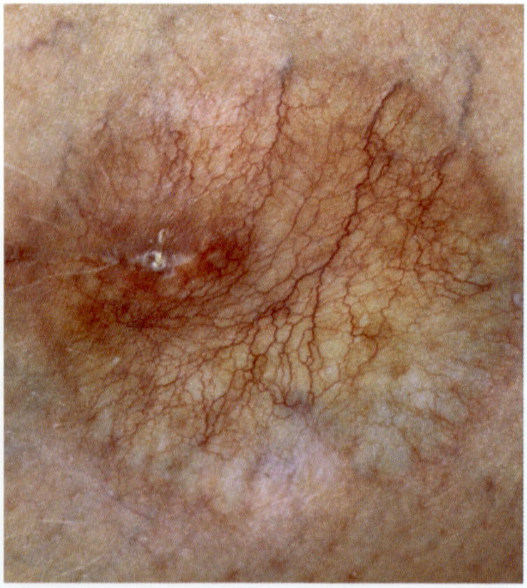

Die Detailansicht zeigt eine atroph glänzende Plaque mit durchscheinenden teleangiektatischen Blutgefäßen.

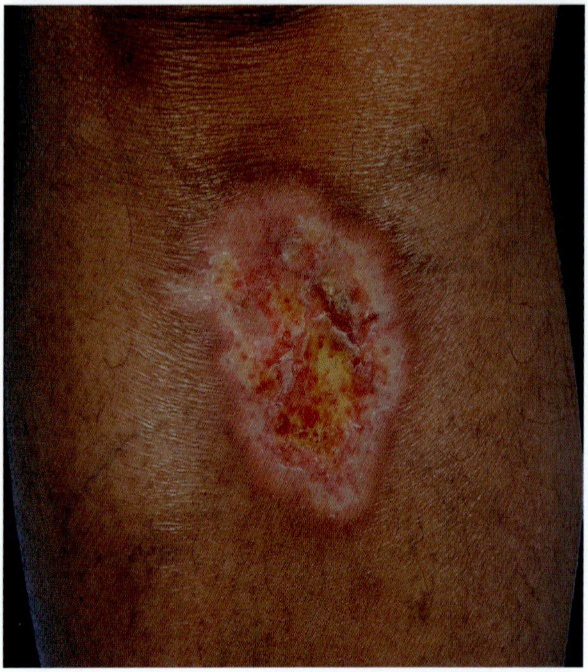

Necrobiosis lipoidica: scharf begrenzte, atrophe Plaque mit zentralem Ulcus

Epidemiologie: Die genaue Inzidenz ist unbekannt, aber die Erkrankung ist relativ selten und tritt häufiger bei Frauen als bei Männern auf. Es wird geschätzt, dass etwa 0,3–1,2 % der Diabetiker:innen von Necrobiosis lipoidica betroffen sind. Die Erkrankung kann jedoch auch bei Nicht-Diabetiker:innen auftreten.

Risikogruppen und Risikofaktoren: Personen mit Diabetes mellitus und Frauen sind häufiger betroffen. Die Erkrankung findet man bevorzugt bei Personen mittleren Alters, sie kann aber in jedem Alter, insbesondere auch in der Kindheit, auftreten.

Ätiologie und Pathophysiologie: Die genaue Ursache ist unbekannt. Diskutiert wird unter anderem ein Zusammenhang mit einer Mikroangiopathie und eine damit in Verbindung stehende Degeneration kollagener Fasern, die zu einer granulomatösen Entzündungsreaktion führt.

Klinische Beschreibung und Symptome: Die Erkrankung präsentiert sich als gelb-bräunliche, scharf begrenzte Plaques mit einem glänzenden, atrophen Zentrum. Die Herde finden sich typischerweise symmetrisch an den Unterschenkeln. Dermatoskopisch erscheint das Zentrum strukturlos orange mit serpentinenartig gewundenen Teleangiektasien. Mit Fortdauer des Bestehens können Ulzerationen entstehen.

Prädilektionsstellen: Die Läsionen treten vorwiegend an den Streckseiten der Unterschenkel auf, können jedoch auch an anderen Körperstellen vorkommen.

Diagnosestellung: Die Diagnose erfolgt hauptsächlich anhand des typischen klinischen und dermatoskopischen Erscheinungsbildes und kann durch eine tiefe Hautbiopsie bestätigt werden.

Dermatopathologie: Es finden sich Palisadengranulome mit begleitendem lymphozytären und plasmazellulären Infiltrat sowie eine Degeneration kollagener Fasern mit Fibrosierung und Sklerosierung der Dermis und gelegentlich auch des subkutanen Fettgewebes.

Differentialdiagnosen: andere granulomatöse Hauterkrankungen wie Granuloma anulare, Sarkoidose und nekrobiotisches Xanthogranulom sowie Morphea und Dermatoliposklerose

Therapie: Die Behandlung zielt darauf ab, die Symptome zu lindern und die Entwicklung von Ulzerationen zu verhindern. Optionen umfassen topische oder intraläsionale Steroide, Fototherapie und in schweren Fällen Immunsuppressiva wie Methotrexat. Neuerdings wurden auch JAK-Inhibitoren erfolgreich eingesetzt. Eine Kontrolle des Diabetes scheint keinen erheblichen Einfluss auf die Erkrankung zu haben.

Verlauf: Die Erkrankung ist chronisch und kann über Jahre hinweg stabil bleiben oder sich verschlechtern. Spontanremissionen kommen vor, sind aber selten.

Reid, S. D., Ladizinski, B., Lee, K., Baibergenova, A., Alavi, A. (2013): Update on necrobiosis lipoidica: A review of etiology, diagnosis, and treatment options. J. of the American Academy of Dermatology 69(5), 783–79

Neurofibromatose

Der Begriff Neurofibromatose beschreibt eine Gruppe multisystemischer, genetischer Erkrankungen. Dermatologisch relevant ist vor allem die Neurofibromatose Typ 1 (NF1), die durch charakteristische Hauterscheinungen gekennzeichnet ist, die oft diagnostisch wegweisend sind.

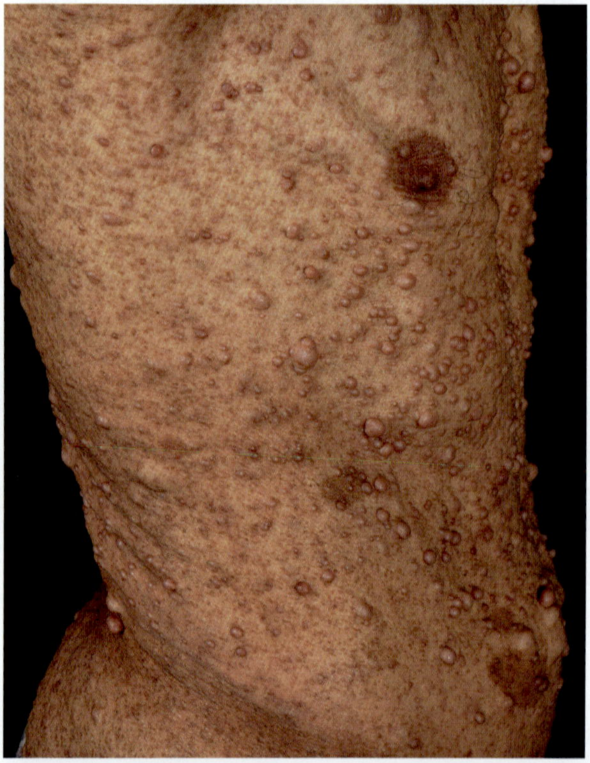

Neurofibromatose: unzählige hautfarbene Papeln und Knoten mit glatter Oberfläche sowie einzelne braune Maculae

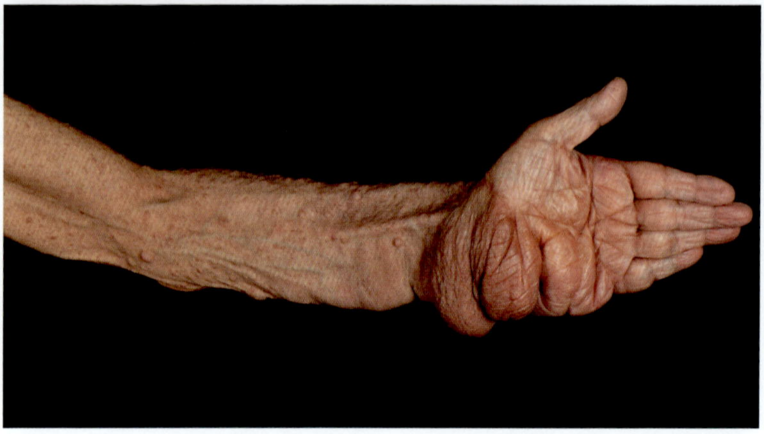

Neurofibromatose: kutane Papeln und Knoten im Bereich der oberen Extremität

Epidemiologie: Neurofibromatose ist eine der häufigsten genetischen Erkrankungen. Die Inzidenz von NF1 wird auf etwa 1 in 3.000 Lebendgeburten geschätzt, während NF2 deutlich seltener ist, mit einer geschätzten Inzidenz von etwa 1 in 25.000.

Risikogruppen und Risikofaktoren: Personen mit einer Familienanamnese von Neurofibromatose

Ätiologie und Pathophysiologie: Die Erkrankung wird durch Mutationen in spezifischen Genen verursacht (NF1-Gen für NF1 und NF2-Gen für NF2). Das NF1-Gen ist ein Tumorsuppressorgen und kodiert für Neurofibromin, ein Protein, das den Ras/MAPK-Signaltransduktionsweg reguliert. Mutationen im NF1-Gen führen bei Verlust des Wildtyp-Allels („Loss of heterozygosity") zur Aktivierung von Ras und zur unkontrollierten Zellproliferation, insbesondere von Nervenzellen, und zu den für die Erkrankung typischen Neurofibromen. Ein Gutteil der Mutationen im NF1-Gen tritt spontan auf.

Klinische Beschreibung und Symptome: Zu den typischen Hautsymptomen bei NF1 zählen multiple Neurofibrome, Café-au-lait-Flecken (> 5 am gesamten Integument) sowie axilläre und periorale Lentigines. Ebenfalls charakteristisch sind die sogenannten Lisch-Knötchen. Dabei handelt es sich um kleine, gelb-braune Farbeinsprengungen der Iris, die oftmals nur ophthalmologisch unter der Spaltlampe sichtbar sind, insbesondere bei dunkler Augenfarbe.

Kutane Neurofibrome imponieren als hautfarbene bzw. hellbraune, weiche Papeln und Knoten, die in großer Zahl am gesamten Integument auftreten können. Gelegentlich können diese Tumore sehr groß werden und schürzenartige Hautfalten, sogenannte Wammen, bilden.

Eine besondere Ausprägung sind plexiforme Neurofibrome. Das sind ausgedehnte, derbe, subkutane Tumorstränge entlang peripherer Nerven, die auch schmerzhaft sein können. Café-au-lait-Flecken sind hellbraune, uniform pigmentierte Flecken, die, allerdings in geringerer Zahl, auch bei Gesunden auftreten können.

Andere, weniger häufige Hauterscheinungen bei NF1 sind Naevus anaemicus und Xanthogranulome. Extrakutane Manifestationen der NF1 umfassen u. a. Skelettanomalien, ZNS-Tumore wie Optikusgliome und Meningeome sowie kardiovaskuläre Fehlbildungen. Bei NF2 treten in der Regel kaum Hautsymptome auf, bei manchen Patient:innen finden sich jedoch ebenfalls Café-au-lait-Flecken sowie kutane Schwannome.

Diagnosestellung: Die Diagnose basiert in der Regel auf klinischen Kriterien und kann durch genetische Tests bestätigt werden.

Sonderformen: Unter segmentaler Neurofibromatose versteht man eine Variante mit umschriebener Hautbeteiligung, die auf eine postzygotische Mutation zurückzuführen ist. Es handelt sich also um eine Form von Mosaizismus, wobei zu beachten ist, dass bei den betroffenen Personen auch ein Keimzellenmosaik vorliegen kann und somit ein gewisses Risiko für die Nachkommen besteht.

Differentialdiagnosen: andere Genodermatosen, insbesondere solche, die mit Café-au-lait-Flecken einhergehen, wie zum Beispiel McCune-Albright-Syndrom oder Legius-Syndrom

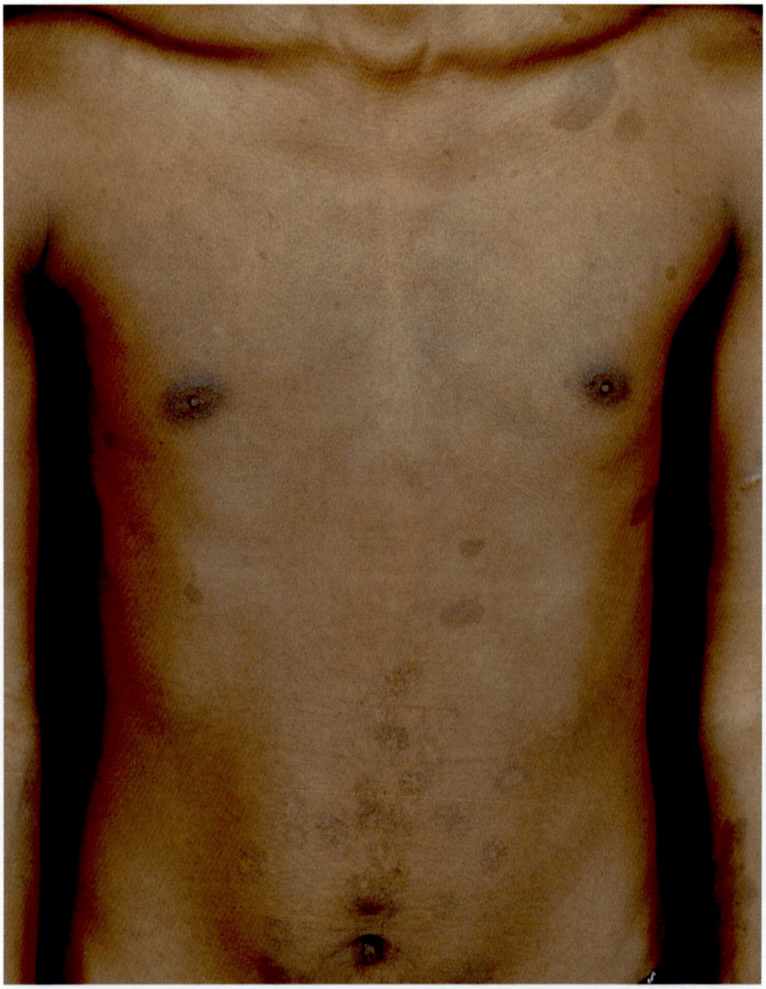

Neurofibromatose: multiple, homogen braun pigmentierte Maculae unterschiedlicher Größe bei einem Kind

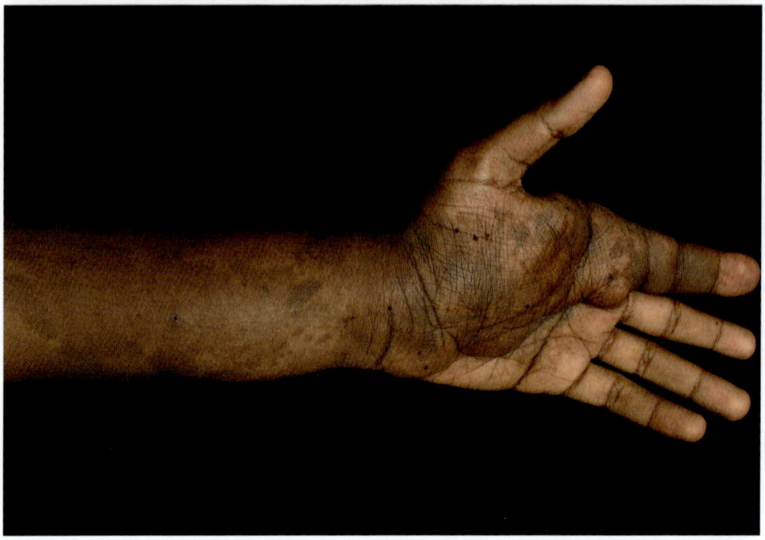

Plexiformes Neurofibrom: Hyperpigmentierung und strangförmige Verdickung der Haut im Bereich der Hand und des Unterarms mit Funktionseinschränkung

N

Therapie: Die Therapie ist symptomatisch und umfasst bei Bedarf eine chirurgische Entfernung der Tumore sowie Schmerzmanagement und Überwachung von Komplikationen.

Verlauf: Die Erkrankung ist chronisch und progressiv, wobei das Ausmaß der Symptome und Komplikationen von Person zu Person stark variieren kann. Bei Patient:innen mit NF1 besteht ein erhöhtes Risiko für ZNS-Tumore, aber auch für andere Neoplasien wie Mammakarzinom oder myelomonozytäre Leukämien. In den kutanen Neurofibromen, insbesondere in den plexiformen Neurofibromen, können sich maligne periphere Nervenscheidentumore entwickeln.

Poplausky, D., Young, J. N., Tai, H., Rivera-Oyola, R., Gulati, N., Brown, R. M. (2023): Dermatologic Manifestations of Neurofibromatosis Type 1 and Emerging Treatments. Cancers (Basel) 16, 15(10): 2770. doi: 10.3390/cancers15102770. PMID: 37345107; PMCID: PMC10216721

Palmoplantare Keratodermien (erbliche Formen)

Erbliche palmoplantare Keratodermien (PPK) umfassen eine große Gruppe heterogener, genetisch bedingter Hauterkrankungen, die durch eine übermäßige Verhornung der Haut an den Handflächen und Fußsohlen gekennzeichnet sind. Diese Erkrankungen können isoliert oder als Teil eines Syndroms auftreten.

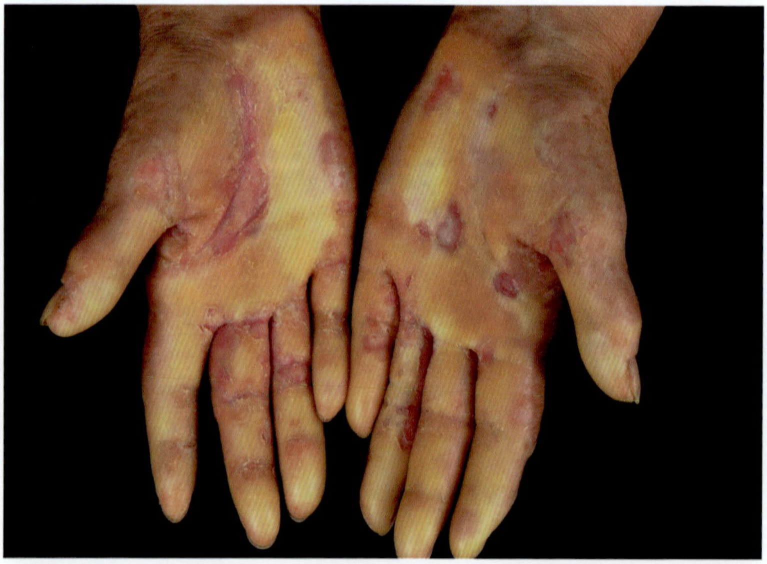

Diffuse PPK: Verdickung der Haut im Bereich der Handflächen und Finger

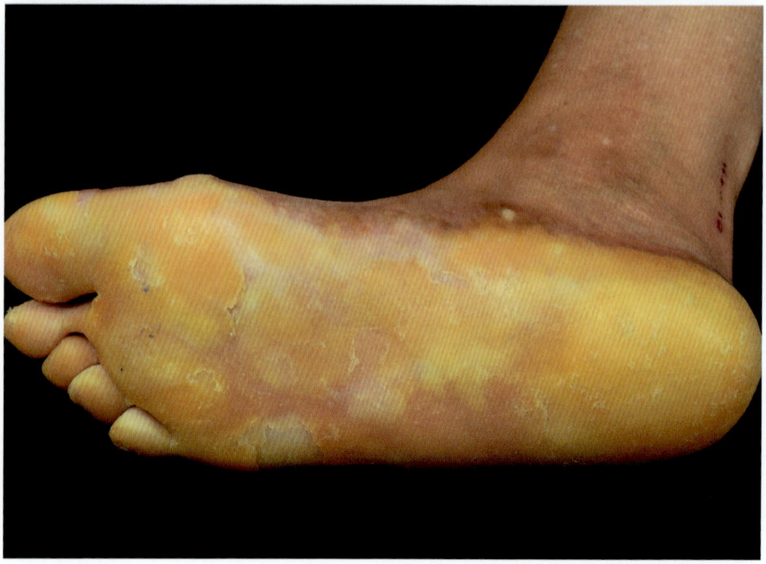

Diffuse PPK: wachsartige Verdickung der gesamten Fußsohle

Epidemiologie: Die Prävalenz variiert je nach spezifischer Form. Die Erkrankungen sind generell selten.

Risikogruppen und Risikofaktoren: Personen mit einer Familienanamnese von PPK

Ätiologie und Pathophysiologie: Die Erkrankungen sind genetisch bedingt und werden durch Mutationen in unterschiedlichen Genen verursacht. Zum Beispiel wird die häufigste Form der PPK, die diffuse epidermolytische palmoplantare Keratodermie (benannt nach den Erstbeschreibern Unna und Thost bzw. Vörner) durch Mutationen in den Keratin-Genen KRT1 und KRT9 verursacht. Abgesehen davon existieren jedoch zahlreiche andere Mutationen, die eine Vielzahl von Proteinen betreffen können, wie z. B. Connexine, Cathepsin, Loricrin oder Strukturproteine der Desmosomen.

Klinische Beschreibung und Symptome: Die Erkrankung beginnt meist in der Kindheit, kann jedoch in einigen Fällen auch erst im Erwachsenenalter auftreten. Die Haut der Handflächen und Fußsohlen ist verdickt und hyperkeratotisch. Die Grenze zur normalen Haut ist oft scharf und gelegentlich findet sich an der Grenzzone ein roter Randsaum. Auf der Grundlage der unterschiedlichen Muster können PPK grob in folgende klinische Kategorien eingeteilt werden:

1. Diffuse PPK betreffen die gesamte palmoplantare Oberfläche oder den größten Teil davon.
2. Fokale/punktierte PPK sind durch multiple papulöse oder punktförmige Läsionen gekennzeichnet.
3. Striäre PPK mit linearen Läsionen, die meist an der volaren Seite der Finger und Handflächen im Verlauf der Sehnen auftreten.

Bei allen Formen können sich schmerzhafte Fissuren entwickeln und in einigen Fällen können auch die Nägel und andere Hautbereiche betroffen sein. Daneben gibt es sogenannte mutilierende Formen, die mit Einschnürungen der Finger (Pseudoainhum-Syndrom) einhergehen. Bei Auftreten im Rahmen eines Syndroms (z. B. Papillon-Lefèvre-Syndrom, KLICK-Syndrom, Huriez-Syndrom oder Pachyonychia congenita) sind neben PPK auch andere Symptome vorhanden, die auch extrakutan sein können.

Prädilektionsstellen: definitionsgemäß Handflächen und Fußsohlen

Diagnosestellung: Die Diagnose erfolgt in der Regel auf der Grundlage der klinischen Präsentation und der Familienanamnese. Eine Bestätigung durch genetische Tests und Hautbiopsie ist oft nützlich.

Dermatopathologie: Dermatopathologisch zeigt sich eine Hyperkeratose mit Verdickung des Stratum corneums. In manchen Fällen findet man auch eine epidermolytische Hyperkeratose mit vakuolärer Degeneration der Keratinozyten in den höheren Schichten der Epidermis.

Sonderformen und Subtypen: Die Klassifikation der PPK ist nicht einheitlich und umfasst Dutzende Erkrankungen. Daneben gibt es historisch bedingt eine Vielzahl von Eponymen. Durch moderne Sequenzierungsmethoden werden regelmäßig neue Mutationen entdeckt, was mitunter dazu führt, dass Erkrankungen reklassifiziert oder umbenannt werden müssen.

Differentialdiagnosen: mechanisch bedingte Schwielen, palmoplantare Psoriasis, Pityriasis rubra pilaris, erworbene Formen der PPK inklusive Paraneoplasien (z. B. Akrokeratosis Bazex und „tripe palms").

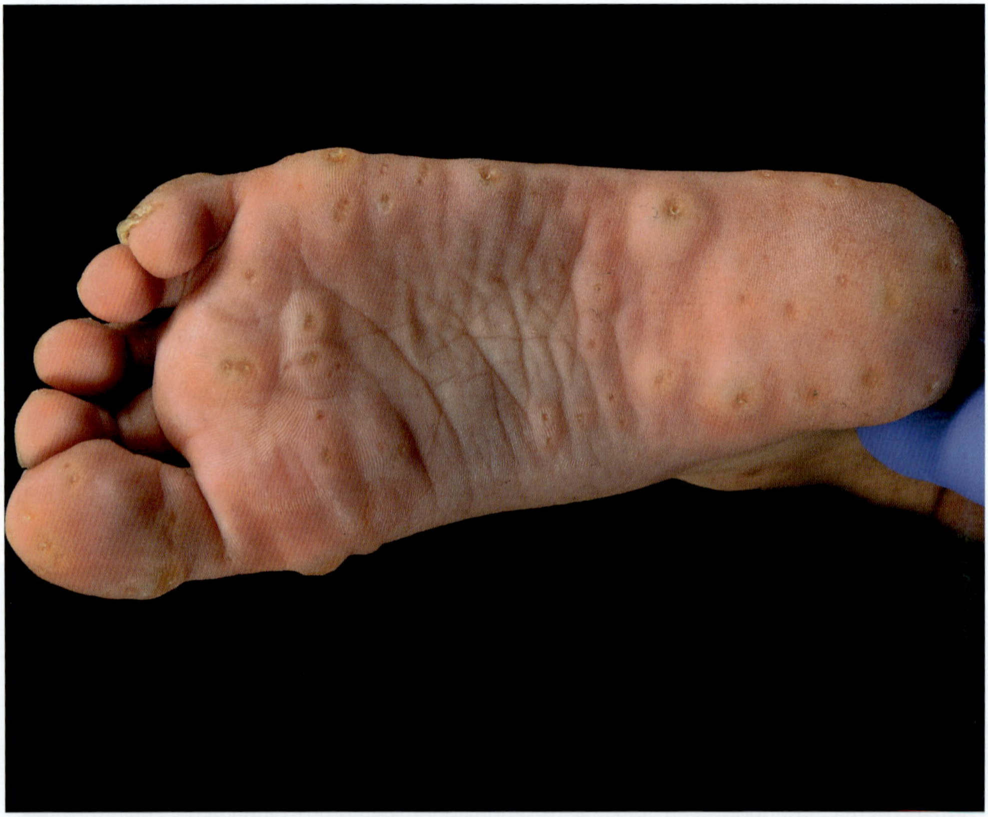

Fokale/punktierte PPK: Fußsohle mit multiplen, papulösen oder punktförmige Läsionen

Therapie: Die Behandlung ist symptomatisch und zielt darauf ab, die Hyperkeratose zu reduzieren und Beschwerden zu lindern. Keratolytika wie Salicylsäure und Harnstoff können hilfreich sein, ebenso wie topische oder systemische Retinoide in schwereren Fällen.

Verlauf: Die Erkrankung ist chronisch und persistent, wobei der Schweregrad der Symptome von Fall zu Fall variieren kann.

Guerra, L., Castori, M., Didona, B., Castiglia, D., Zambruno, G. (2018): Hereditary palmoplantar keratodermas. Part I. Non-syndromic palmoplantar keratodermas: classification, clinical and genetic features. J. Eur. Acad. Dermatol. Venereol. 32(5), 704–719

Pemphigus

Bei Erkrankungen der Pemphigus-Gruppe handelt es sich um blasenbildende Autoimmunerkrankungen mit intraepidermaler Spaltbildung. Grund dafür sind Autoantikörper gegen Bestandteile der Desmosomen.

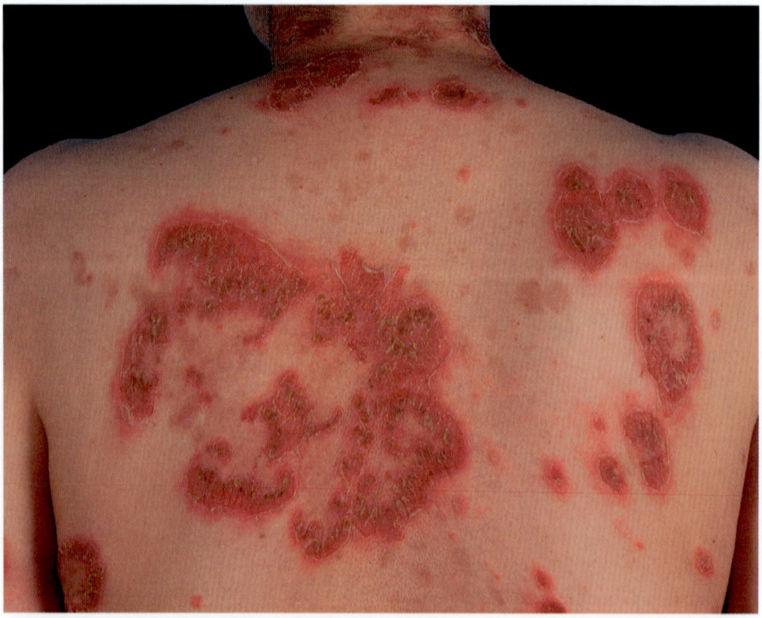

Pemphigus foliaceus: großflächige, teils anuläre erosive Läsionen am Rücken

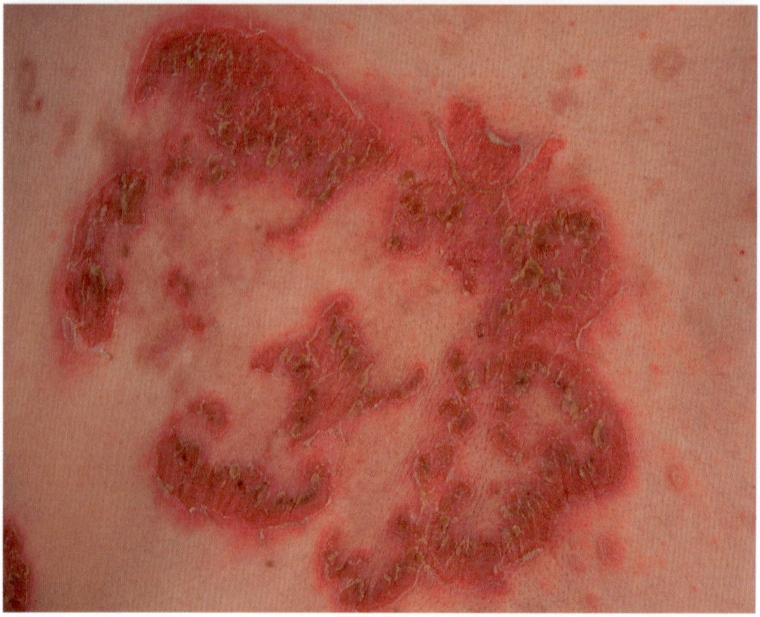

In der Detailansicht sieht man die blätterteigartige, dünne Blasendecke.

Epidemiologie: Erkrankungen der Pemphigus-Gruppe sind selten, kommen aber in manchen ethnischen Gruppen gehäuft vor. Endemische Varianten des Pemphigus foliaceus, bei der die Antikörperbildung gegen Desmoglein-1 durch exogene Faktoren (Insektenstiche) getriggert wird, kommen in Brasilien und Tunesien vor.

Risikogruppen und Risikofaktoren: positive Familienanamnese und bei endemischen Formen von Pemphigus foliaceus, Aufenthalt in einem Endemiegebiet

Ätiologie und Pathophysiologie: Eine durch Antikörper vermittelte Akantholyse der Keratinozyten führt zur intraepidermalen Spaltbildung. Grund dafür sind Autoantikörper (meist IgG, selten IgA) gegen Desmoglein-1 (Pemphigus foliaceus) oder Desmoglein-3 (Pemphigus vulgaris). Desmoglein ist ein Bestandteil der Desmosomen, also jener Strukturen, die den Zell-Zell-Kontakt zwischen den Keratinozyten herstellen. Im Bereich der basalen Epidermis überwiegt Desmoglein-3, im Bereich der höheren Schichten der Epidermis Desmoglein-1.

Das ist der Grund dafür, dass bei P. foliaceus die Spaltbildung bevorzugt in den höheren Schichten der Epidermis auftritt, bei P. vulgaris jedoch eher basal.

An den Schleimhäuten ist die Verteilung der Desmogleine-1 und -3 so beschaffen, dass Desmoglein-3 eine Beeinträchtigung des Zell-Zell-Kontakts durch Autoantikörper gegen Desmoglein-1 kompensieren kann, nicht jedoch umgekehrt. Das erklärt die Tatsache, dass Schleimhautbeteiligung nahezu ausschließlich bei P. vulgaris vorkommt, aber nicht bei P. foliaceus.

Klinische Beschreibung und Symptome: Bei P. foliaceus finden sich kurzlebige, oberflächliche Blasen, die relativ schnell eintrocknen und charakteristischerweise eine blätterteigartige, dünne Blasendecke hinterlassen. Bei P. vulgaris dominieren schlaffe Blasen, die relativ bald platzen und großflächige Erosionen hinterlassen. Bei P. vulgaris ist das Nikolski-Zeichen (= Erweiterung der Blase in die umgebende Haut auf tangentialen Druck mit dem Finger) in der Regel positiv. Im Gegensatz zu P. foliaceus kommt Schleimhautbeteiligung bei P. vulgaris häufig vor und ist oft die erste Manifestation der Erkrankung. In beiden Fällen reicht das Spektrum der Ausdehnung von einigen wenigen Herden bis zu einem nahezu das gesamte Integument einnehmenden, lebensbedrohlichen Zustandsbild.

Prädilektionsstellen: Bei P. foliaceus sind die Prädilektionsstellen das Capillitium und die seborrhoischen Areale, bei P. vulgaris die Schleimhäute.

Diagnosestellung: Die Diagnose erfolgt durch Biopsie der Herde am Rand (unter Einschluss angrenzender normaler Haut) mit histopathologischer Untersuchung und Nachweis der Antikörper im Gewebe mittels direkter Immunfluoreszenz (Biopsie von periläsionaler Haut). Antikörper gegen Desmoglein-1 und -3 können auch im Serum mittels indirekter Immunfluoreszenz oder mittels ELISA nachgewiesen werden.

Dermatopathologie: subkorneale (P. foliaceus) oder suprabasale (P. vulgaris) Akantholyse mit intraepidermaler Spaltbildung. In der direkten Immunfluoreszenz finden sich IgG-Ablagerungen in der Epidermis in einem netzartigen, interzellulären Muster.

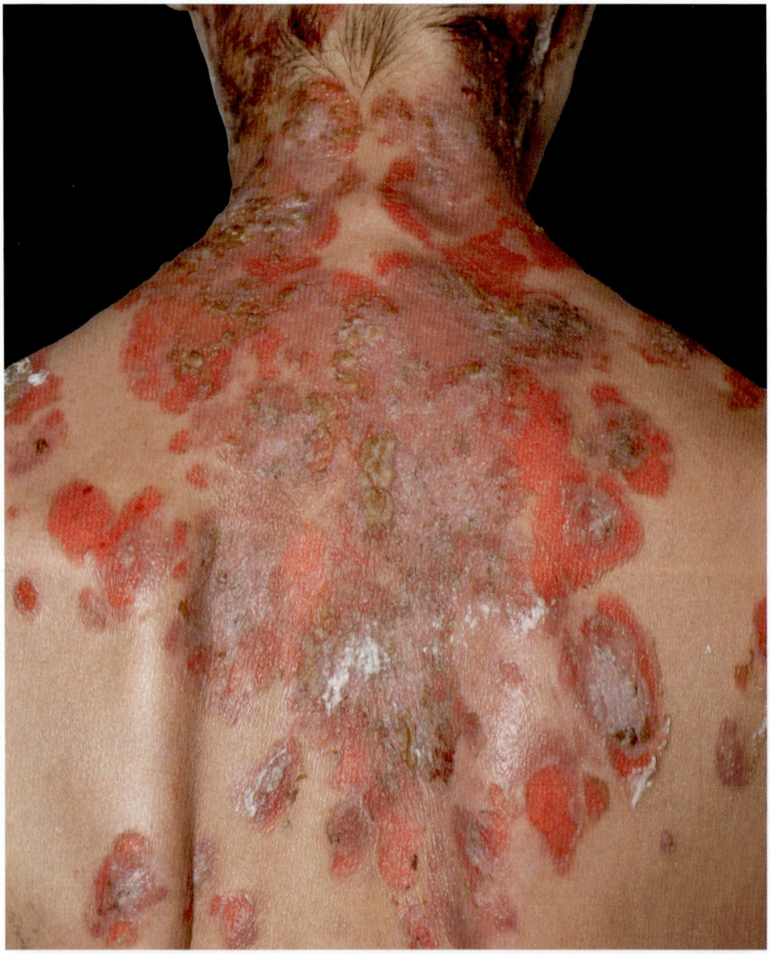

Pemphigus vulgaris: großflächige, erosive Läsionen am Rücken. Im Randbereich kommen Reste des epidermalen Blasendachs zur Darstellung.

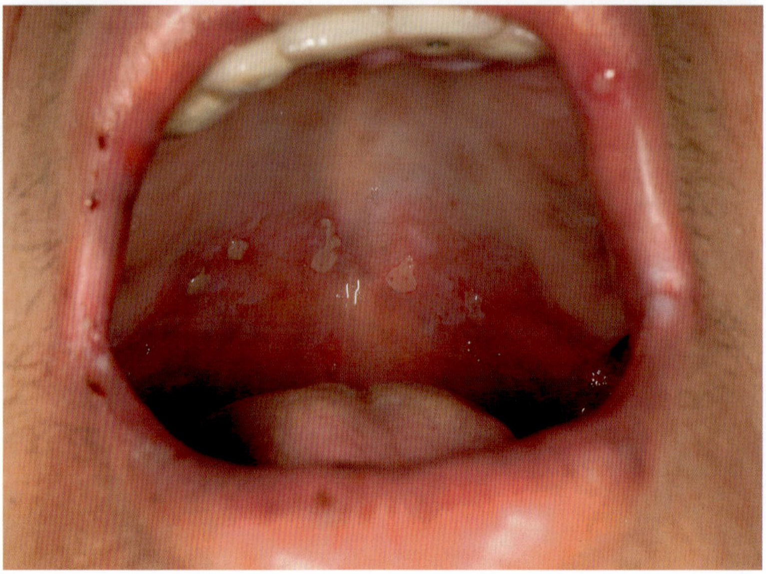

Pemphigus vulgaris der Mundschleimhaut: Stomatitis mit Erosionen und schmierig belegten Aphten

Sonderformen: Unter paraneoplastischem Pemphigus versteht man eine vor allem in Zusammenhang mit lymphoproliferativen Erkrankungen auftretende Erkrankung, die durch eine Vielzahl von Autoantikörpern gegen epidermale Strukturen gekennzeichnet ist und eine schlechte Prognose aufweist. P. seborrhoicus ist eine Variante des P. foliaceus mit Beschränkung auf die seborrhoischen Areale. Fogo selvagem bezeichnet die endemische Form des P. foliaceus in Brasilien. P. vegetans beschreibt eine Form des P. vulgaris mit chronisch vegetierenden Herden, die bevorzugt in den intertriginösen Arealen auftritt.

Differentialdiagnosen: andere autoimmun-blasenbildende Dermatosen, Impetigo, erosiver Lichen ruber der Mundschleimhaut (P. vulgaris)

Therapie: Als Erstlinientherapie wird in der Regel eine systemische Therapie mit Kortikosteroiden in höheren Dosen eingeleitet und dann langsam reduziert. Begleitend werden oft andere Immunsuppressiva wie Azathioprin, Mycophenolat-Mofetil, Cyclophosphamid oder Methotrexat eingesetzt, um die Steroiddosis zu reduzieren und Nebenwirkungen zu minimieren. Neuerdings kommt auch Rituximab (anti-CD20) als Erstlinien-Therapie zum Einsatz. Weiters können intravenöse Immunglobuline (IVIG) oder Plasmapherese verwendet werden.

Verlauf: Insgesamt hat sich die Prognose für Pemphigus-Patient:innen aufgrund der Verfügbarkeit effektiver Therapien in den letzten Jahrzehnten erheblich verbessert. Unbehandelt jedoch kann Pemphigus, insbesondere P. vulgaris, schwerwiegende Komplikationen verursachen und potenziell tödlich sein.

Kasperkiewicz, M., Ellebrecht, C. T., Takahashi, H., Yamagami, J., Zillikens, D., Payne, A. S., Amagai, M. (2017): Pemphigus. Nat. Rev. Dis. Primers 11(3), 17026. doi: 10.1038/nrdp.2017.26. PMID: 28492232; PMCID: PMC5901732

Schmidt, E., Kasperkiewicz, M., Joly, P. (2019): Pemphigus. Lancet 394(10201), 882–894. ISSN 0140-6736, https://doi.org/10.1016/S0140-6736(19)31778-7

Perniones

Perniones (auch als Frostbeulen bekannt) bezeichnet entzündliche Hautveränderungen, die durch wiederholte Exposition gegenüber kalten, aber nicht frostigen Temperaturen verursacht werden.

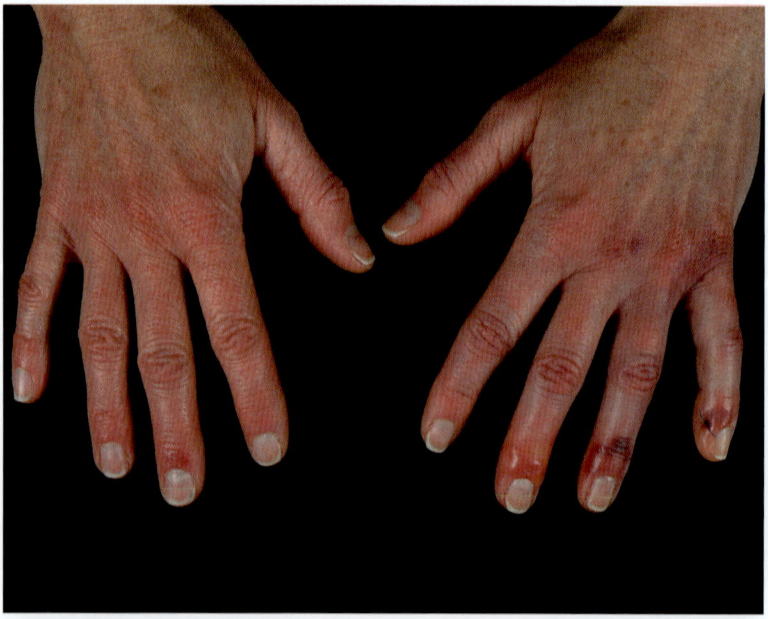

Perniones: rötlich livide Verfärbungen an den Akren

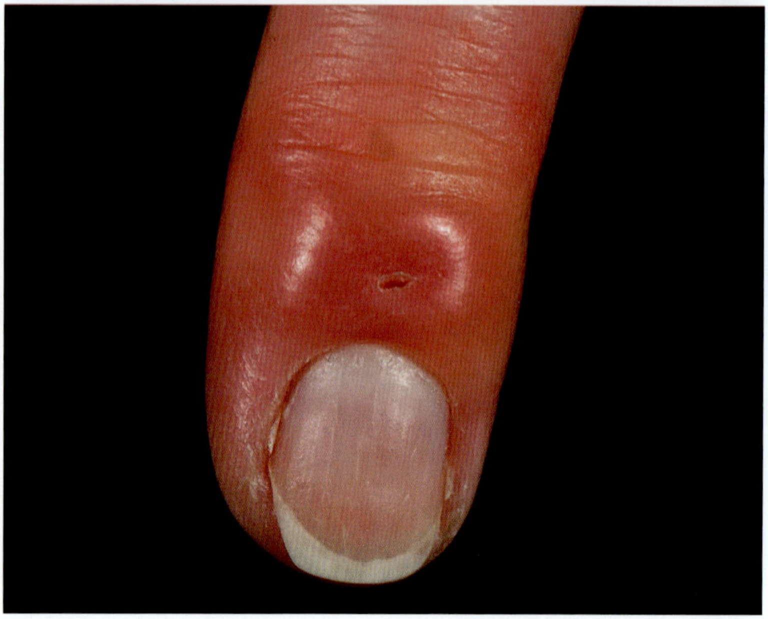

Perniones: akrale, tumorartige Verdickung der Haut mit zentraler, punktförmiger Nekrose

Epidemiologie: Perniones treten häufig in kalten Klimazonen oder während kalter Jahreszeiten auf. Die genaue Prävalenz variiert je nach Region und klimatischen Bedingungen. In Nordamerika liegt die Inzidenz bei 11,5 pro 100.000 Personenjahren, während die Inzidenz in den Niederlanden zwischen 90–170 Fällen pro 100.000 Personenjahren schwankt. Während der COVID-Pandemiejahre wurden vermehrt Fälle berichtet, vor allem bei Kindern, es konnte jedoch kein eindeutiger kausaler Zusammenhang zwischen Perniones und einer Infektion mit SARS-CoV-2 hergestellt werden.

Risikogruppen und Risikofaktoren: Personen mit Berufen oder Hobbys, die längere Exposition gegenüber Kälte erfordern, sowie Menschen mit bestimmten Vorerkrankungen, wie zum Beispiel Raynaud-Syndrom

Ätiologie und Pathophysiologie: Es wird angenommen, dass eine Kombination aus vasokonstriktiver Reaktion bei Kälteexposition und anschließender Vasodilatation bei Erwärmung eine Rolle spielt. Dies führt zu einer Entzündung der kleinen Blutgefäße und der umgebenden Haut.

Klinische Beschreibung und Symptome: Zu Beginn finden sich nach Kälteexposition bevorzugt akral flächige, livide Verfärbungen, die sich mit der Zeit in rötliche, livide oder rotbraune Knoten umwandeln, die schmerzhaft sein können. Manche Patient:innen klagen über Juckreiz oder Brennen. In manchen Fällen kommt es zur Blasenbildung oder Ulzeration. Diese Hautveränderungen können einige Tage persistieren, bei anhaltender Kälteexposition auch länger.

Prädilektionsstellen: Hände, Füße, Nase, Ohren

Diagnosestellung: Die Diagnose basiert in erster Linie auf der klinischen Präsentation und der Anamnese der Kälteexposition. Bei unklaren Fällen kann eine Hautbiopsie hilfreich sein.

Dermatopathologie: Vakuolisierung der basalen Keratinozyten, Ödem der Dermis sowie perivaskuläres und periekkrines, vorwiegend lymphozytäres Infiltrat

Differentialdiagnosen: Raynaud-Syndrom, Akrozyanose, Chilblain Lupus, Erfrierungen, Eythromelalgie

Therapie: Vermeidung weiterer Kälteexposition, Schutzkleidung und wärmende Maßnahmen, topische Steroide, Vasodilatatoren (z. B. Nifedipin) in schweren Fällen

Verlauf: In der Regel sind die Symptome von Perniones innerhalb von einigen Wochen reversibel, insbesondere wenn eine weitere Kälteexposition vermieden wird. Bei wiederholter Exposition kann die Erkrankung persistieren.

Kapnia, A. K., Ziaka, S., Ioannou, L. G., Flouri, I., Dinas, P. C., Flouris, A. D. (2022): Population Characteristics, Symptoms, and Risk Factors of Idiopathic Chilblains: A Systematic Review, Meta-Analysis, and Meta-Regression. Biology (Basel) 11, 11(11): 1651

Pigmentpurpura (Purpura pigmentosa)

Pigmentpurpura umfasst eine Gruppe entzündlicher Erkrankungen, die durch eine Entzündung der Kapillaren in den Papillenspitzen („Kapillaritis“) und durch Erythrozytenextravasate gekennzeichnet sind.

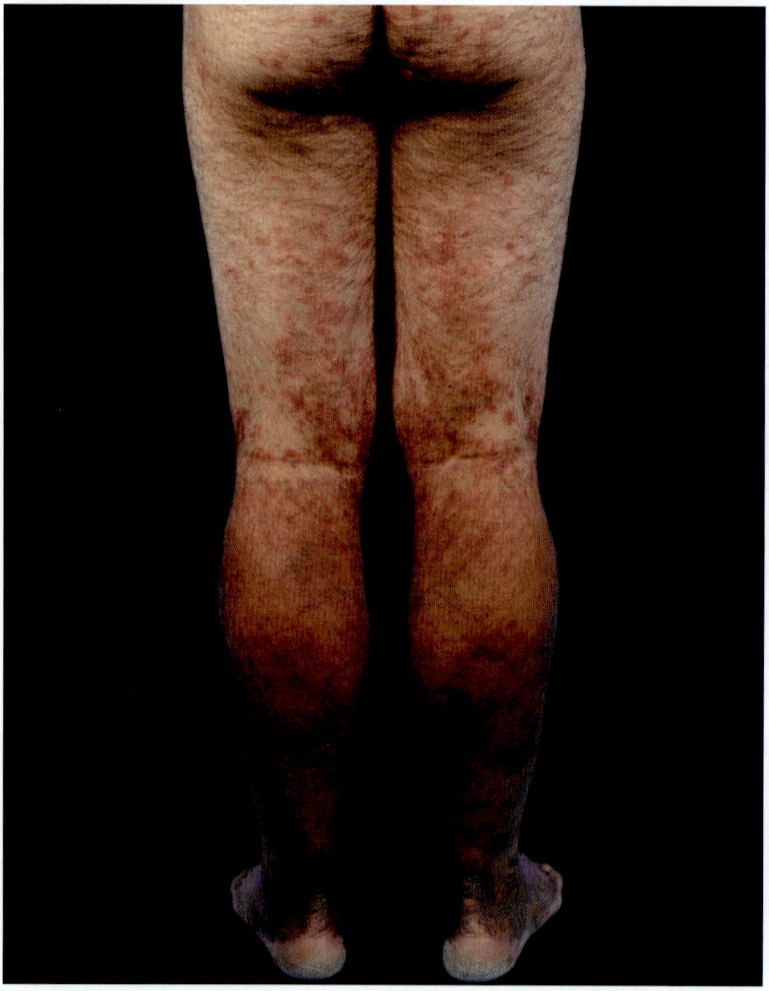

Progressive Pigmentpurpura (Morbus Schamberg)

Epidemiologie: Pigmentpurpura tritt häufiger bei Erwachsenen mittleren Alters auf, kann aber in jedem Alter vorkommen. Beide Geschlechter sind gleichermaßen betroffen.

Risikogruppen und Risikofaktoren: Die Einnahme gewisser Medikamente, vor allem nichtsteroidaler Antirheumatika, Antibiotika und oraler Antidiabetika, gilt als Risikofaktor.

Ätiologie und Pathophysiologie: Die Ätiologie der Pigmentpurpura ist weitgehend unbekannt. Medikamente können als Auslöser dienen. Es wird vermutet, dass es durch zellvermittelte immunologische Ereignisse zu einer Entzündung im Bereich der Kapillaren der dermalen Papillen kommt und dass diese Entzündung in weiterer Folge zu Gefäßschäden und zur Extravasation von Erythrozyten führt. Abbauprodukte von Hämoglobin, insbesondere Hämosiderin, sind für den braunen Farbton der Hauterscheinungen verantwortlich.

Klinische Beschreibung und Symptome: Es finden sich scharf begrenzte, rote bis braune Flecken, seltener auch Papeln und Plaques, die oft in Gruppen auftreten. Die Läsionen sind meist auf die Beine beschränkt, können aber auch an anderen Körperstellen vorkommen, insbesondere bei der progressiven Pigmentpurpura (Morbus Schamberg). Die Konfiguration der Herde variiert je nach Subtyp. Dermatoskopisch sieht man in allen Fällen nicht wegdrückbare, punktförmige Einblutungen.

Prädilektionsstellen: Häufig betroffen sind die unteren Extremitäten, insbesondere die Unterschenkel.

Diagnosestellung: Die Diagnose wird oft anhand des klinischen Erscheinungsbilds gestellt. Eine Hautbiopsie kann zur Bestätigung durchgeführt werden, insbesondere zur Abgrenzung einer Vaskulitis.

Dermatopathologie: Erythrozytenextravasate und Hämosiderinablagerungen im Bereich der papillären Dermis sowie ein je nach Erscheinungsform unterschiedlich stark ausgeprägtes lymphozytäres Infiltrat in der papillären Dermis

Klassifikation und Sonderformen: Man unterscheidet anhand des klinischen Erscheinungsbilds verschiedene Formen.

Die häufigste Variante, die progressive Pigmentpurpura (Morbus Schamberg), ist durch rötlichbraune Flecken, die zwar bevorzugt auf den Beinen zu finden sind, die sich aber auch auf andere Körperregionen ausbreiten können, charakterisiert. Die lichenoide Pigmentpurpura (Gougerot-Blum-Syndrom) präsentiert sich mit lichenoiden Papeln. Die Purpura annularis telangiectodes (Majocchi-Syndrom) zeichnet sich durch ringförmige oder girlandenartige Herde mit Teleangiektasien aus. Die ekzematoide Pigmentpurpura (nach Doucas und Kapetanakis) ist durch juckende und schuppende rötlich-braune Plaques gekennzeichnet, während es sich bei Lichen aureus meist um braun-rote Plaques handelt.

Differentialdiagnosen: andere Formen von Purpura wie thrombotisch-thrombozytopenische Purpura oder infektbedingte Purpura sowie Vaskulitis

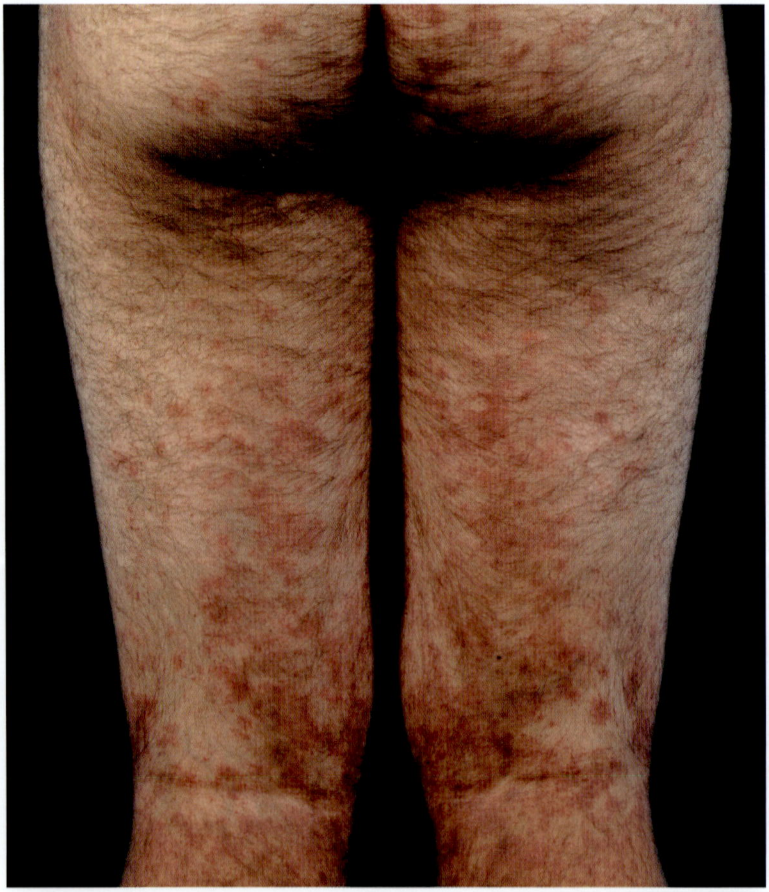

Progressive Pigmentpurpura (Morbus Schamberg)

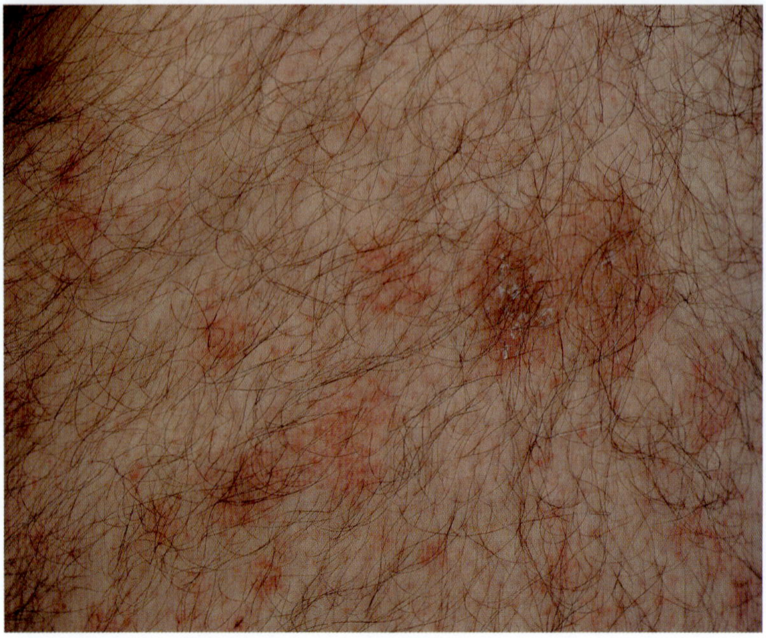

Die Detailaufnahme zeigt rötlich-braune Flecken und Plaques mit punktförmigen Einblutungen.

P

Therapie: Da die Pathogenese unklar ist, existiert keine kausale Therapie. Diverse Behandlungen wurden jedoch eingesetzt, darunter Lokaltherapien mit topischen Kortikosteroiden oder Calcineurininhibitoren, orale Ascorbinsäure, Kompressionstherapie sowie PUVA und Schmalband-UVB, alle mit unterschiedlicher Wirksamkeit. Für alle genannten Therapien ist die Evidenzbasis jedoch gering.

Verlauf: Die Erkrankung ist oft chronisch und kann sich über Jahre hinziehen, obwohl die Symptome manchmal von selbst abklingen können. Die Pigmentierung kann auch nach Abheilung der Läsionen bestehen bleiben.

Spigariolo, C. B., Giacalone, S., Nazzaro, G. (2021): Pigmented Purpuric Dermatoses: A Complete Narrative Review. J. Clin. Med. 10(11), 2283

Pityriasis lichenoides

Pityriasis lichenoides beschreibt eine seltene, entzündliche Hauterkrankung unbekannter Ätiologie, die in zwei Varianten, Pityriasis lichenoides et varioliformis acuta (PLEVA) und Pityriasis lichenoides chronica (PLC), in Erscheinung tritt.

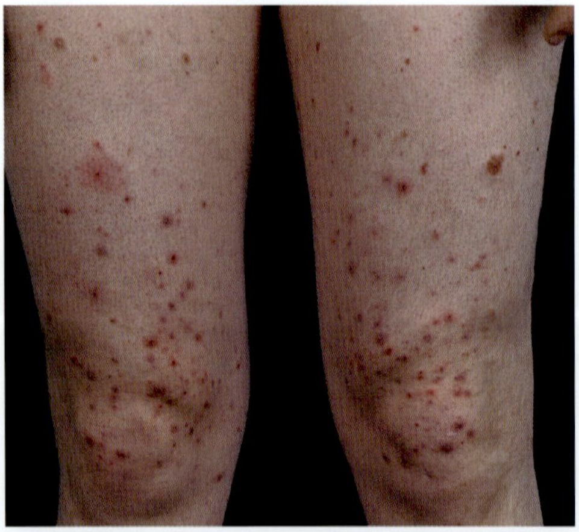

Pityriasis lichenoides et varioliformis acuta (PLEVA): multiple Papeln mit zentraler Nekrose

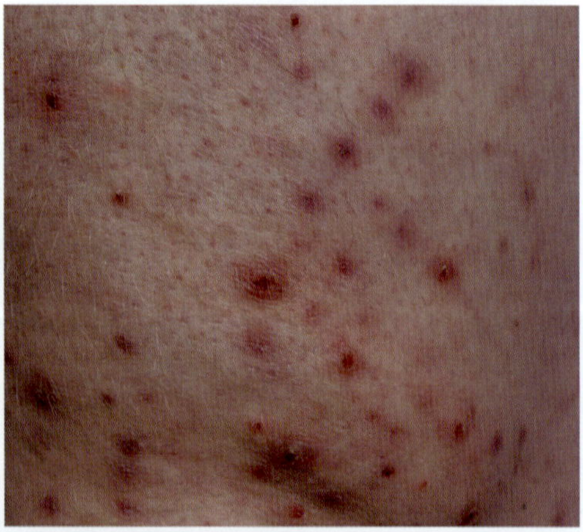

Nahaufnahme: Papeln mit zentraler Nekrose und Kruste

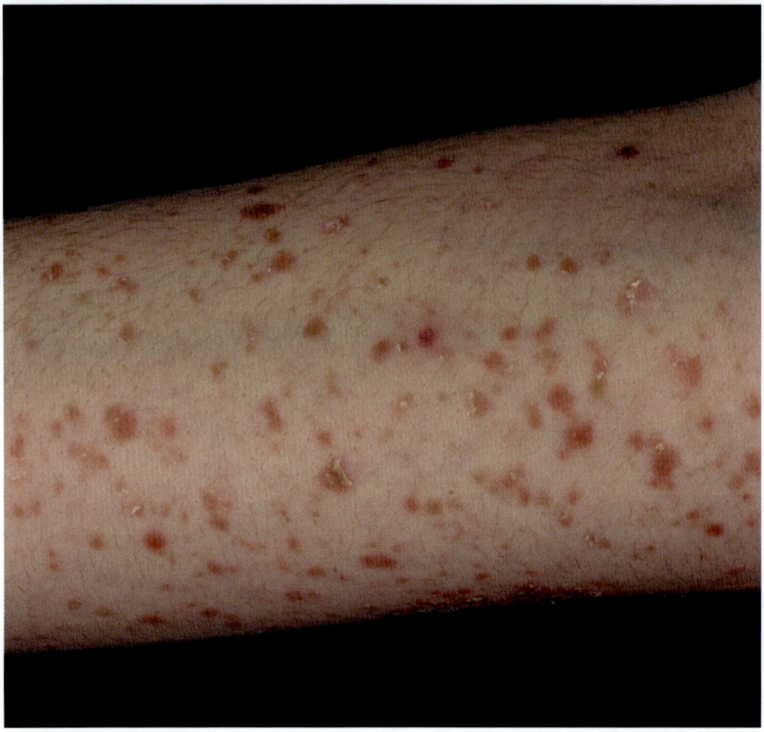

Pityriasis lichenoides et varioliformis chronica (PLC): rot-braune Papeln mit Schuppung

Epidemiologie: Pityriasis lichenoides kann in jedem Alter auftreten, ist jedoch besonders bei Kindern und jungen Erwachsenen häufiger. Die Erkrankung ist selten.

Risikogruppen und Risikofaktoren: vorangegangene Infekte oder Impfungen

Ätiologie und Pathophysiologie: Die genaue Ursache ist unbekannt. Es gibt Theorien, dass eine gestörte T-Zell-mediierte Immunantwort gegen virale oder bakterielle Antigene beteiligt sein könnte. Obwohl man in manchen Fällen eine klonale T-Zell-Population findet, wird davon ausgegangen, dass es sich um einen selbstlimitierenden reaktiven Prozess und nicht um eine Neoplasie handelt.

Klinische Beschreibung und Symptome: PLEVA präsentiert sich mit multiplen roten bis braunen Papeln, die häufig zentral nekrotisch werden und dann mit einer hämorrhagischen Kruste bedeckt sind. Begleitende Symptome können Fieber, Müdigkeit und allgemeines Unwohlsein sein. PLC präsentiert sich mit hellroten, schuppenden Papeln und Plaques, die sich langsamer entwickeln und weniger akut sind als bei PLEVA.

Prädilektionsstellen: Stamm und Extremitäten

Diagnosestellung: Die Diagnose basiert hauptsächlich auf dem klinischen Erscheinungsbild und der Histopathologie.

Dermatopathologie: PLEVA zeigt eine Vakuolisierung der basalen Keratinozyten und zahlreiche Dyskeratosen. In der Dermis findet sich ein keilförmiges Infiltrat aus Lymphozyten, angereichert mit weiteren Entzündungszellen – vornehmlich neutrophile Granulozyten. Erythrozytenextravasate können auffällig sein, jedoch finden sich keine Anzeichen einer Vaskulitis. Bei PLC sind akute Veränderungen wie Erythrozytenextravasate oder Vakuolisierungen der Basalmembranzone weniger dominant und die entzündliche Reaktion ist nicht so intensiv wie bei PLEVA. Stattdessen ist die Epidermis akanthotisch verbreitert und spongiotisch aufgelockert. Als Resultat der längeren Dauer der Erkrankung ist die Epidermis mit Hyper- und Parakeratose bedeckt, was sich klinisch als Schuppung manifestiert.

Sonderform: ulzero-nekrotische Variante mit Fieber

Differentialdiagnosen: lymphomatoide Papulose, Syphilis, Virusexantheme, Psoriasis guttata, Arzneimittelreaktion

Therapie: Schmalband-UVB-Bestrahlung, topische Steroide, Tetrazykline und in schweren Fällen auch Methotrexat, Dapson oder Acitretin

Verlauf: Während PLEVA in der Regel spontan innerhalb weniger Monate abheilt, neigt PLC zu einem chronischen Verlauf mit wiederkehrenden Schüben. In einigen Fällen kann PLC auch in PLEVA übergehen oder umgekehrt. Beide Formen können zu postinflammatorischen Hyperpigmentierungen oder Narbenbildung führen, insbesondere wenn die Läsionen aufgekratzt werden. Generell ist die Prognose jedoch gut.

Khachemoune, A., Blyumin, M. L. (2007): Pityriasis lichenoides: pathophysiology, classification, and treatment. Am. J. Clin. Dermatol. 8(1), 29–36

Pityriasis rosea

Pityriasis rosea ist eine akute, selbstlimitierende, erythrosquamöse Dermatose mit vermutlich viraler Genese.

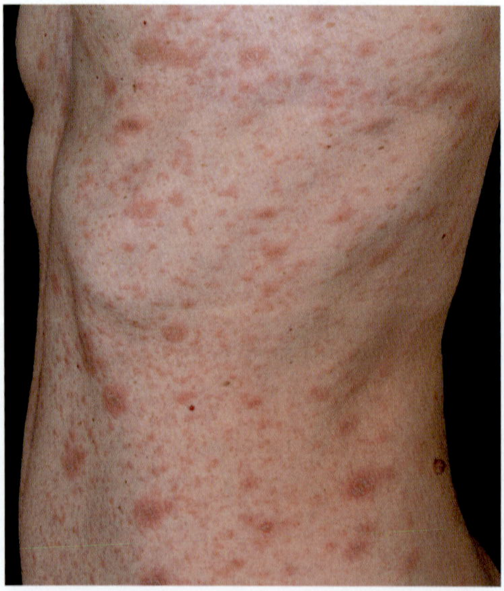

Pityriasis rosea auf heller Haut: lachsrote Papeln und Plaques am Stamm

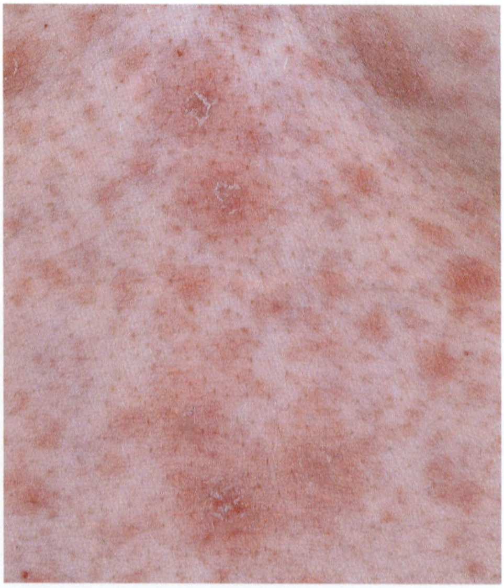

Nahaufnahme: lachsrote Plaques mit Schuppenkrause

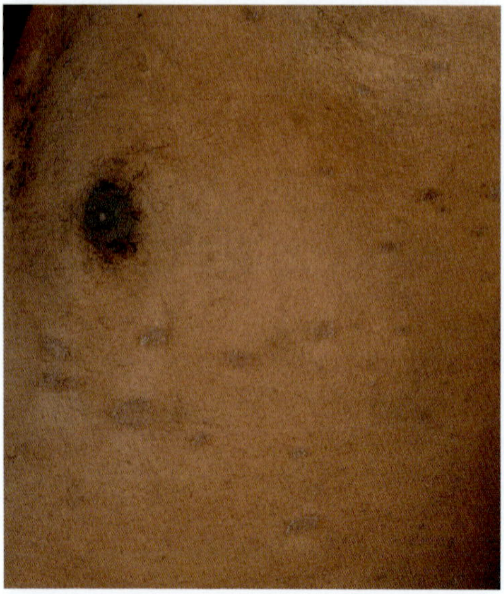

Pityriasis rosea auf dunkler Haut: schuppende Papeln und Plaques am Stamm, das Rot der Entzündung ist nicht zu sehen.

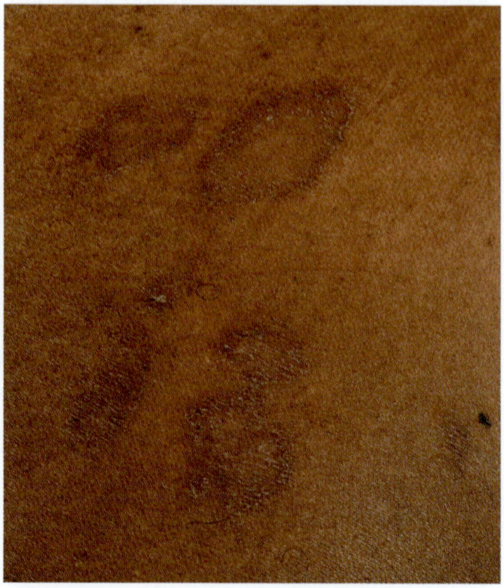

Nahaufnahme: Plaques mit peripherer Schuppenkrause, das Rot der Entzündung ist nicht zu sehen, stattdessen sieht man eine Hyperpigmentierung.

Epidemiologie: Die Erkrankung ist häufig, tritt weltweit auf und betrifft vor allem Jugendliche und junge Erwachsene. Es gibt Hinweise auf saisonale Ausbrüche, wobei Fälle im Frühjahr und Herbst häufiger auftreten können.

Risikogruppen und Risikofaktoren: Jugendliche und junge Erwachsene

Ätiologie und Pathophysiologie: Die genaue Ursache von Pityriasis rosea ist nicht bekannt. Einige Studien deuten auf einen viralen Auslöser hin, insbesondere auf humane Herpesviren (HHV) Typ 6 und 7.

Klinische Beschreibung und Symptome: Typischerweise beginnt die Krankheit mit einer einzelnen, größeren, ovalen, schuppenden Plaque am Rumpf, bekannt als „Herald Patch". Diesem folgen zahlreiche kleinere, ebenfalls schuppende Papeln und Plaques. Die Läsionen konzentrieren sich vorwiegend auf den Rumpf und können am Rücken eine charakteristische, tannenbaumartige Anordnung aufweisen. Die Farbe der Herde variiert von blassrosa bis hellbraun, besonders bei dunkelhäutigen Patient:innen. Die Herde zeigen oft eine Schuppenkrause am Rand. Leichter Juckreiz kann gelegentlich die Hautmanifestationen begleiten. Einige Patient:innen berichten außerdem über grippeähnliche Symptome kurz vor Auftreten der Hauterscheinungen.

Prädilektionsstellen: Die Läsionen treten vorwiegend am Rumpf und an den oberen Extremitäten auf, gelegentlich auch am Hals und an den Beinen.

Diagnosestellung: Die Diagnose basiert in erster Linie auf dem klinischen Erscheinungsbild. Eine Hautbiopsie kann in unklaren Fällen helfen, andere Erkrankungen auszuschließen.

Dermatopathologie: Hügel von Parakeratose bedecken eine spongiotische Dermatitis und in der oberen Dermis findet sich ein perivaskuläres, lymphozytäres Infiltrat.

Sonderformen: Pityriasis rosea inversa befällt hauptsächlich die intertriginösen Bereiche. Bei Kindern können auch vesikuläre Läsionen auftreten. Unter Pityriasis rosea irritata versteht man zerkratzte und superinfizierte Herde.

Differentialdiagnosen: sekundäre Syphilis, Pityriasis versicolor, Ekzeme, Tinea corporis, Psoriasis guttata

Therapie: Pityriasis rosea ist in der Regel selbstlimitierend und meistens ist keine spezifische Behandlung erforderlich. Bei Juckreiz können topische Steroide hilfreich sein. In schweren Fällen oder bei starkem Juckreiz können orale Steroide in Erwägung gezogen werden.

Verlauf: Die Erkrankung heilt in der Regel innerhalb von 6–8 Wochen spontan ab.

Leung, A. K. C., Lam, J. M., Leong, K. F., Hon, K. L. (2021): Pityriasis Rosea: An Updated Review. Curr. Pediatr. Rev. 17(3), 201–211

Pityriasis rubra pilaris

Pityriasis rubra pilaris (PRP) ist eine erythrosquamöse, follikuläre Hauterkrankung unbekannter Ätiologie.

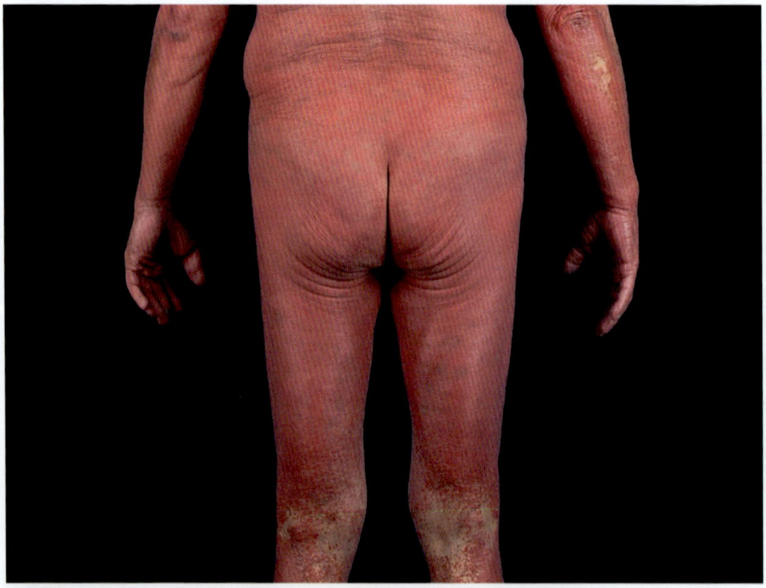

Pityriasis rubra pilaris (PRP): konfluierende Papeln und Plaques, die Inseln normaler Haut freilassen

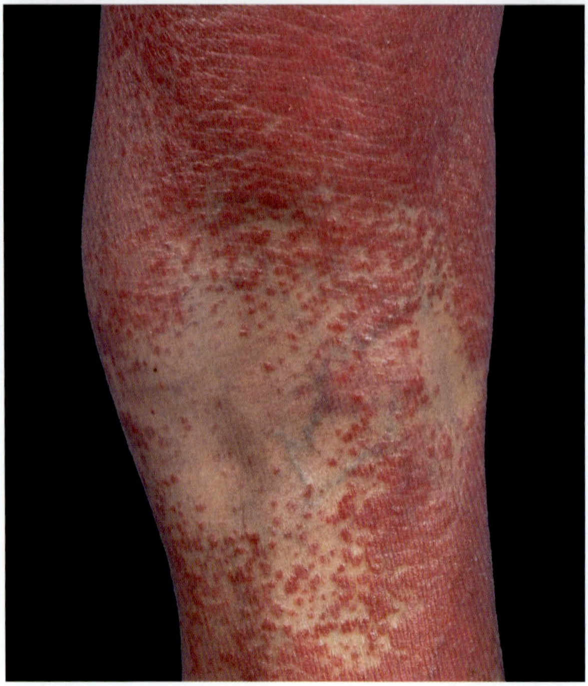

Pityriasis rubra pilaris (PRP): follikuläre Papeln, die zu schuppenden Plaques konfluieren und Inseln normaler Haut freilassen

Epidemiologie: Die Erkrankung ist selten. Die genaue Inzidenz von PRP ist unbekannt, aber es wird geschätzt, dass etwa 1 von 5.000 bis 1 von 50.000 Menschen betroffen ist.

Risikogruppen und Risikofaktoren: Die Krankheit kann in jedem Alter auftreten, betrifft jedoch am häufigsten Menschen zwischen 50 und 60 Jahren. HIV-positive Patient:innen weisen ein erhöhtes Risiko auf.

Ätiologie und Pathophysiologie: Die genaue Ursache von PRP ist unklar, ebenso die Pathogenese. Die seltene erbliche Form von PRP geht mit Mutationen im CARD14-Gen einher, einem Gen, das auch bei Psoriasis eine Rolle spielt. Man vermutet, dass eine genetisch bedingte Suszeptibilität in Kombination mit einem exogenen Triggerfaktor zum Ausbruch der Erkrankung führt.

Klinische Beschreibung und Symptome: PRP präsentiert sich mit scharf begrenzten, follikulären, schuppenden Papeln mit orange-rotem Farbton. Diese Papeln neigen dazu, zu größeren Plaques zu konfluieren, wobei dazwischen klar abgegrenzte Bereiche normaler Haut erkennbar sind. In vielen Fällen findet sich auch eine orange-rote Hyperkeratose der Handflächen und Fußsohlen. In einigen Fällen kommt es zum Befall nahezu des gesamten Integuments im Sinne einer Erythrodermie, auch Nagelbefall und Alopezie sind möglich.

Prädilektionsstellen: Stamm, Extremitäten und vor allem Hand- und Fußflächen

Diagnosestellung: Die Diagnose basiert hauptsächlich auf klinischen Befunden, kann aber durch eine Hautbiopsie bestätigt werden. Da PRP jedoch häufig uncharakteristische histopathologische Veränderungen mit Ähnlichkeit zur Psoriasis aufweist, wird die Diagnose zuweilen nach Ausschluss anderer Dermatosen, insbesondere einer Psoriasis, gestellt.

Dermatopathologie: Es finden sich eine horizontal und vertikal alternierende Hyper- und Parakeratose, eine Akanthose der Epidermis und ein schütteres lymphozytäres Infiltrat in der oberen Dermis.

Klassifikation und Sonderformen: Es gibt sechs Sonderformen von PRP. Typ I ist die häufigste Form und bezeichnet die klassische Form bei Erwachsenen. Typ II (atypische Erwachsenenform) ist ähnlich wie Typ I, aber mit längerem Verlauf und weniger charakteristischen Symptomen. Typ III–V beschreiben juvenile Formen, wobei beim Typ IV nur die Handflächen und Fußsohlen befallen sind (lokalisierte juvenile Form). Typ VI schließlich bezeichnet jene Form der PRP, die mit einer HIV-Infektion assoziiert ist.

Differentialdiagnosen: Psoriasis, Lichen ruber planus, Ekzem, Ichthyosis vulgaris, andere Hauterkrankungen, die mit Erythrodermie einhergehen

Therapie: Die Behandlung kann systemische Retinoide (z. B. Acitretin), Methotrexat, topische oder systemische Steroide und in therapierefraktären Fällen auch Biologika wie TNF-α-Inhibitoren umfassen.

Verlauf: Der Verlauf von PRP ist variabel. Einige Formen wie Typ I remittieren innerhalb weniger Jahre spontan, während andere wie Typ II einen längeren Verlauf haben können.

Wang, D., Chong, V. C., Chong, W. S., Oon, H. H. (2018): A Review on Pityriasis Rubra Pilaris. Am. J. Clin. Dermatol. 19(3), 377–390

Pityriasis versicolor

Pityriasis versicolor ist eine oberflächliche Pilzinfektion der Haut, die durch eine Überwucherung von Hefepilzen der Gattung Malassezia verursacht wird.

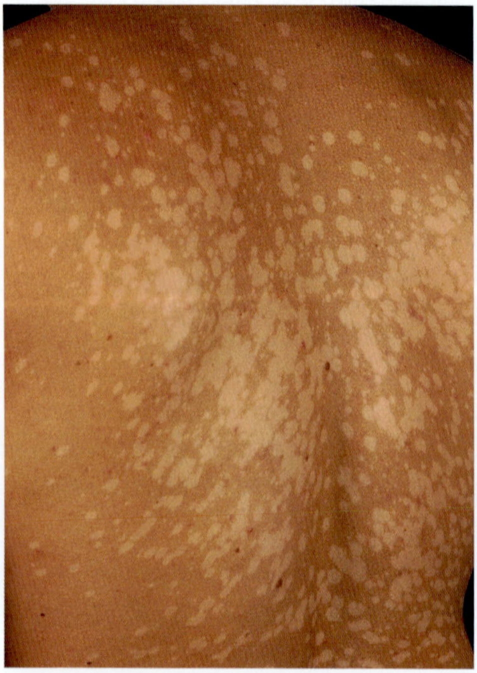

Pityriasis versicolor: hypopigmentierte Variante

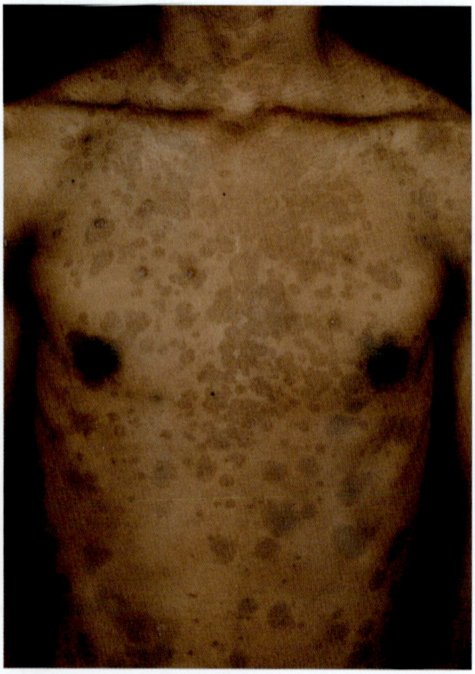

Pityriasis versicolor: hyperpigmentierte Variante

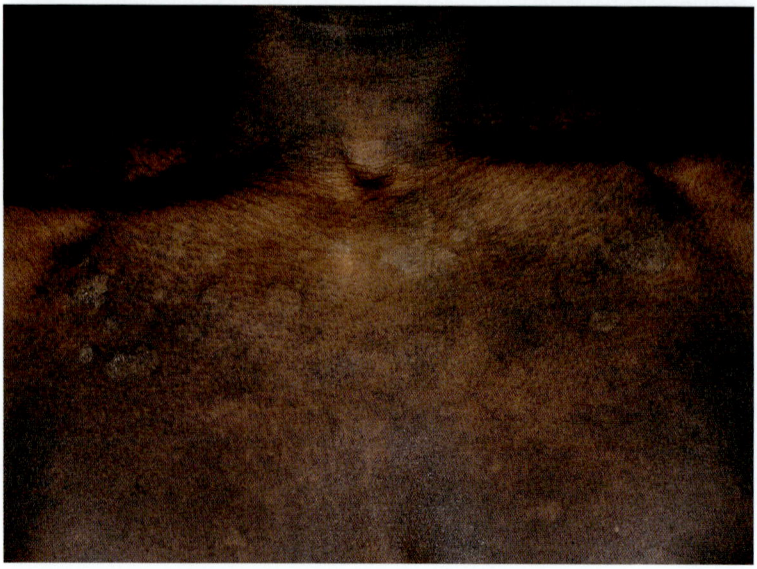

Pityriasis versicolor auf dunkler Haut: Man sieht die Herde nur aufgrund der feinlamellären Schuppung.

Epidemiologie: Pityriasis versicolor ist weltweit verbreitet. In warmen und feuchten Klimazonen tritt sie häufiger auf und kann bis zu 40 % der Bevölkerung betreffen.

Risikogruppen und Risikofaktoren: Junge Erwachsene sind häufiger betroffen. Der Aufenthalt in warmen und feuchten Klimazonen sowie sportliche Aktivität, die mit vermehrtem Schwitzen – besonders in Kombination mit enganliegender Kleidung – verbunden ist, erhöhen das Risiko. Auch Immunsuppression stellt einen Risikofaktor dar.

Ätiologie und Pathophysiologie: Die Erkrankung wird durch Hefepilze der Gattung Malassezia verursacht, die auch unter physiologischen Bedingungen auf menschlicher Haut vorkommen. Malassezia ist eine Gattung lipophiler Pilze, die mehrere Arten umfasst wie z. B. *Malassezia furfur*. Unter günstigen Bedingungen wie feuchtwarmem Klima, Immunsuppression oder Verschiebungen im Mikrobiom der Haut können diese Hefepilze überwuchern und Hauterscheinungen verursachen. Die Hefepilze produzieren Substanzen, die die Melaninsynthese hemmen und UV-Licht absorbieren, was die hypopigmentierte Variante der Erkrankung erklärt. Bei der hyperpigmentierten Variante hingegen führen von den Pilzen produzierte Substanzen zu einer Vergrößerung der Melanosomen.

Klinische Beschreibung und Symptome: Die Erkrankung ist durch symptomlose, runde oder ovale Flecken gekennzeichnet, die entweder heller (hypopigmentiert) oder dunkler (hyperpigmentiert) als die umgebende Haut sein können. Typisch ist eine feine, perifollikulär betonte Schuppung, die besser mit dem Dermatoskop dargestellt werden kann.

Prädilektionsstellen: Die häufigsten befallenen Stellen sind der Rumpf und die Arme.

Diagnosestellung: Die Diagnose wird meist einfach klinisch gestellt werden, kann aber im Zweifel durch den mikroskopischen Nachweis von Hefezellen und Hyphen in abgeschabten Schuppen bestätigt werden.

Differentialdiagnosen: Vitiligo, Pityriasis rosea, Pityriasis alba

Therapie: topische Antimykotika (z. B. Ketoconazol, Selendisulfid-Shampoo), systemische Antimykotika bei ausgedehnten Fällen (z. B. Fluconazol, Itraconazol), Vermeidung begünstigender Faktoren zur Rezidivprophylaxe

Verlauf: Die Erkrankung ist harmlos und oft nur kosmetisch störend. Die Behandlung von Pityriasis versicolor ist in der Regel effektiv, jedoch sind Rezidive häufig, insbesondere in warmen und feuchten Klimazonen.

Die Hypo- oder Hyperpigmentierung kann nach erfolgreicher Behandlung noch einige Wochen bis Monate bestehen bleiben.

Łabędź, N., Navarrete-Dechent, C., Kubisiak-Rzepczyk, H., Bowszyc-Dmochowska, M., Pogorzelska-Antkowiak, A., Pietkiewicz, P. (2023): Pityriasis Versicolor – A Narrative Review on the Diagnosis and Management. Life (Basel) 13(10), 2097

Plattenepithelkarzinom

Das Plattenepithelkarzinom der Haut ist eine maligne epitheliale Neoplasie, die von den Keratinozyten ausgeht und eine Differenzierung in Richtung verhornendes Plattenepithel aufweist.

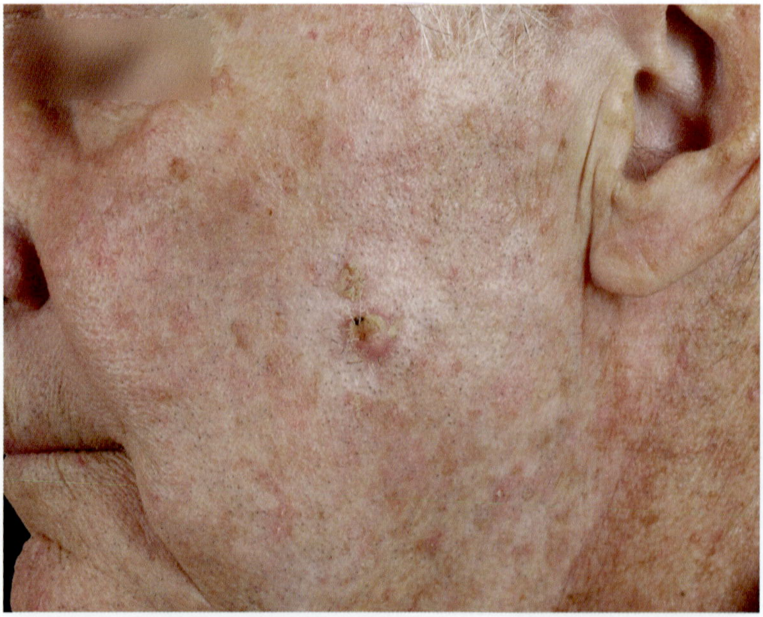

Plattenepithelkarzinom: hochdifferenziert, an der Wange mit Keratinauflagerungen auf chronisch UV-geschädigter Haut

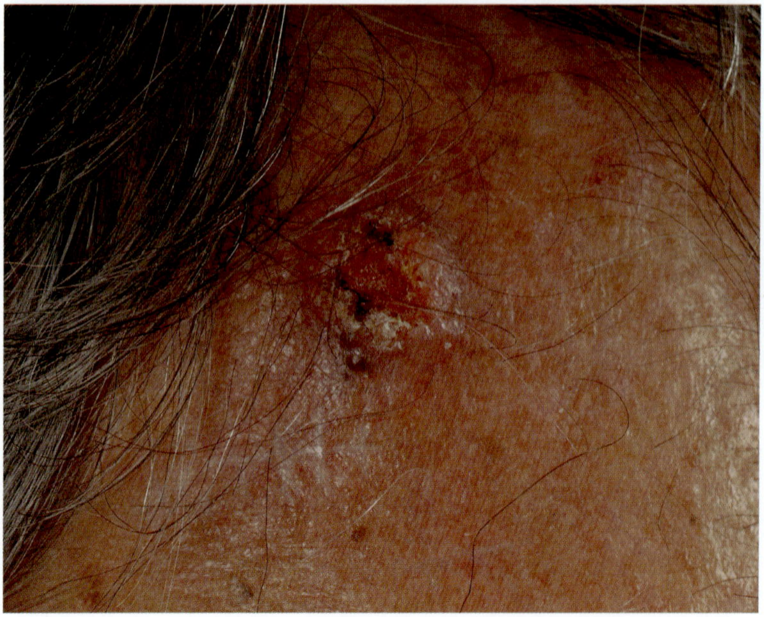

Plattenepithelkarzinom mit Ulzeration im Zentrum sowie Schuppen und Krusten

Epidemiologie: Das Plattenepithelkarzinom ist weltweit verbreitet und macht etwa 20 % aller Hautkrebsfälle aus. Es ist nach dem Basalzellkarzinom die zweithäufigste maligne Neoplasie der Haut. Die Inzidenz steigt mit dem Alter an, vor allem nach dem 50. Lebensjahr.

Risikogruppen und Risikofaktoren: Zu den Risikogruppen zählen Personen mit heller Haut und langjähriger Sonnenexposition, immunsupprimierte Patient:innen, insbesondere nach Organtransplantationen, sowie Menschen mit chronischen Entzündungen (z. B. Lichen sclerosus) oder Narben (z. B. Verbrennungsnarben). Risikofaktoren umfassen neben UV-Strahlung chemische Karzinogene wie Arsen und Rauchinhaltsstoffe sowie Infektionen mit humanen Papillomaviren (HPV), insbesondere vom Hochrisikotyp wie HPV 16 und 18.

Ätiologie und Pathophysiologie: UV-Strahlung induziert DNA-Schäden in den Keratinozyten, die zu Mutationen in Onkogenen und Tumorsuppressorgenen führen können. Eine Infektion mit HPV kann durch die Integration von Virus-DNA in das Wirtsgenom und Aktivierung von Onkogenen sowie Inaktivierung kritischer Tumorsuppressorgene die Karzinogenese vorantreiben.

Klinische Beschreibung und Symptome: Klinisch präsentiert sich das hochdifferenzierte Plattenepithelkarzinom typischerweise als ein erythematöser, verhornter Knoten mit Schuppung. Dermatoskopisch sind häufig Hämorrhagien innerhalb der verhornten Bereiche, auffällige Gefäßstrukturen und gelegentlich weiße Kreise um die Follikelöffnungen erkennbar. Im Gegensatz dazu zeigen weniger differenzierte Karzinome eine geringe bis keine Verhornung und zeichnen sich dermatoskopisch durch prominente Gefäßmuster aus. Zudem können diese Formen Ulzerationen und Krusten aufweisen.

Prädilektionsstellen: Die häufigsten Lokalisationen sind chronisch lichtexponierte Hautareale wie Gesicht, Unterlippe, Ohren, Hände und Unterarme. HPV-induzierte Plattenepithelkarzinome treten vorwiegend im Genitalbereich auf.

Diagnosestellung: Die Diagnose wird bei klinischem Verdacht durch eine Biopsie mit histopathologischer Untersuchung bestätigt. Nicht-invasive diagnostische Verfahren wie die Dermatoskopie, die Konfokalmikroskopie oder die optische Kohärenztomografie können im Zweifelsfall die klinische Diagnose und die Abgrenzung zu anderen Neoplasien der Haut erleichtern.

Dermatopathologie: Es finden sich von der Epidermis ausgehende Aggregate neoplastischer Keratinozyten.

Klassifikation und Sonderformen: Sonderformen des Plattenepithelkarzinoms sind das verruköse Karzinom, eine weniger aggressive Form, die häufig an den Extremitäten auftritt, sowie das Keratoakanthom, eine hochdifferenzierte Variante, die auch multipel auftreten kann und in vielen Fällen spontan regrediert.

Differentialdiagnosen: Differentialdiagnostisch abzugrenzen sind andere maligne Neoplasien der Haut wie Basalzellkarzinome und Melanome sowie nicht-invasive keratinozytäre Neoplasien wie aktinische Keratosen und Morbus Bowen, aber auch gutartige Neubildungen wie seborrhoische Keratosen.

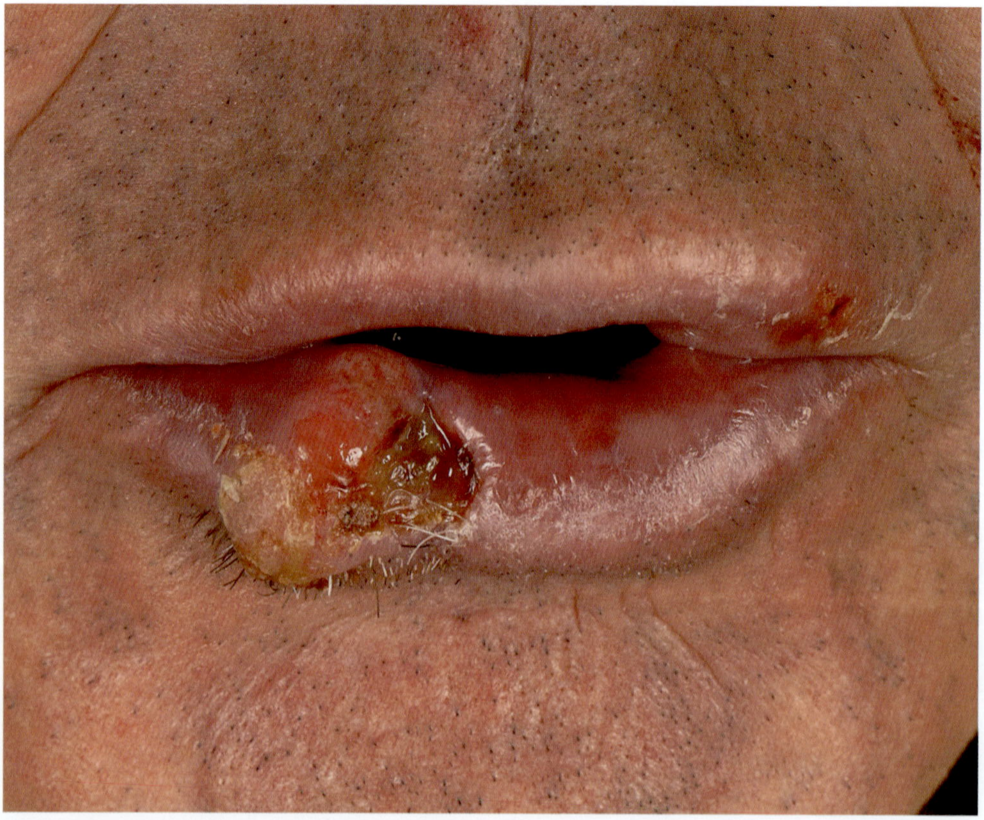

Ulzeriertes Plattenepithelkarzinom an der Unterlippe

Therapie: Die primäre Behandlung ist die chirurgische Exzision mit histologischer Schnittrandkontrolle. Bei inoperablen Fällen können Chemotherapie, Strahlentherapie, zielgerichtete Therapien mit EGFR-Inhibitoren wie Cetuximab sowie eine Immuntherapie mit Checkpoint-Inhibitoren wie Pembrolizumab oder Nivolumab zum Einsatz kommen.

Verlauf: Früh erkannt ist das Plattenepithelkarzinom in der Regel gut behandelbar und hat eine günstige Prognose. Bei größeren, invasiven Tumoren oder Metastasierung ist der Verlauf jedoch ernster, insbesondere bei immunsupprimierten Patient:innen.

Winge, M. C. G., Kellman, L. N., Guo, K., Tang, J. Y., Swetter, S. M., Aasi, S. Z., Sarin, K. Y., Chang, A. L. S., Khavari, P. A. (2023): Advances in cutaneous squamous cell carcinoma. Nat. Rev. Cancer 23(7), 430–449

Polymorphe Lichtdermatose

Die polymorphe Lichtdermatose (PLD) ist durch eine abnorme Reaktion der Haut auf ultraviolette (UV) Strahlung gekennzeichnet.

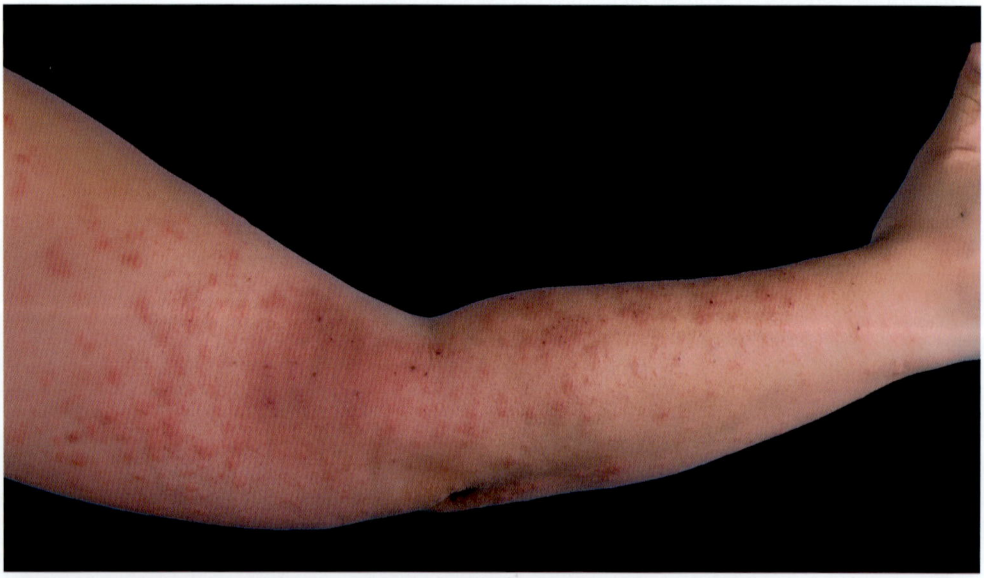

Polymorphe Lichtdermatose am Arm: multiple Papeln an der Streckseite

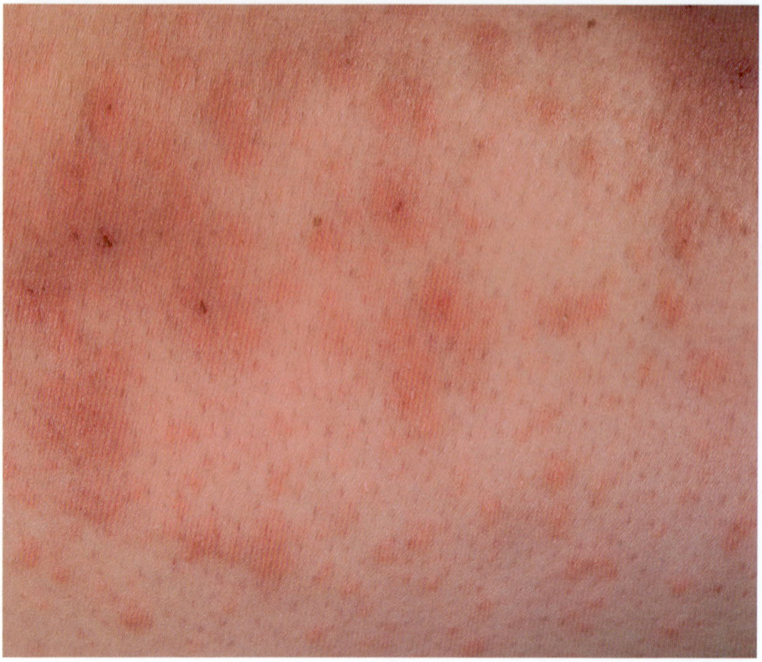

Nahaufnahme: multiple Papeln, wobei einige eine zentrale Kruste aufweisen

Epidemiologie: PLD ist besonders in gemäßigten Breiten weit verbreitet und ist die häufigste lichtinduzierte Hauterkrankung in diesen Regionen. Die Erkrankung tritt typischerweise im Frühjahr oder Frühsommer auf, wenn die Haut vermehrt dem Sonnenlicht ausgesetzt ist.

Risikogruppen und Risikofaktoren: PLD betrifft vor allem junge Erwachsene und Personen mit heller Haut sowie überwiegend Frauen. Es gibt Hinweise auf eine genetische Komponente, da PLD in bestimmten Familien häufiger vorkommt.

Ätiologie und Pathophysiologie: PLD wird als verzögerte Überempfindlichkeitsreaktion (Typ IV) auf ein nicht identifiziertes endogenes Antigen betrachtet, das durch UV-Licht aktiviert wird. Verschiedene Wellenlängen (UV-A und UV-B) können eine PLD auslösen, aber UV-A-Strahlung ist häufiger beteiligt. Bei der ersten Exposition gegenüber UV-Licht kommt es zur Bildung von fotoinduzierten Antigenen in der Haut, was zur Sensibilisierung und einer T-Zell-vermittelten Immunreaktion bei weiterer Exposition führt.

Klinische Beschreibung und Symptome: Klinische Symptome umfassen erythematöse, juckende Papeln, Plaques oder Blasen, die Stunden bis Tage nach der Sonnenexposition erscheinen. Die Läsionen klingen innerhalb weniger Tage bis Wochen ohne Narbenbildung ab.

Prädilektionsstellen: Die Erkrankung betrifft vor allem Hautbereiche, die dem Sonnenlicht ausgesetzt sind wie Gesicht, Hals, Dekolleté, Unterarme und Hände.

Diagnosestellung: Die Diagnose wird primär anhand der Anamnese und des klinischen Bilds gestellt. Fototests mit UV-A und/oder UV-B können zur Bestätigung der Diagnose verwendet werden.

Dermatopathologie: Es zeigt sich ein Ödem der papillären Dermis sowie ein lymphozytäres Entzündungsinfiltrat.

Differentialdiagnosen: Zu den Differentialdiagnosen gehören unter anderem Lupus erythematodes, fototoxische und fotoallergische Reaktionen sowie Sonnenbrand (Erythema solare).

Therapie: Therapeutische Ansätze umfassen Lichtschutz und die Anwendung von topischen Kortikosteroiden. In schweren Fällen oder bei häufigen Rezidiven kann eine prophylaktische Fototherapie („UV-Hardening") erwogen werden. Außerdem kann die Einnahme von Antimalariamitteln in Betracht gezogen werden.

Verlauf: PLD ist eine chronisch rezidivierende Erkrankung, die in der Regel im Frühling beginnt und sich im Sommer fortsetzt. Bei manchen Patient:innen kann sich die Lichttoleranz der Haut im Laufe des Sommers verbessern. Der Verlauf der PLD ist stark variabel und kann von Jahr zu Jahr in ihrer Intensität variieren.

Hönigsmann, H. (2008): Polymorphous light eruption. Photodermatol. Photoimmunol. Photomed. 24(3), 155–161

Polymorphe Schwangerschaftsdermatose

Die polymorphe Schwangerschaftsdermatose ist durch das Auftreten von juckenden Papeln und Plaques in der späten Schwangerschaft gekennzeichnet. Die Erkrankung ist auch unter dem Akronym PUPPP (engl. für „pruritic urticarial papules and plaques of pregnancy") bekannt.

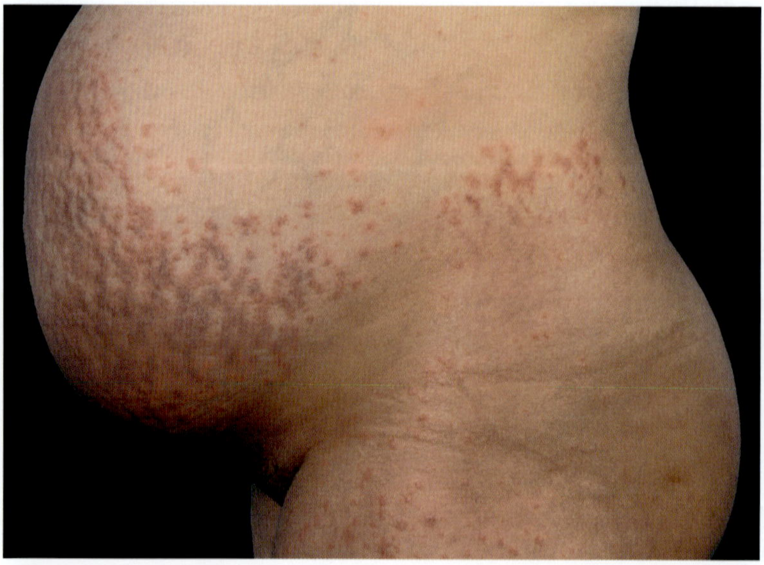

Polymorphe Schwangerschaftsdermatose: Papeln im Bereich der Dehnungsstreifen am Bauch und an den Oberschenkeln

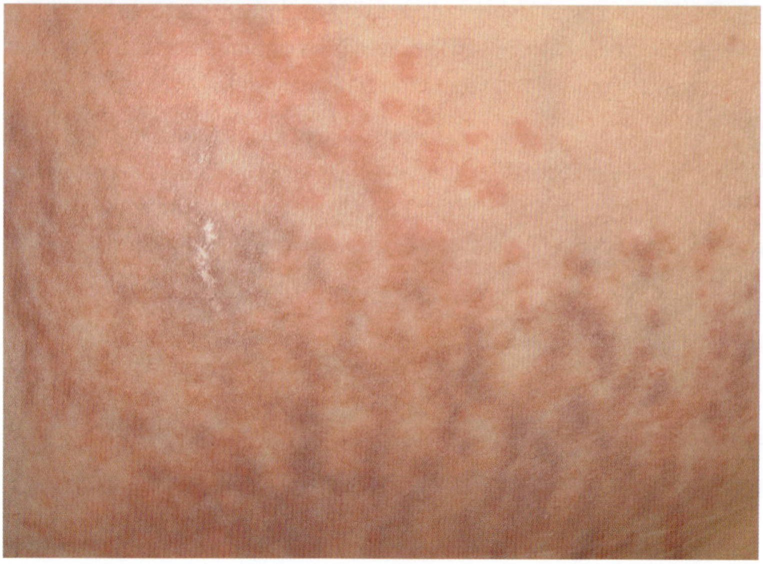

Nahaufnahme: erythematöse Papeln im Bereich der Dehnungsstreifen

Epidemiologie: Die genaue Prävalenz ist unbekannt, aber es wird geschätzt, dass etwa 1 von 120 bis 1 von 200 Schwangeren betroffen ist.

Risikogruppen und Risikofaktoren: Risikogruppen umfassen erstgebärende Frauen, Frauen mit Mehrlingsschwangerschaften und solche mit einem größeren Gewichtszuwachs während der Schwangerschaft. Ein erhöhtes Risiko besteht auch bei Frauen mit männlichen Föten.

Ätiologie und Pathophysiologie: Die Pathogenese der Erkrankung ist unklar. Eine gängige Hypothese besagt, dass fötale Zellen in der Haut der Mutter eine Immunreaktion auslösen, eine andere Theorie geht davon aus, dass die schnelle Dehnung der Bauchhaut während der Schwangerschaft das Bindegewebe schädigt und die Erkrankung auslöst. Daneben werden auch hormonelle und immunologische Ursachen diskutiert, allerdings sind all diese Hypothesen nicht umfassend durch Forschungsdaten belegt.

Klinische Beschreibung und Symptome: Die polymorphe Schwangerschaftsdermatose tritt bevorzugt im dritten Trimester auf und äußert sich in Form juckender Papeln und Plaques. Die Hauterscheinungen finden sich vor allem am Abdomen und typischerweise im Bereich der Dehnungsstreifen. Charakteristisch ist eine Aussparung des Nabelbereichs.

Dermatopathologie: spongiotische Dermatitis mit lymphozytärem Infiltrat in der oberen Dermis mit beigemengten eosinophilen Granulozyten

Prädilektionsstellen: Die häufigsten Stellen sind der Bauch, insbesondere im Bereich der Dehnungsstreifen, sowie die Oberschenkel, Arme und das Gesäß. Das Gesicht und der Hals bleiben in der Regel ausgespart.

Diagnosestellung: Die Diagnose basiert auf dem klinischen Erscheinungsbild und dem Zeitpunkt des Auftretens während der Schwangerschaft. Eine Hautbiopsie kann zur Bestätigung herangezogen werden, ist aber selten notwendig.

Differentialdiagnosen: Andere Schwangerschaftsdermatosen wie Schwangerschaftscholestase, Herpes gestationis und Prurigo gestationis müssen ausgeschlossen werden.

Therapie: Die Behandlung zielt darauf ab, den Juckreiz zu lindern und umfasst vor allem topische Steroide und Pflegecremen. In schweren Fällen können orale Steroide erforderlich sein.

Verlauf: Die polymorphe Schwangerschaftsdermatose heilt in der Regel nach der Geburt innerhalb weniger Wochen ab und hat keine weiteren Auswirkungen auf Mutter und Fötus.

Taylor, D., Pappo, E., Aronson, I. K. (2016): Polymorphic eruption of pregnancy. Clin. Dermatol. 34(3), 383–391

Porokeratosen

Porokeratosen sind eine Gruppe genetisch bedingter Störungen der Keratinisierung, deren Gemeinsamkeit das Vorhandensein einer kornoiden Lamelle ist.

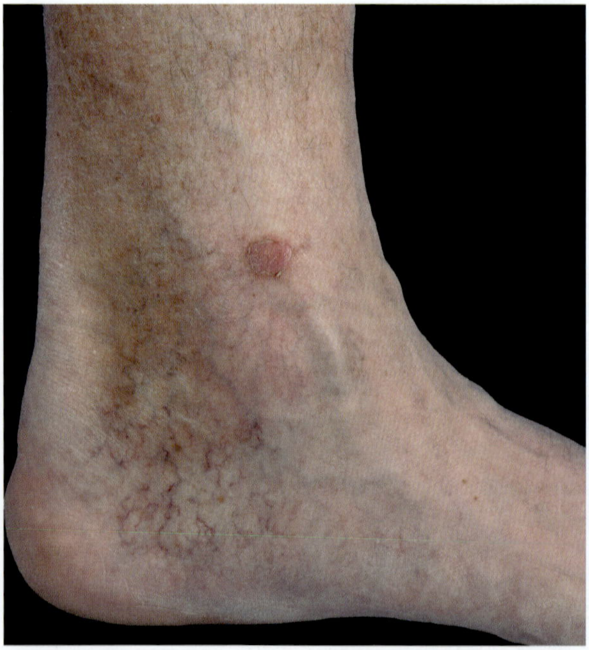

Aktinische Porokeratose: singulärer Herd am distalen Unterschenkel

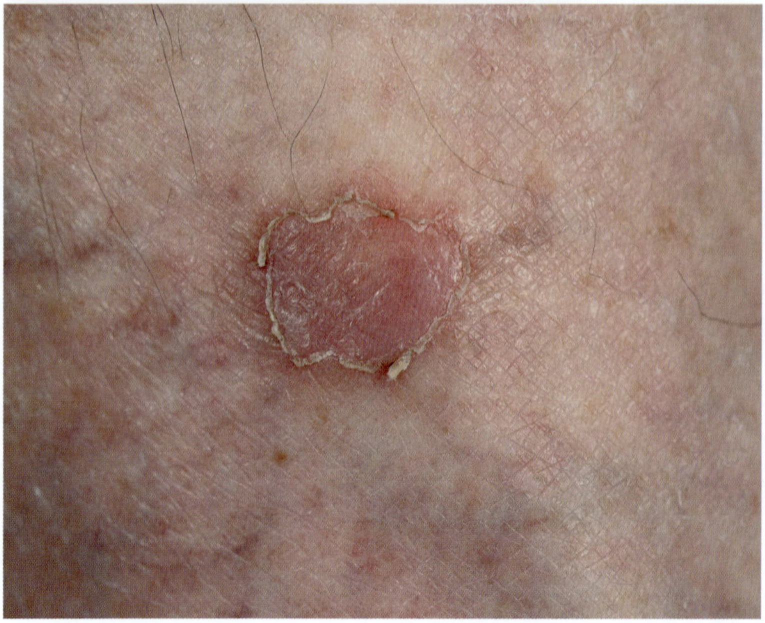

Nahaufnahme: singulärer Herd mit kornoider Lamelle am Rand

Epidemiologie: Es handelt sich um seltene Erkrankungen mit variabler Inzidenz. Einige Subtypen bevorzugen spezifische Altersgruppen. So findet man die häufigste Form, die disseminierte, superfizielle, aktinische Porokeratose (DSAP), bevorzugt bei älteren Personen, während die Porokeratosis Mibelli eher bei Jugendlichen in Erscheinung tritt.

Risikogruppen und Risikofaktoren: Ein erhöhtes Risiko findet sich sowohl bei positiver Familienanamnese als auch bei immunsupprimierten Personen, insbesondere nach Organtransplantationen. Chronische UV-Exposition ist ein Triggerfaktor und kann auch zur Verschlechterung führen.

Ätiologie und Pathophysiologie: Porokeratosen sind klonale Erkrankungen der Keratinozyten, die durch Mutationen in verschiedenen Genen ausgelöst werden können. Die genetischen Ursachen unterscheiden sich je nach Subtyp. Zu den bekanntesten Genen zählen das MVK-Gen sowie das SART3-Gen. Diese Gene spielen eine Rolle in verschiedenen Prozessen der Keratinisierung und Mutationen in diesen Genen führen zu Störungen dieses Vorgangs. Ausdruck der Keratinisierungsstörung ist eine säulenförmige Parakeratose, die sogenannte kornoide Lamelle.

Klinische Beschreibung und Symptome: Es finden sich singuläre oder multiple Plaques mit atrophem Zentrum und einem erhabenen, hyperkeratotischen Rand, der der kornoiden Lamelle entspricht. Die kornoide Lamelle ist besser mit dem Dermatoskop sichtbar.

Prädilektionsstellen: sonnenexponierte Bereiche für DSAP sowie palmoplantar bei Porokeratosis plantaris, palmaris et disseminata

Diagnosestellung: typisches klinisches und dermatoskopisches Erscheinungsbild mit Bestätigung der Diagnose durch Nachweis der kornoiden Lamelle in der Histopathologie

Dermatopathologie: Die Epidermis zeigt eine Atrophie und besteht lediglich aus einigen wenigen Zellschichten. In der Hornschicht findet sich typischerweise an umschriebener Stelle eine säulenförmige Parakeratose, die der kornoiden Lamelle entspricht. Falls diese spezifische Zone im histologischen Schnitt nicht erfasst wurde, ist die Diagnose schwierig.

Klassifikation und Sonderformen: Porokeratosis Mibelli tritt oft im Kindesalter oder in der Jugend auf und ist durch einzelne oder mehrere größere Läsionen gekennzeichnet. Die disseminierte superfizielle aktinische Porokeratose (DSAP) manifestiert sich meist in der zweiten Lebenshälfte und ist durch zahlreiche kleine Herde an sonnenexponierten Stellen, insbesondere an Unterschenkeln und Unterarmen, charakterisiert. Die lineare Porokeratose zeichnet sich durch streifenförmige Läsionen entlang der Blaschko-Linien aus und ist oft bereits bei der Geburt oder im frühen Kindesalter sichtbar. Die seltene Porokeratosis plantaris, palmaris et disseminata (PPPD) betrifft vorwiegend Handflächen und Fußsohlen und ist durch kleine, punktförmige, hyperkeratotische Läsionen gekennzeichnet.

Therapie: Zum Einsatz kommen topische Retinoide wie Tretinoin oder Tazaroten sowie keratolytische Substanzen wie Salicylsäure oder Harnstoff. Bei DSAP werden auch 5-Fluoruracil und Imiquimod sowie eine fotodynamische Therapie eingesetzt. Einzelne Herde können auch mit Kryotherapie oder Lasertherapie behandelt werden. Bei ausgedehnten oder schweren Fällen können systemische Retinoide wie Acitretin oder Isotretinoin in Betracht gezogen werden.

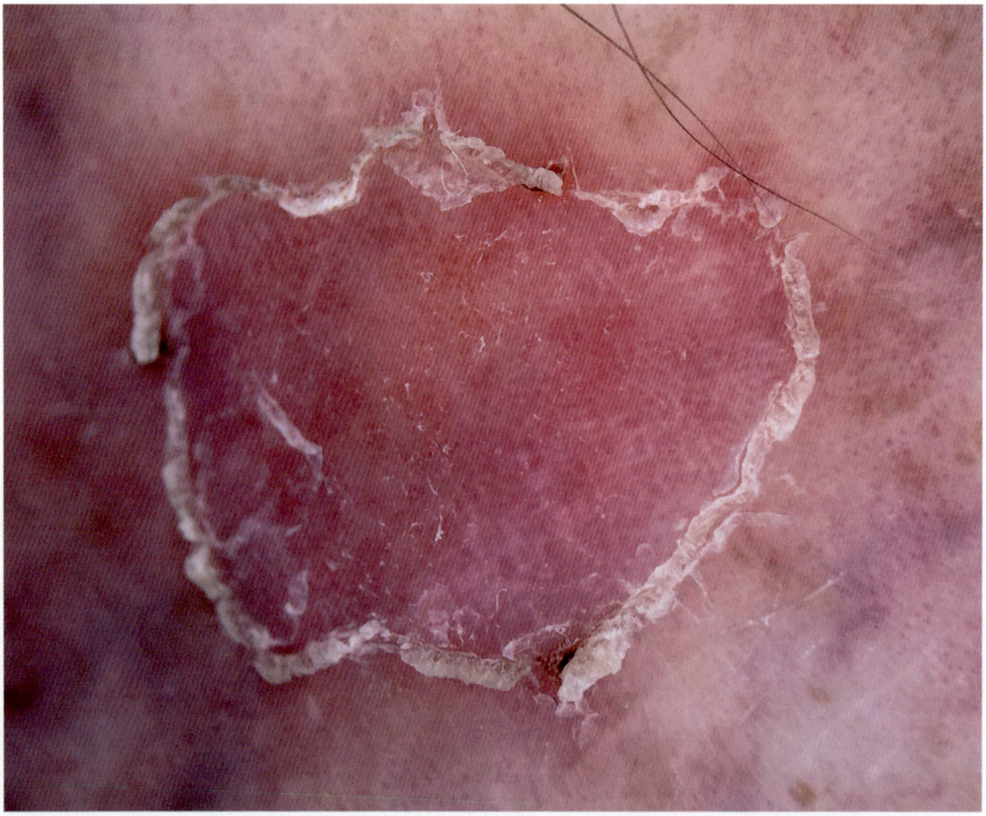

Aktinische Porokeratose, Dermatoskopie: kornoide Lamelle am Rand, punktförmige Gefäße im Zentrum

Verlauf: Porokeratosen sind in der Regel chronische Erkrankungen mit einem schleichenden, oft progressiven Verlauf. Ein wichtiges Merkmal ist das potenzielle Risiko einer malignen Transformation, insbesondere in Plattenepithelkarzinome. Dieses Risiko variiert je nach Porokeratose-Typ und kann durch UV-Exposition erhöht werden.

Kanitakis, J. (2014): Porokeratoses: an update of clinical, aetiopathogenic and therapeutic features. Eur. J. Dermatol. 24(5), 533–544

Porphyria cutanea tarda

Porphyria cutanea tarda (PCT) ist eine der häufigsten Formen der Porphyrien und wird durch eine gestörte Aktivität des Enzyms Uroporphyrinogen-Decarboxylase charakterisiert.

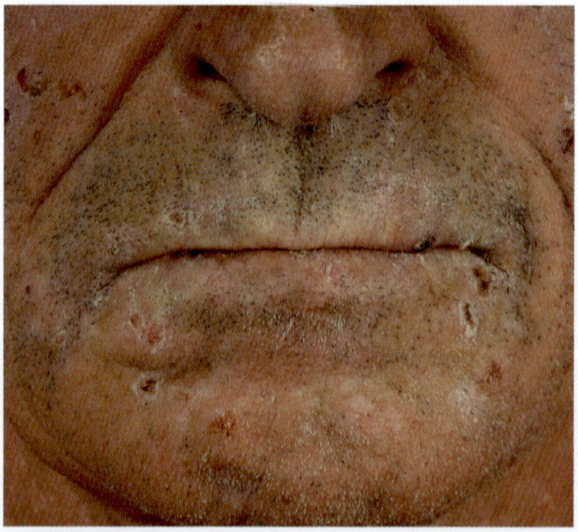

Porphyria cutanea tarda (PCT): multiple krustenbedeckte Erosionen im Gesicht

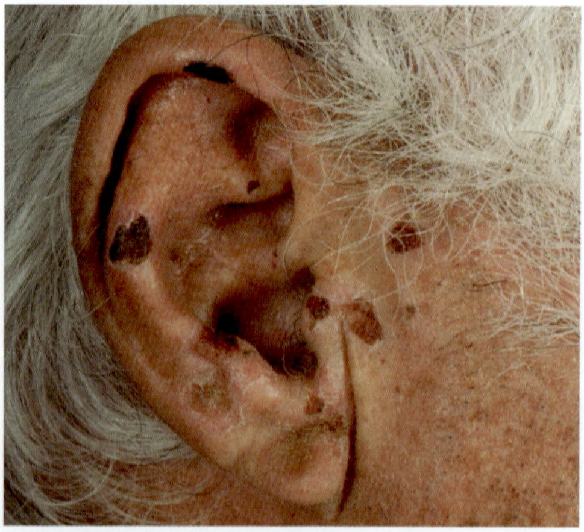

Porphyria cutanea tarda (PCT): multiple krustenbedeckte Erosionen und Ulcera am Ohr

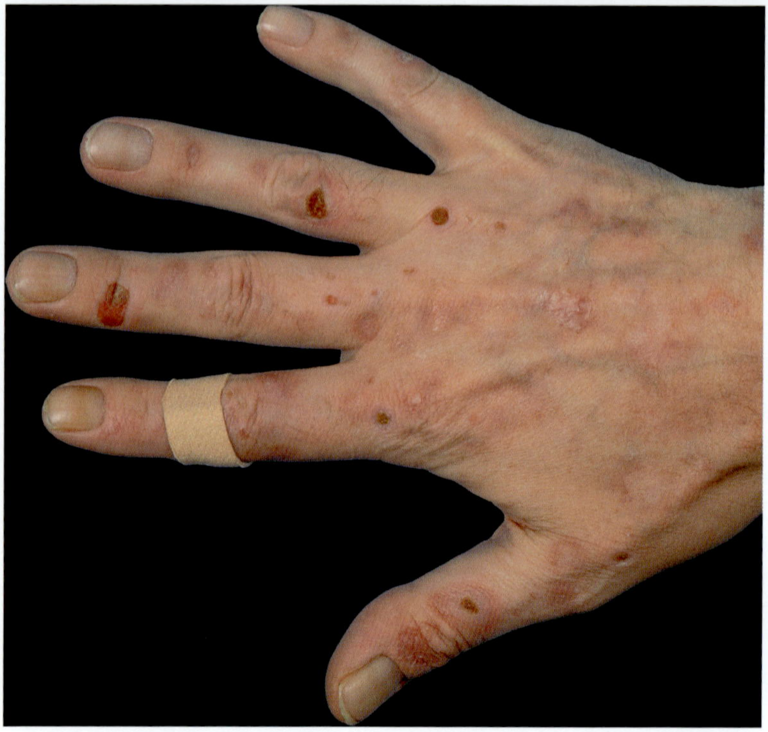

Porphyria cutanea tarda (PCT): multiple krustenbedeckte Erosionen und Blasen an der Hand

Epidemiologie: PCT ist selten, betrifft Männer häufiger als Frauen und wird meistens im mittleren Erwachsenenalter diagnostiziert. PCT kann erblich oder erworben sein, wobei die erworbene Form deutlich häufiger ist als die angeborene.

Risikogruppen und Risikofaktoren: Zu den Risikofaktoren gehören Alkoholmissbrauch, Hepatitis C, HIV, Östrogentherapie sowie die Einnahme gewisser Medikamente. Menschen mit einer Familiengeschichte von PCT sind ebenfalls stärker gefährdet.

Ätiologie und Pathophysiologie: Die Krankheit entsteht durch eine gestörte Uroporphyrinogen-Decarboxylase-Aktivität in der Leber, was zu einem Überschuss an Porphyrinen führt, die sich in der Haut ablagern. Die Porphyrine absorbieren Licht und es entstehen freie Sauerstoffradikale, die zur Gewebeschädigung führen.

Klinische Beschreibung und Symptome: Symptome sind unter anderem erhöhte Hautempfindlichkeit gegenüber Sonnenlicht mit Blasenbildung. Die Hautherde heilen narbig ab und es kommt auch typischerweise zur Bildung von Milien. Außerdem finden sich bei Personen mit PCT Areale mit Hyperpigmentierung und Hypertrichose an exponierten Hautstellen.

Prädilektionsstellen: Die am häufigsten betroffenen Stellen sind sonnenexponierte Bereiche wie Gesicht, Hände und Unterarme.

Diagnosestellung: Die Diagnose erfolgt bei klinischem Verdacht durch Messung der Porphyrine im Urin, Blut und Stuhl sowie genetische Tests bei Verdacht auf familiäre PCT.

Dermatopathologie: subepidermale Spaltbildung ohne Entzündung und Verdickung der Gefäßwände

Differentialdiagnosen: Abzugrenzen sind andere Hauterkrankungen mit UV-Empfindlichkeit wie Lupus erythematodes sowie andere Formen der Porphyrien. Andere blasenbildende Dermatosen wie z. B. Epidermolysis bullosa sollten ebenfalls in Betracht gezogen werden.

Therapie: Die Behandlung der Porphyria cutanea tarda beinhaltet die Vermeidung von Sonnenexposition, den Verzicht auf Alkohol, regelmäßige Phlebotomien (Aderlässe) zur Reduktion des Eisenüberschusses in der Leber und die Einnahme von niedrig dosiertem Hydroxychloroquin. Hydroxychloroquin hilft, die Porphyrine zu binden und deren renale Ausscheidung zu fördern.

Verlauf: Der Verlauf ist bei adäquater Behandlung und Vermeidung von Triggerfaktoren oft günstig, jedoch können bei einigen Patient:innen chronische Hautveränderungen und Leberschäden bestehen bleiben.

Singal, A. K. (2019): Porphyria cutanea tarda: Recent update. Mol. Genet. Metab. 128(3), 271–281

Psoriasis

Psoriasis ist eine häufige, nicht-infektiöse, chronisch-entzündliche, erythrosquamöse Hauterkrankung mit variabler Ausprägung.

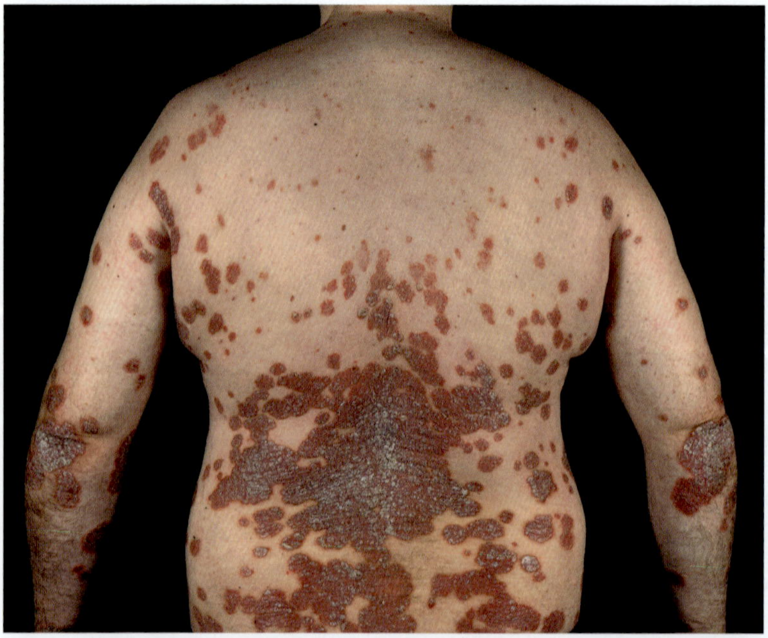

Plaque-Psoriasis auf heller Haut

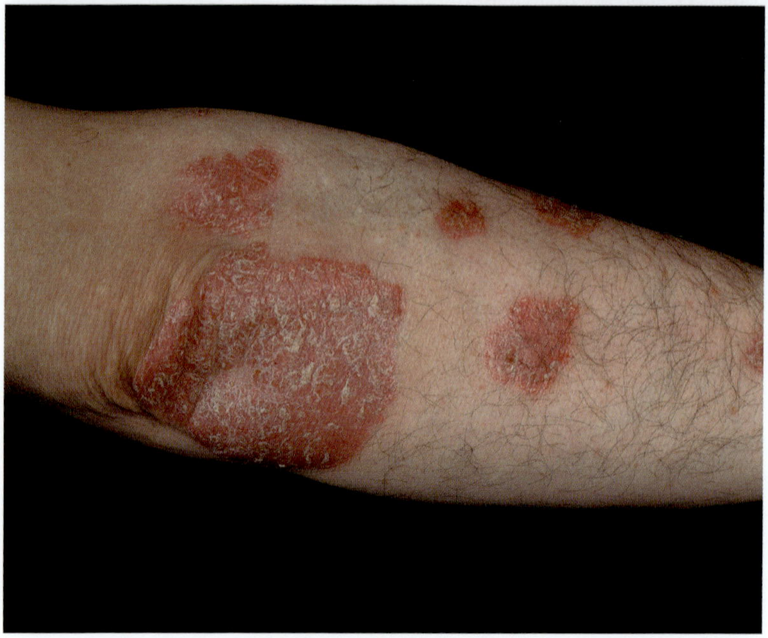

Nahaufnahme: schuppende, ziegelrote Plaques an typischer Lokalisation am Ellenbogen

Epidemiologie: Die Prävalenz liegt je nach Quelle zwischen 0,5% und 5%, in Europa dürfte sie bei ungefähr 2% liegen. Die Erkrankung zeigt keine Präferenz für eine Bevölkerungsgruppe und kann in jedem Lebensalter auftreten mit zwei Häufigkeitsgipfeln, einem im jungen Erwachsenenalter und einem zwischen dem 50. und 60. Lebensjahr. Die Erkrankung tritt familiär gehäuft auf.

Ätiologie und Pathogenese: Psoriasis ist eine immunmediierte Erkrankung, die bei passender genetischer Prädisposition durch umweltbedingte Triggerfaktoren ausgelöst werden kann. Dabei werden über eine gleichzeitige Aktivierung des adaptiven und angeborenen Immunsystems und unter Vermittlung verschiedener Zytokine wie IFN-γ, IL-12, IL-17, IL-23 und TNF-α Entzündungsreaktionen in Gang gesetzt, die zu einer Proliferation und Differenzierungsstörung der Epidermis führen. Die generalisierte pustulöse Variante hingegen ist mit einer Aktivierung von IL-36 assoziiert, was zu einer Akkumulation neutrophiler Granulozyten in der Epidermis führt.

Klinische Beschreibung: Die häufigste Form, die chronische Plaque-Psoriasis, ist charakterisiert durch scharf begrenzte, ziegelrote Plaques mit fest haftender, weißer Schuppung, die präferenziell an den Streckseiten der Extremitäten auftreten. Psoriasisherde können durch exogene Reize (z. B. Kratzen) getriggert werden (isomorpher Reizeffekt bzw. Köbner-Phänomen).

Prädilektionsstellen: Die Plaque-Psoriasis tritt bevorzugt an den Streckseiten der Extremitäten und am Capillitium auf.

Diagnosestellung: In den meisten Fällen kann die Diagnose rein klinisch gestellt werden, im Zweifelsfall muss eine Hautbiopsie durchgeführt werden.

Dermatopathologie: regelmäßige Akanthose der Epidermis mit Hyper- und Parakeratose, neutrophile Granulozyten in den Parakeratosehügeln im Stratum corneum, geschlängelte Gefäße in den Papillenspitzen, perivaskuläres lymphozytäres Infitrat in der papillären Dermis

Klassifikation und Sonderformen: Die häufigste Manifestation ist die chronische Plaque-Psoriasis. Sonderformen der Psoriasis zeichnen sich entweder durch eine besondere Lokalisation (z. B. Nagelpsoriasis, palmoplantare Psoriasis), besondere Verteilung (z. B. Psoriasis inversa), akutes Auftreten (Psoriasis guttata) oder durch Pusteln aus (pustulöse Psoriasis). Gemäß neuesten Erkenntnissen zur Pathogenese unterscheidet sich die generalisierte pustulöse Form (Typ Zumbusch) grundlegend von den anderen Ausprägungen der Erkrankung, da andere Signalwege betroffen sind. Diese Form stellt möglicherweise eine eigenständige Krankheit dar, die nur noch aus historischen Gründen der Psoriasis zugeordnet wird. Neben der Haut können auch die Gelenke befallen sein (Psoriasis-Arthritis).

Differentialdiagnose: Die typische Plaque-Psoriasis ist eine unverwechselbare Blickdiagnose. Die Abgrenzung zu Erkrankungen aus der Dermatitis/Ekzem-Gruppe kann schwierig sein, insbesondere im Bereich der Hände und Füße. Psoriasis guttata kann mit anderen erythrosquamösen exanthematischen Hauterkrankungen wie Pityriasis rosea verwechselt werden. Das klinische Erscheinungsbild der generalisierten pustulösen Variante ist oft nicht eindeutig von pustulösen Arzneimittelexanthemen unterscheidbar.

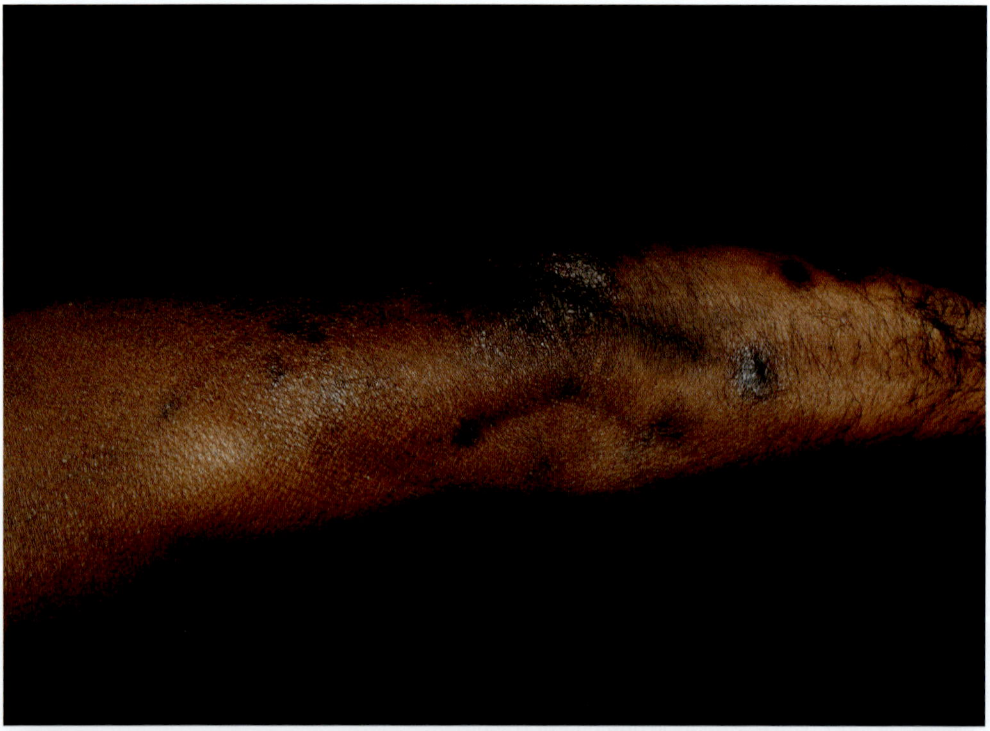

Plaque-Psoriasis auf dunkler Haut: Nur die Schuppung, nicht aber die Rötung ist sichtbar.

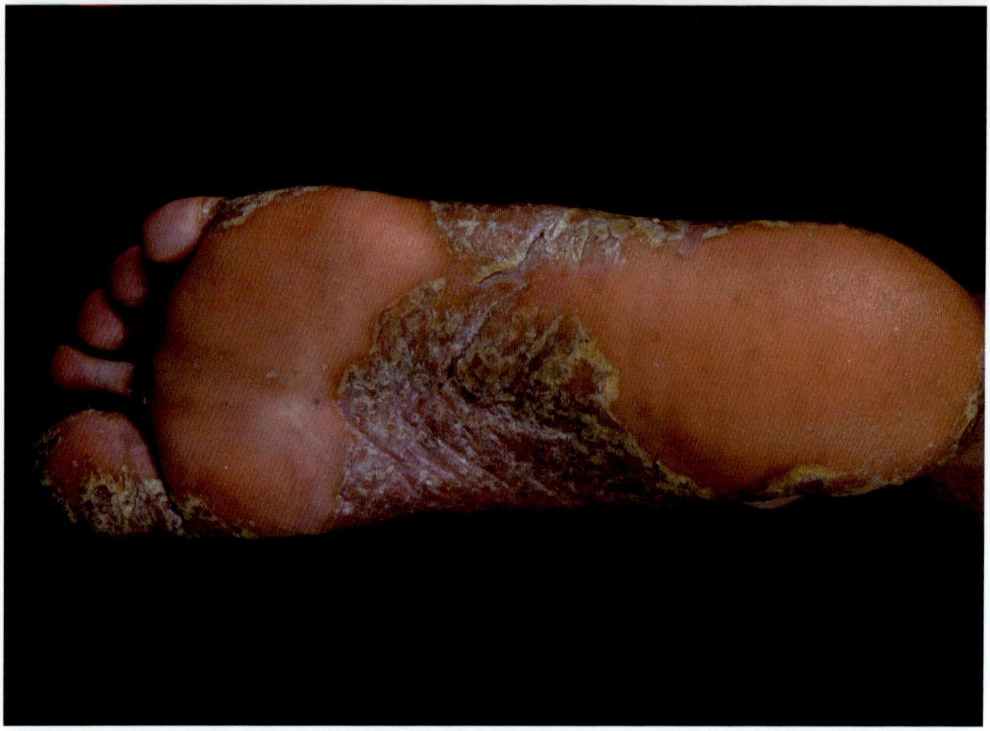

Plaque-Psoriasis auf dunkler Haut mit Befall der Fußsohlen

Therapie: Lokaltherapie: kortisonhältige Externa; Vitamin-D; Lichttherapie (UV-B, PUVA); Systemtherapie: konventionelle systemische Therapeutika: Fumarat, Methotrexat (MTX), Ciclosporin, Acitretin; Biologika: TNF-α-Inhibitoren wie Adalimumab, Etanercept, Infliximab und Certolizumab; IL-12/23-Inhibitoren wie Ustekinumab; IL-17-Inhibitoren wie Secukinumab, Ixekizumab, Brodalumab und Bimekizumab; IL-23-Inhibitoren wie Guselkumab, Tildrakizumab und Risankizumab; Phosphodiesterase-4-Inhibitoren (Apremilast) sowie JAK-Inhibitoren (Januskinase-Inhibitoren) wie Deucravacitinib

Verlauf: Die Erkrankung hat in der Regel einen chronisch-rezidivierenden Verlauf mit möglichen Phasen kompletter Erscheinungsfreiheit, wobei individuell unterschiedliche Triggerfaktoren zu episodischen Verschlechterungen führen können.

Schön, M. P., Wilsmann-Theis, D. (2023): Current developments and perspectives in psoriasis. J. Dtsch. Dermatol. Ges. 21(4), 363–372

Pyoderma gangraenosum

Pyoderma gangraenosum ist eine seltene, mit schmerzhaften Ulcera einhergehende Erkrankung, die wie das Sweet-Syndrom zu den neutrophilen Dermatosen gezählt wird. Kennzeichnend ist eine massive Infiltration des Gewebes mit neutrophilen Granulozyten. Charakteristisch ist, dass Herde durch Minimalverletzungen (z. B. Nadelstiche), aber auch durch chirurgische Eingriffe getriggert werden können (Pathergiephänomen).

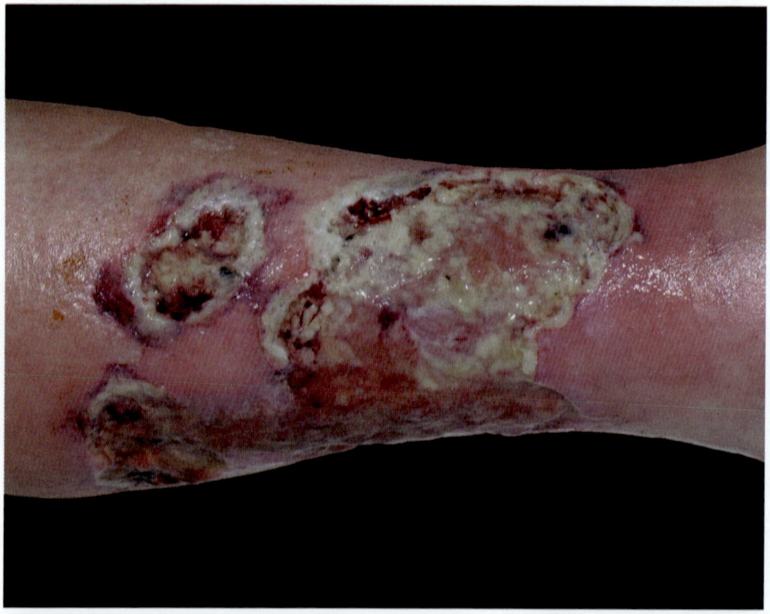

Pyoderma gangraenosum: ausgedehnte Ulcera am Unterschenkel

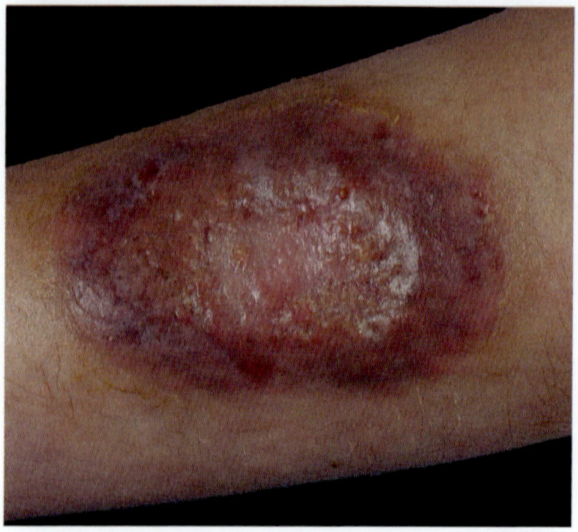

Pyoderma gangraenosum: livide Rötung am Rand und beginnende Ulzeration im Zentrum

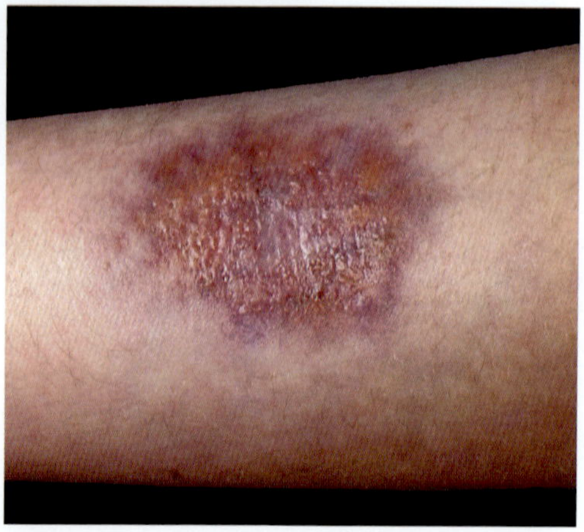

Pyoderma gangraenosum in Abheilung mit beginnender Vernarbung

Epidemiologie: seltene, weltweit verbreitete Erkrankung, die wie das Sweet-Syndrom vermehrt Frauen im mittleren Lebensalter betrifft

Risikogruppen und Risikofaktoren: Patient:innen mit hämatologischen und rheumatischen Erkrankungen sowie Colitis ulcerosa und Morbus Crohn

Ätiologie und Pathophysiologie: Die Ätiologie und Pathogenese sind weitgehend unbekannt. Wie bei anderen autoinflammatorischen Phänomenen und beim Sweet-Syndrom wird eine Zytokin-Dysregulation vermutet, die vor allem den IL-1-Signalweg betrifft.

Klinische Beschreibung und Symptome: Das Pyoderma gangraenosum beginnt meist mit einer Pustel, die bald platzt, um dann einem sich peripher ausbreitenden, schmerzhaften Ulcus mit matschigem Wundgrund und überhängenden Rändern Platz zu machen. Der entzündliche Rand des Ulcus ist gerötet.

Das sich peripher ausbreitende Ulcus kann eine beträchtliche Größe erreichen. Die Zahl der Ulcera variiert. Meist handelt es sich um singuläre Läsionen, es können aber auch mehrere Läsionen gleichzeitig auftreten.

Prädilektionsstellen: Unterschenkelstreckseiten, kann aber überall auftreten

Diagnosestellung: Meist wird die Diagnose klinisch gestellt, nachdem andere Ursachen, insbesondere infektiöse Prozesse, ausgeschlossen wurden.

Dermatopathologie: Histopathologisch sieht man eine suppurative Entzündung der Dermis mit massenhaft neutrophilen Granulozyten ohne Zeichen einer Vaskulitis. Diese Veränderungen sind nur bedingt spezifisch und andere Ursachen, insbesondere eine infektiöse Genese, müssen ausgeschlossen werden.

Sonderformen: Neben der ulzerativen Form wurden in der Literatur auch bullöse, pustulöse, peristomale vegetative und granulomatöse Varianten beschrieben.

Differentialdiagnosen: Ulcera anderer Genese (infektiös, vaskulopathisch, neoplastisch oder traumatisch)

Therapie: Wichtig ist eine rasche und ausreichend dosierte Systemtherapie mit Kortikosteroiden, eventuell in Kombination mit anderen immunsuppressiven Medikamenten. Neuerdings werden auch vermehrt TNF-α, IL-12/23-, IL-1- oder IL-17-Antagonisten eingesetzt. Prospektive, randomisierte Studien sind allerdings rar.

Verlauf: Die Ulcera heilen mit strickmusterartigen Narben ab. Unbehandelt können tiefe Gewebsnekrosen zu entsprechenden Komplikationen führen.

Yamamoto, T., Yamasaki, K., Yamanaka, K., Komine, M., Kawakami, T., Yamamoto, O., Kanekura, T., Higuchi, T., Takahashi, T., Matsushima, Y., Kikuchi, N. (2023): Japanese Dermatological Association Pyoderma Gangrenosum Treatment Guidelines Drafting Committee. Clinical guidance of pyoderma gangrenosum 2022. J. Dermatol. 50(9): e253–e275

Rosazea

Die Rosazea ist eine stadienhaft verlaufende, entzündliche Hauterkrankung unbekannter Ätiologie, die sich hauptsächlich im zentralen Gesichtsbereich manifestiert.

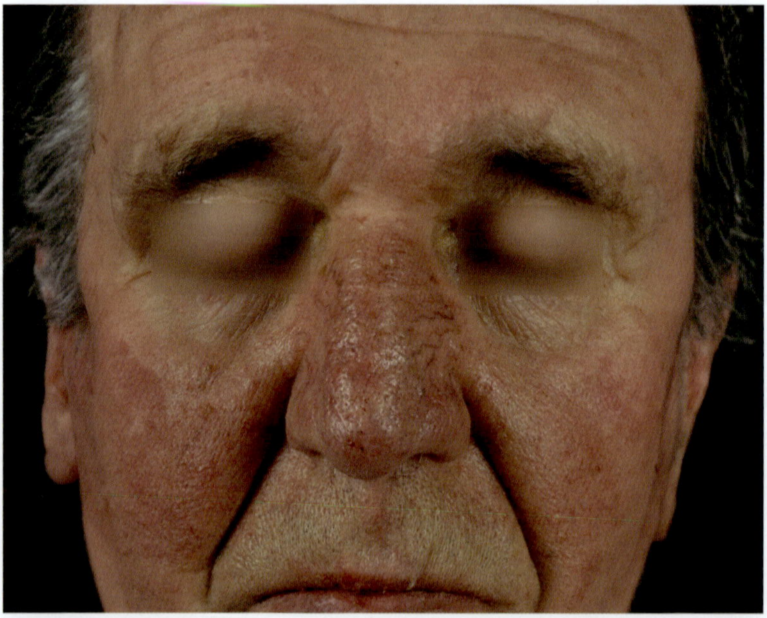

Rosazea: anhaltende Rötung zentrofazial sowie Teleangiektasien

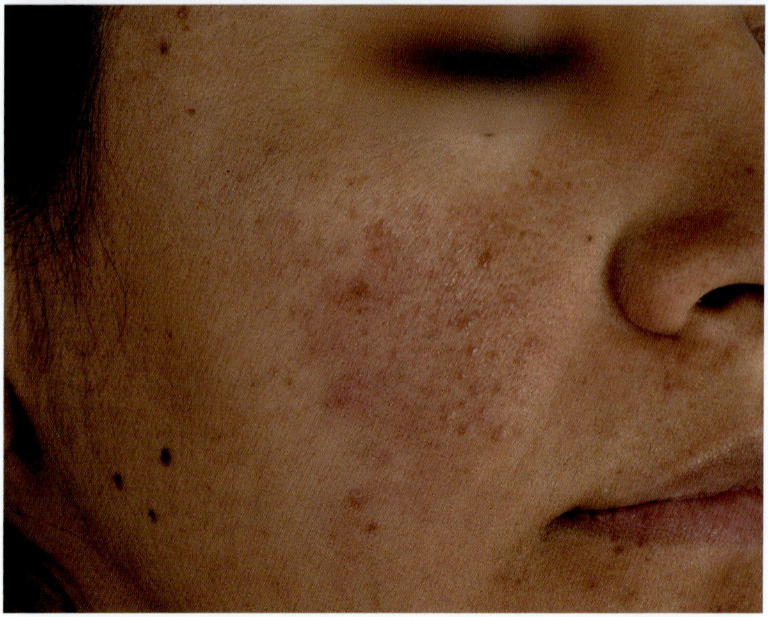

Rosazea: Papeln und Pusteln zentrofazial

Epidemiologie: Rosazea ist eine häufige Erkrankung. Die Prävalenz in der erwachsenen Bevölkerung variiert regional und liegt je nach Quelle zwischen 5–10 %. Rosazea manifestiert sich vorwiegend bei Personen im Alter von 30 bis 50 Jahren, mit einer höheren Inzidenz bei Frauen.

Männer sind weniger häufig betroffen, neigen jedoch zu schwereren Verlaufsformen. Rosazea tritt bevorzugt in Populationen mit heller Haut auf, während sie bei dunkelhäutigen Menschen seltener diagnostiziert wird.

Risikogruppen und Risikofaktoren: Zu den Risikogruppen gehören vor allem Personen mit heller Haut, die leicht zu Gesichtsrötung neigen. Triggerfaktoren umfassen genetische Prädisposition, UV-Exposition, extreme Temperaturschwankungen, scharfe Gewürze, heiße Getränke und Alkohol.

Ätiologie und Pathophysiologie: Die Pathogenese der Rosazea ist komplex und bislang nicht vollständig entschlüsselt. Sie beinhaltet eine abnorme Funktion des Nerven- und Gefäßsystems, die zu einer überschießenden Gefäßerweiterung führt, eine Dysregulation des Immunsystems sowie Störungen der Hautbarriere und Hyperplasie der Talgdrüsen.

Eine Besiedlung der Haarfollikel mit Demodex-Milben ist ebenfalls häufig zu beobachten, wobei der pathogenetische Zusammenhang nicht ganz klar ist.

Klinische Beschreibung und Symptome: Charakteristische Symptome der Rosazea umfassen anhaltende Rötungen, Teleangiektasien sowie Papeln und Pusteln, die vornehmlich im zentralen Gesichtsbereich auftreten. In fortgeschrittenen Stadien können phymatöse Veränderungen entstehen, die sich durch eine ausgeprägte Hyperplasie der Talgdrüsen, insbesondere in der Nasenregion (Rhinophym), kennzeichnen.

Zudem kann es in einigen Fällen zur Beteiligung der Augen kommen, die sich durch Symptome wie Konjunktivitis und Lidrandentzündung manifestieren.

Dermatoskopisch finden sich im Bereich der Gesichtsrötung retikulär angeordnete Teleangiektasien.

Prädilektionsstellen: Die häufigsten betroffenen Stellen sind die zentrale Stirn, Wangen, Nase und das Kinn.

Diagnosestellung: Die Diagnose erfolgt hauptsächlich klinisch auf Basis der charakteristischen Hautveränderungen. Biopsien sind selten erforderlich.

Dermatopathologie: Es finden sich eine perifollikuläre Entzündung, weitgestellte Gefäße, hyperplastische Talgdrüsen sowie in einigen Fällen auch eine granulomatöse Entzündungsreaktion (granulomatöse Rosazea) sowie eine Besiedlung der Haarfollikel mit Demodex-Milben.

Sonderformen: Zu den Sonderformen zählen unter anderem die granulomatöse Rosazea (histologisch durch Granulombildung charakterisiert), die ophthalmologische Rosazea mit Konjunktivitis und Lidrandentzündung sowie die Rosacea fulminans, die durch das plötzliche Auftreten von schmerzhaften Papeln, Pusteln und zystischen Läsionen im Gesicht gekennzeichnet ist.

Differentialdiagnosen: Zu den Differentialdiagnosen gehören Acne vulgaris, periorale Dermatitis, seborrhoische Dermatitis und Lupus erythematodes.

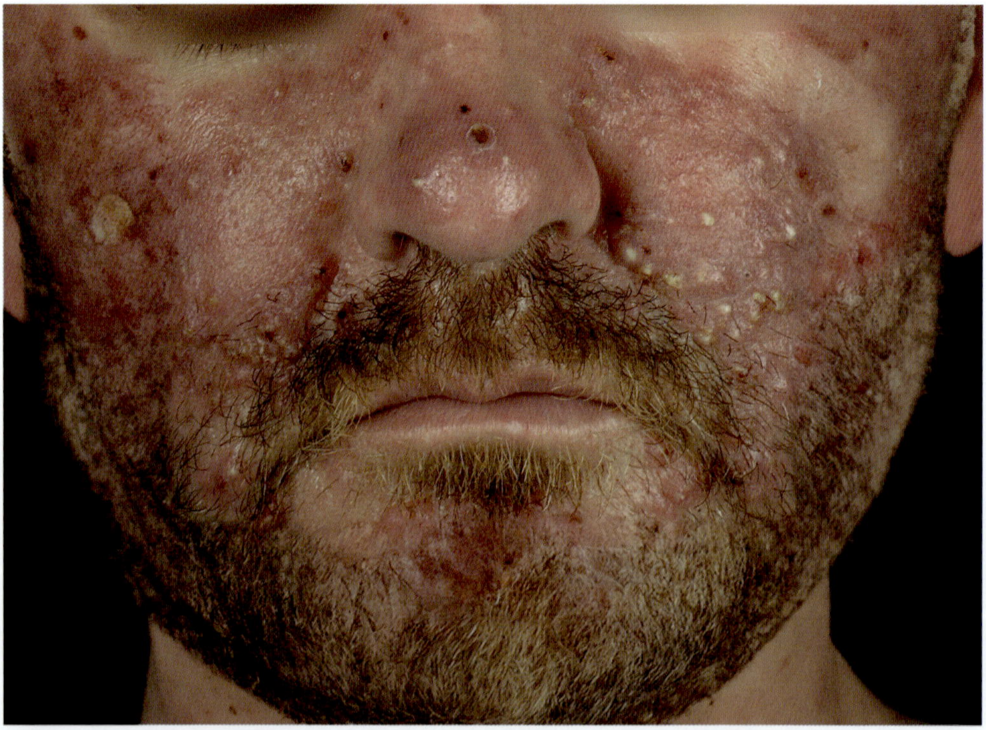

Rosazea: Rötung, Papeln und Pusteln

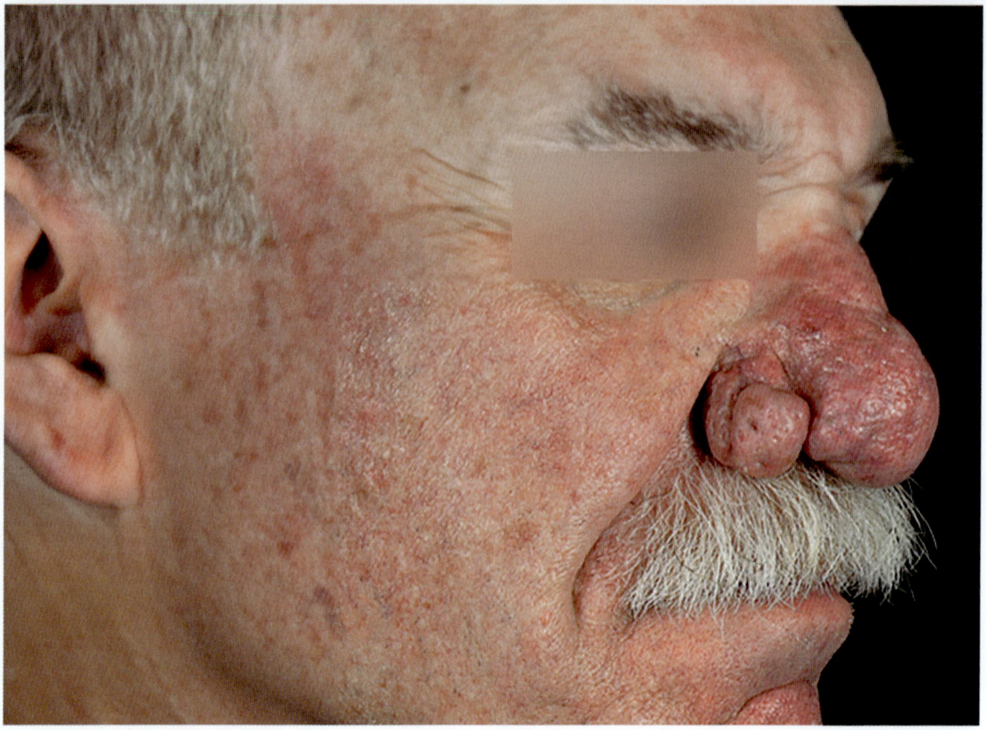

Rosazea: Rhinophym

Therapie: Die Behandlung umfasst topische Medikamente wie Metronidazol oder Ivermectin, orale Antibiotika wie Doxycyclin sowie orale Retinoide. Triggerfaktoren sollten vermieden werden.

Verlauf: Rosazea ist eine chronische Erkrankung mit Phasen der Verschlechterung und Remission.

Clanner-Engelshofen, B. M., Bernhard, D., Dargatz, S., Flaig, M. J., Gieler, U., Kinberger, M., Klövekorn, W., Kuna, A. C., Läuchli, S., Lehmann, P., Nast, A., Pleyer, U., Schaller, M., Schöfer, H., Steinhoff, M., Schwennesen, T., Werner, R. N., Zierhut, M., Reinholz, M. (2022): S2k-Leitlinie: Rosazea. J. Dtsch. Dermatol. Ges. 20(8), 1147–1167

Sarkoidose

Bei Sarkoidose handelt es sich um eine akut oder chronisch auftretende granulomatöse Entzündungsreaktion mit unbekannter Ätiologie, die isoliert an der Haut oder als Systemerkrankung auftreten kann.

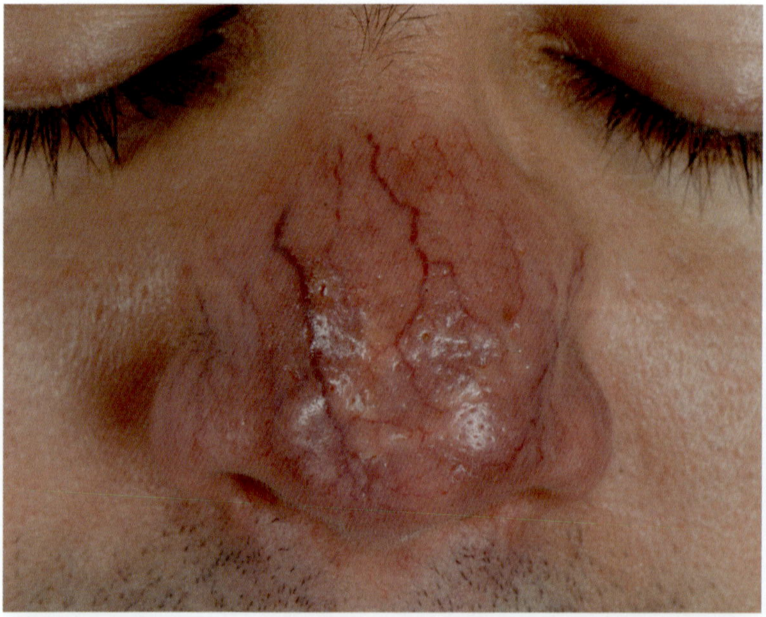

Sarkoidose der Nase (Lupus pernio) auf heller Haut

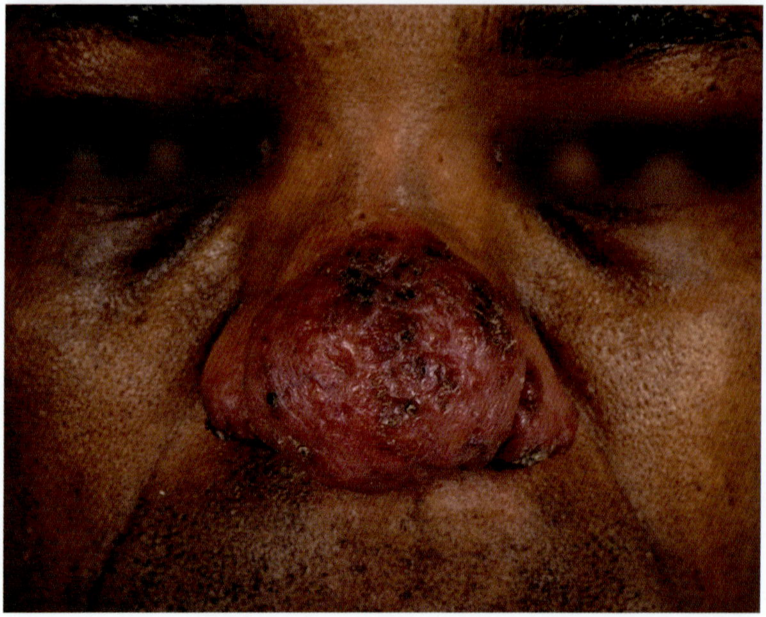

Sarkoidose der Nase (Lupus pernio) auf dunkler Haut: multiple, teilweise konfluierende Plaques

Epidemiologie: Die Sarkoidose ist eine relativ seltene Erkrankung mit einer jährlichen Inzidenz von 10–30/100.000 Personen. Sie zeigt keine Geschlechterpräferenz und tritt eher in jüngeren Lebensjahren auf.

Risikogruppen und Risikofaktoren: Bei Sarkoidose spielen ethnische, genetische und Umweltfaktoren eine Rolle. So kommt die Erkrankung häufiger bei Personen afrikanischer Abstammung und in Nordeuropa (Skandinavien) vor. Triggerfaktoren inkludieren (beruflichen) Kontakt mit Staub und inerten Partikeln bei genetisch prädisponierten Personen.

Ätiologie und Pathophysiologie: Die Sarkoidose ist vermutlich eine Autoimmunreaktion auf bisher unbekannte externe Antigene. Dabei kommt es zu einer überschießenden Aktivierung von CD4+ T-Helferzellen und Makrophagen sowie der Produktion von Zytokinen wie Interferon-γ und TNF. Die chronische Aktivierung dieser Zellen führt zu Granulombildung, dessen präzise Genese allerdings unklar ist. Infektiöse Ursachen, wie zum Beispiel Mykobakterien, wurden immer wieder diskutiert, allerdings konnte bislang kein auslösender Mikroorganismus definiert werden.

Klinische Beschreibung und Symptome: Die kutane Sarkoidose weist ein sehr buntes Erscheinungsbild mit einer Vielzahl möglicher Läsionen auf. Typisch sind derbe, rot-braune bis livide Papeln, Plaques und Knoten, die an jeder Körperstelle vorkommen können, oft aber das Gesicht bevorzugen. Während die Haut bei systemischer Sarkoidose in bis zu 30 % der Fälle involviert ist, können prinzipiell alle Organe betroffen sein, am häufigsten Lunge, hiläre Lymphknoten und Augen. Bei akuter systemischer Sarkoidose, dem Löfgren-Syndrom, ist das Auftreten eines Erythema nodosum an den unteren Extremitäten typisch. Zusätzlich können sich Allgemeinsymptome wie Abgeschlagenheit, Fieber und diffuse Schmerzen zeigen.

Prädilektionsstellen: Typisch involvierte Stellen sind die Nase, periorale und periokuläre Regionen, Hals, oberer Thorax und Extremitäten. Auch können kutane Läsionen in präexistierenden Narben und Tattoos auftreten.

Diagnosestellung: Die Verdachtsdiagnose einer kutanen oder systemischen Sarkoidose erfolgt oft durch die Dermatologin bzw. den Dermatologen. Aufgrund des bunten Erscheinungsbildes wird die Diagnose allerdings oft erheblich verzögert. Diagnostisch ist die typische Histopathologie, welche durch eine (kutane) Biopsie gestellt wird. Histologisch zeigen sich in der oberflächlichen und tiefen Dermis nicht-verkäsende Granulome mit reichlich Histiozyten und Epitheloidzellen, aber spärlichem lymphozytären Infiltrat. Laborchemisch findet sich in ca. 60 % der Fälle eine Erhöhung des ACE. Diaskopisch zeigen kutane Läsionen eine typische Apfelgelee-artige Verfärbung.

Sonderformen: Die akute systemische Sarkoidose wird als Löfgren-Syndrom bezeichnet und ist durch Fieber, bihiläre Lymphadenopathie, Arthritis, Kurzatmigkeit und Erythema nodosum gekennzeichnet. Die Sarkoidose kann auch mit rein subkutanen Knoten auftreten (Darier-Roussy-Syndrom). Lupus pernio ist gekennzeichnet durch livide Knoten an der Nase und im Wangenbereich mit zusätzlich häufig auftretender Lungenbeteiligung.

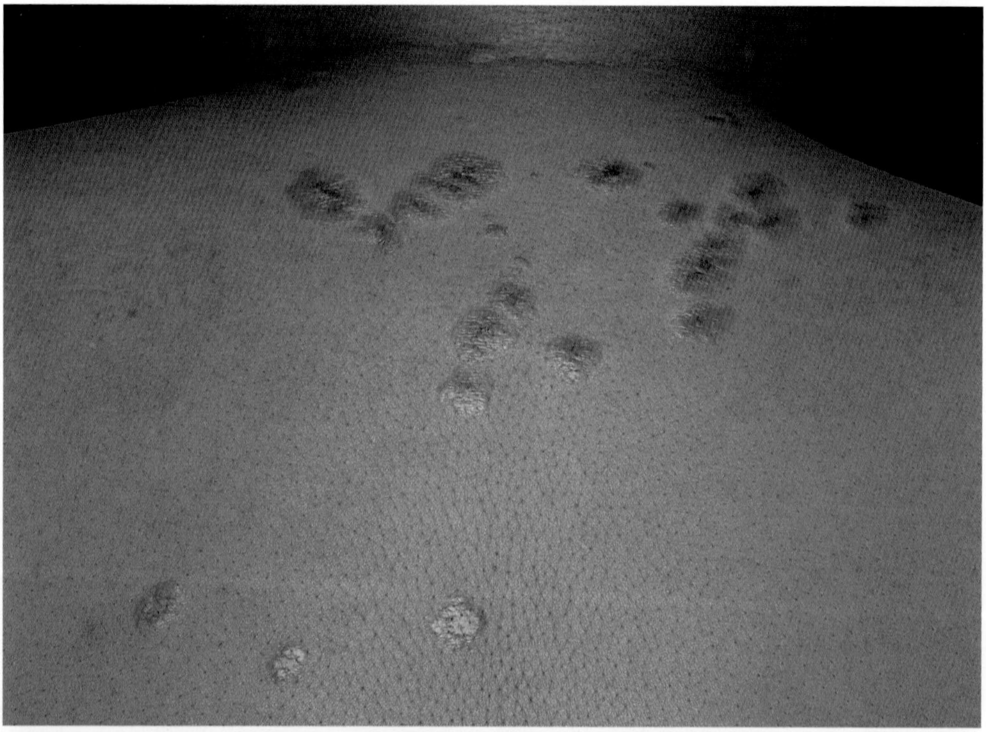

Sarkoidose: hautfarbene Plaques ohne Schuppung

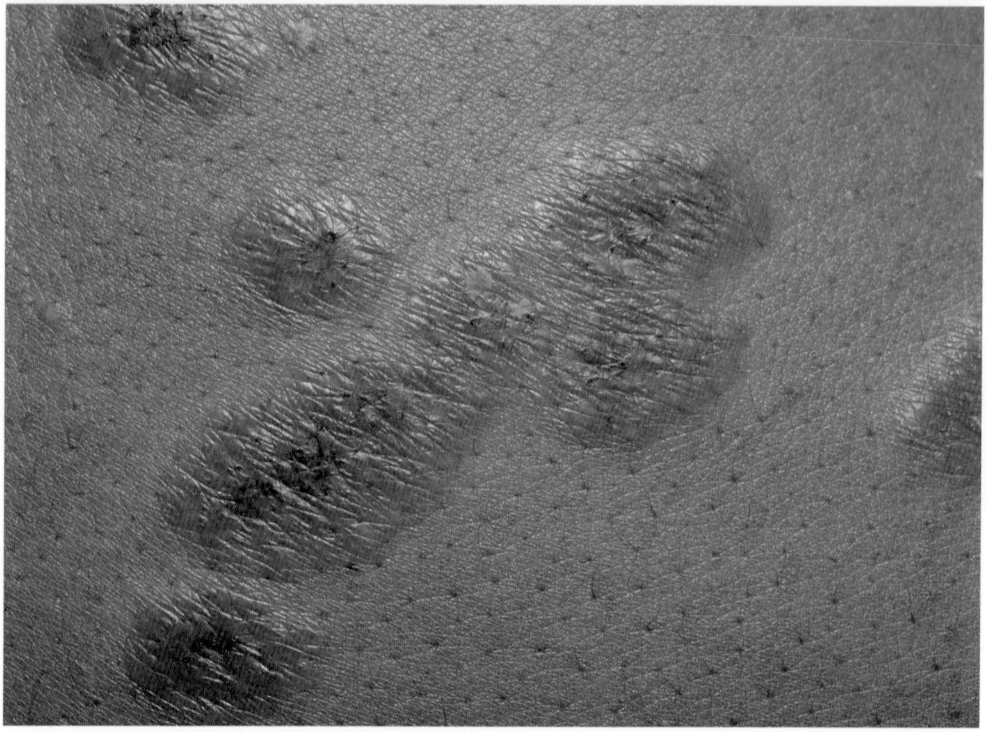

Detailansicht hautfarbene Plaques ohne Schuppung

Differentialdiagnosen: Die Liste der Differentialdiagnosen ist aufgrund der Vielfalt kutaner Läsionen lang. Sie beinhaltet in erster Linie andere granulomatöse Erkrankungen wie Granuloma anulare, granulomatöse Rosazea, Mykobakterien-Infektionen und Fremdkörpergranulome. Daneben können bei ausgeprägteren Varianten Mycosis fungoides, Syphilis, Lupus erythematodes oder Arzneimittelreaktionen in Betracht gezogen werden.

Therapie: Bei lokalisierten Formen können topische oder intraläsionale Kortikosteroide Verwendung finden. Ausgeprägtere Verlaufsformen bedürfen nicht-steroidaler Antiphlogistika (Löfgren-Syndrom) und häufig systemischer Glukokortikoid-Therapie über mehrere Wochen bis Monate. Daneben gibt es eine Vielzahl von Alternativpräparaten wie Tetrazykline, Methotrexat, Hydroxychloroquin, Azathioprin oder TNF-Inhibitoren. Neuerdings kommen auch JAK-Inhibitoren und der mTor-Inhibitor Rapamycin zum Einsatz.

Verlauf: Der Verlauf der systemischen Sarkoidose ist wechselhaft. Spontanremissionen und Rezidive sind häufig, oft verläuft die Sarkoidose chronisch. Die systemische Sarkoidose spricht generell gut auf systemische Glukokortikoide an. Unbehandelt kann es zu Fibrosierung und irreversiblem Organschaden, speziell in der Lunge, kommen.

Ezeh, N., Caplan, A., Rosenbach, M., Imadojemu, S. (2023): Cutaneous Sarcoidosis. Dermatol. Clin. 41(3), 455–470

Scharlach

Scharlach ist eine exanthematische Erkrankung, hervorgerufen durch die hämatogene Ausschwemmung eines durch Streptokokken produzierten Toxins. Ausgangspunkt ist in der Regel eine lokale Streptokokkeninfektion des Rachenraums (Tonsillitis, Pharyngitis), seltener eine Infektion einer Hautwunde (Wundscharlach).

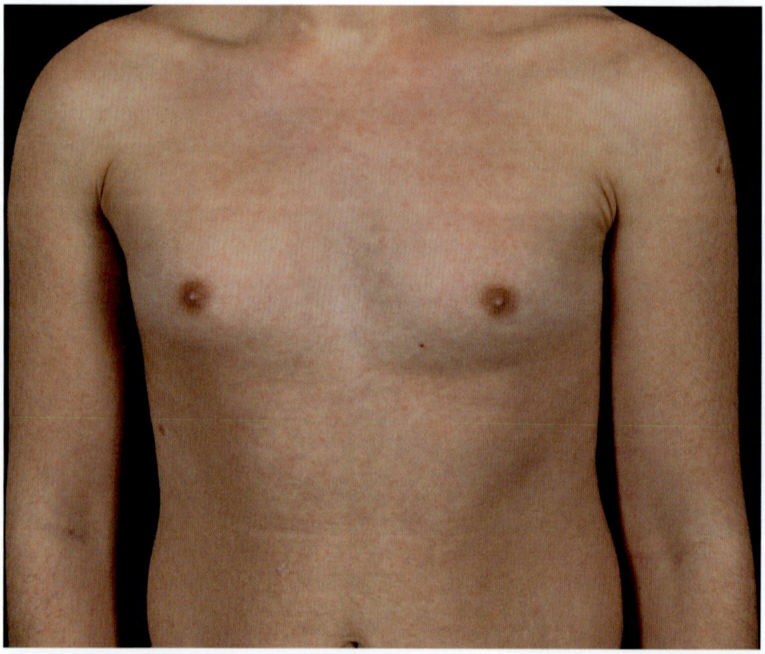

Scharlachexanthem: generalisiertes, klein-papulöses Exanthem

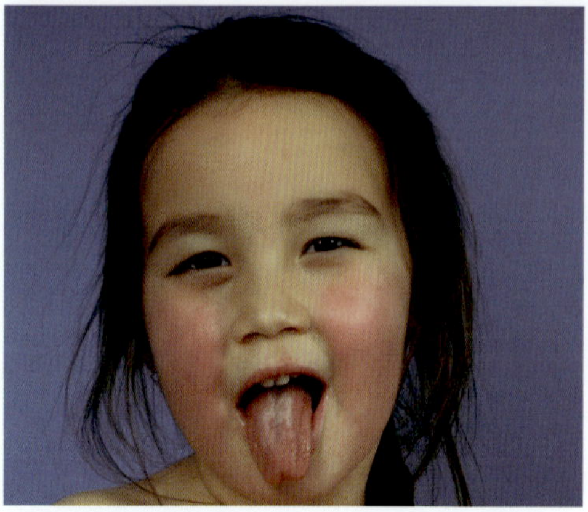

Scharlachexanthem: Beginnt typischerweise im Gesicht, charakteristischerweise bleibt die Perioralregion ausgespart.

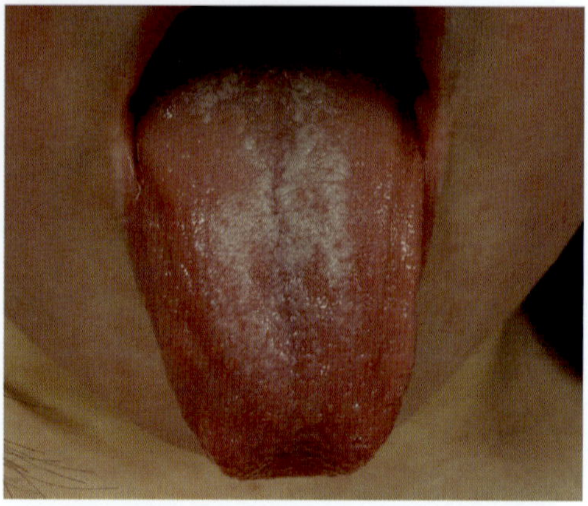

Scharlach: Die Zunge ist gerötet und die weißlichen Papillen treten hervor (Erdbeerzunge).

Epidemiologie: Die Erkrankung ist häufig und weltweit verbreitet. Die Erkrankung war bis zum Ende des 20. Jahrhunderts nahezu verschwunden. Neuerdings kam es jedoch wieder zu vermehrten Ausbrüchen, vor allem in Asien und dem Vereinigten Königreich.

Risikogruppen und Risikofaktoren: Betroffen sind vor allem präpubertäre Kinder.

Ätiologie und Pathophysiologie: Das Scharlachexanthem ist Folge einer hämatogenen Ausschwemmung eines durch Streptokokken (meist β-hämolysierende Streptokokken der Gruppe A) produzierten Exotoxins. Im Zuge der Erkrankung kommt es zur Antikörperbildung gegen das Exotoxin und damit zur Immunität. Da es mehrere Varianten des Exotoxins gibt, kann man mehrmals an Scharlach erkranken.

Klinische Beschreibung und Symptome: Ungefähr 2–3 Tage nach Beginn der Tonsillitis oder Pharyngitis kommt es zu Allgemeinsymptomen wie Fieber und Schüttelfrost und danach zum Auftreten eines im Gesicht beginnenden, sich rasch über das gesamte Integument ausbreitenden, klein-papulösen Exanthems. Die Papeln haben eine raue Oberfläche, sodass beim Darüberstreichen mit dem Finger ein reibpapierartiger Tasteindruck besteht. Charakteristischerweise bleibt die Perioralregion ausgespart. Die Zunge ist gerötet und die weißlichen Papillen treten hervor (Erdbeerzunge). Nach einigen Tagen kommt es zur Abschuppung mit Betonung der Handflächen und Fußsohlen.

Diagnosestellung: Die Diagnose erfolgt durch das charakteristische klinische Bild einer eitrigen Tonsillitis bzw. Pharyngitis und dem begleitenden Exanthem. Die Bestätigung erfolgt durch Rachenabstriche und den Nachweis von β-hämolysierenden Streptokokken der Gruppe A.

Differentialdiagnosen: Virusexantheme, Arzneimittelexantheme

Therapie: Penicilline bzw. Aminopenicilline, bei Penicillinallergie Erythrocin oder Clindamycin

Verlauf: Bei adäquater antibiotischer Behandlung heilt die Erkrankung innerhalb weniger Tage folgenlos ab. Vor der Antibiotika-Ära war Scharlach aufgrund der postinfektiösen Folgeerkrankungen, wie rheumatisches Fieber oder Poststreptokokken-Glomerulonephritis, eine gefürchtete Erkrankung.

Brouwer, S., Rivera-Hernandez, T., Curren, B. F., Harbison-Price, N., De Oliveira, D. M. P., Jespersen, M. G., Davies, M. R., Walker, M. J. (2023): Pathogenesis, epidemiology and control of Group A Streptococcus infection. Nat. Rev. Microbiol. 21(7), 431–447

Seborrhoische Dermatitis

Die seborrhoische Dermatitis ist eine häufige, chronische, gehäuft bei Männern auftretende, erythrosquamöse Hauterkrankung aus dem Formenkreis der Ekzem-Erkrankungen.

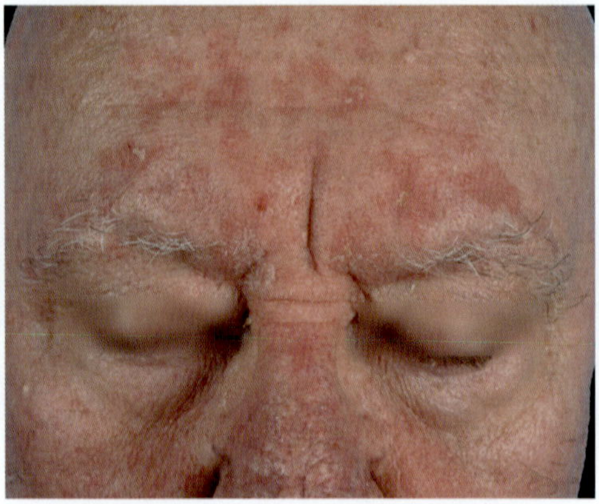

Seborrhoische Dermatitis: hellrote, schuppende Plaques an typischer Lokalisation an der Stirn

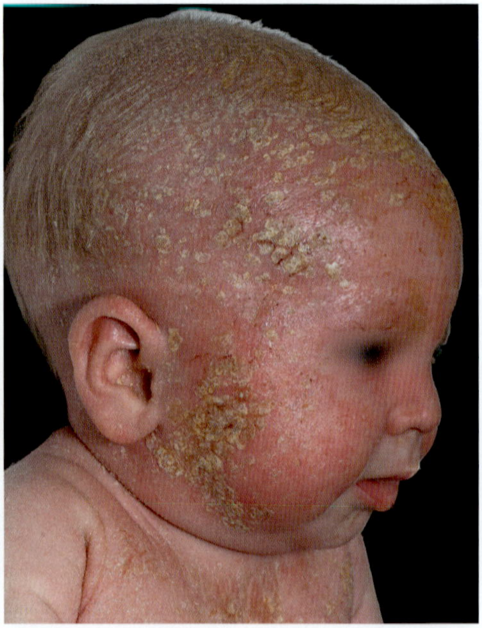

Seborrhoische Dermatitis bei einem Neugeborenen: Befall des gesamten Kopfes inklusive Capillitium sowie der Brust mit Rötung und gelblichen Schuppenauflagerungen

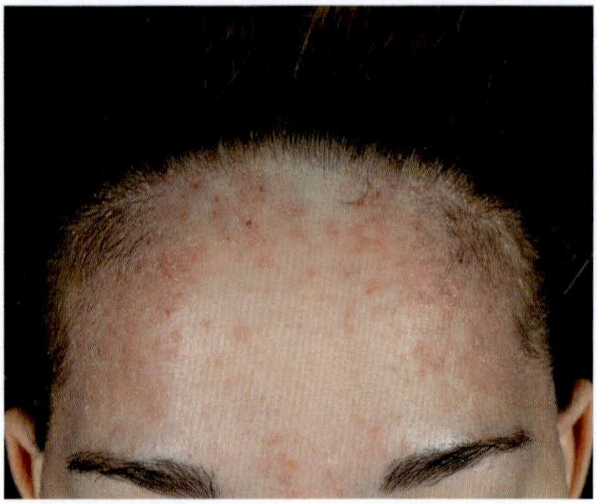

Hellrote, konfluierende, schuppende Plaques an typischer Lokalisation an der Stirn mit Mitbeteiligung der Kopfhaut

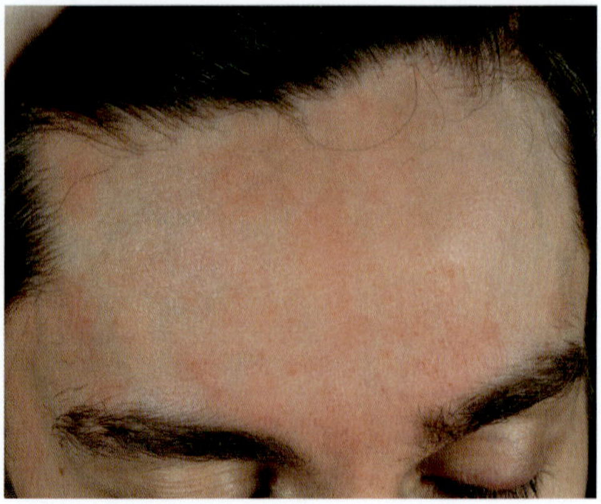

Mildere Ausprägung mit Rötung an der Stirn

Epidemiologie: Weltweit verbreitet, sehr häufig, die Inzidenz bei Erwachsenen liegt vermutlich in einem Bereich um 10 %.

Risikogruppen und Risikofaktoren: Männer sind häufiger und schwerer betroffen als Frauen. Besonders schwere und therapieresistente Verlaufsformen finden sich bei HIV-Infizierten und bei Patient:innen mit Morbus Parkinson. Eine selbstlimitierende infantile Form tritt bei Neugeborenen innerhalb der ersten Lebensmonate auf.

Ätiologie und Pathophysiologie: Man nimmt an, dass der Sprosspilz *Malassezia furfur (Pityrosporum ovale* bzw. *orbiculare*) in der Genese dieser Erkrankung eine gewisse Rolle spielt. Für diese Hypothese spricht unter anderem das Ansprechen auf eine Lokaltherapie mit dem Antimykotikum Ketoconazol. Die genaue Beziehung zwischen Pilzbesiedlung und Entzündung ist aber unklar. Sowohl eine allergische als auch eine toxische Kontaktdermatitis auf Bestandteile bzw. Metaboliten des Pilzes wurden vermutet, aber nie überzeugend nachgewiesen.

Klinische Beschreibung und Symptome: In den betroffenen Regionen finden sich hellrote, schuppende Plaques.

Prädilektionsstellen: Betroffen sind in erster Linie (und oft ausschließlich) das Capillitium, aber auch das Gesicht (Malarregion), der äußere Gehörgang und die Region um das Brustbein. Diese Verteilung entspricht den sogenannten seborrhoischen Arealen (hohe Dichte an Talgdrüsen).

Diagnosestellung: Die Diagnose erfolgt fast immer aufgrund des typischen klinischen Erscheinungsbildes.

Dermatopathologie: Dermatopathologisch ist nur eine milde Spongiose der Epidermis und des Infundibulums des Haarfollikels nachweisbar. Im Vordergrund steht die Parakeratose mit eingelagerten Serokrusten.

Sonderformen: infantile seborrhoische Dermatitis bei Neugeborenen

Differentialdiagnosen: andere Ekzeme, Psoriasis (Capillitium), chronisch kutaner Lupus erythematodes (Gesicht)

Therapie: Zur Therapie werden kortisonhaltige Lösungen (Capillitum) bzw. Cremen, topische Immunmodulatoren wie z. B. Pimecrolimus, sowie ketoconazolhaltige Shampoos und Cremen verwendet.

Verlauf: Die Erkrankung hat einen chronisch persistierenden Verlauf, wobei Phasen der Besserung und Verschlechterung einander abwechseln.

Jackson, J. M., Alexis, A., Zirwas, M., Taylor, S. (2024): Unmet needs for patients with seborrheic dermatitis. J. Am. Acad. Dermatol. 90(3), 597–604

Septische Vaskulopathie

Septische Vaskulopathie (auch septische Vaskulitis) ist ein etwas unscharf definierter Begriff, welcher vaskuläre kutane Zeichen und Komplikationen einer lebensbedrohlichen, systemischen Infektion zusammenfasst.

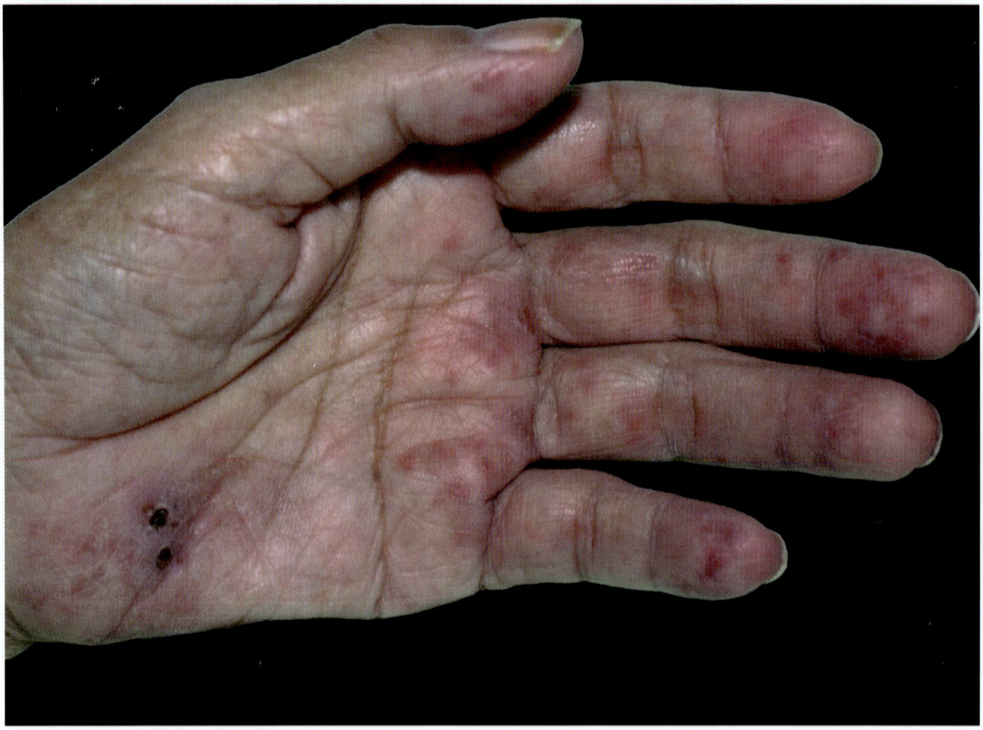

Septische Vaskulopathie mit Einblutungen im Bereich der Finger und Handflächen

Epidemiologie: Es gibt keine verlässlichen Daten zur Inzidenz und Prävalenz septischer Vaskulopathien.

Risikogruppen und Risikofaktoren: Patient:innen mit systemischen Infektionen, speziell *Neisseria meningitidis*; Kleinkinder und immunsupprimierte Personen

Ätiologie und Pathophysiologie: Die häufigsten Auslöser septischer Vaskulopathien sind grampositive (z. B. *Streptococcus pyogenes, Staphylococcus aureus*) und gramnegative (*N. meningitidis*) bakterielle Infektionen. Daneben können seltener systemische Pilzinfektionen, Virusinfektionen (z. B. Varicella-Zoster-Virus) oder Protozoen (z. B. Rickettsien) eine ähnliche Symptomatik hervorrufen. Pathophysiologisch kommen mehrere Mechanismen in Betracht: 1. Verbrauchskoagulopathie (disseminierte intravasale Gerinnung), 2. Direkte Invasion der Gefäßwand durch Mikroorganismen, 3. Immunologisch (z. B. Immunkomplex-mediierte Vaskulitis) und 4. Septische Embolien. Oft kann auch eine Mischung dieser Mechanismen vorliegen.

Klinische Beschreibung und Symptome: Zumeist handelt es sich um ein rasch progredientes, potentiell lebensbedrohliches Krankheitsbild. Kardinalsymptom ist die Purpura, mit welcher man eine Blutung in die Haut und/oder Schleimhäute unterschiedlicher Größe bezeichnet. Purpura ist nicht mit einem Glasspatel wegdrückbar und kann so von anderen Hautrötungen unterschieden werden. Initial zeigen sich petechiale (punktförmige) Läsionen, die rasch an Größe zunehmen und sich zu Ekchymosen (fleckförmig) und Suffusionen (großflächig) ausweiten können. Daneben können vesikulöse und bullöse Läsionen auftreten. Schließlich kann es zu großflächigen Nekrosen und einer symmetrischen Gangrän an Händen und Füßen kommen, welche rasches chirurgisches Einschreiten benötigen.

Prädilektionsstellen: Extremitäten, Stamm

Diagnosestellung: Die Verdachtsdiagnose wird klinisch gestellt. Laborparameter inkludieren Thrombozytenzahl, Gerinnungs- und Entzündungsparameter sowie mikrobiologischen Nachweis des Erregers. Histologisch finden sich Thrombi in oberflächlichen und tiefen Hautgefäßen sowie Erythrozytenextravasate. Fibrinoide Nekrosen von Gefäßen können ebenfalls vorkommen. Zusätzlich kann es zu vaskulitischen Veränderungen mit Neutrophilen-Einwanderung und Leukozytoklasie kommen. Gelegentlich kann man auslösende Mikroorganismen in einer Biopsie nachweisen.

Sonderformen: Chronisch infektiöse Herde (z. B. bakterielle Endokarditis) können zu peripheren thromboembolischen Läsionen führen. Diese manifestieren sich als Osler-Knötchen an Fingern und Zehen oder Janeway-Läsionen palmar und plantar.

Differentialdiagnosen: andere, nicht-infektiöse Ursachen für disseminierte intravasale Gerinnung. Bei Neugeborenen ist eine angeborene Defizienz von Protein C, Protein S oder Antithrombin III auszuschließen, welche zu einer Purpura fulminans führen können. Die Einnahme von Marcoumar kann zu Therapiebeginn zu ausgedehnten Hautblutungen und Nekrosen führen (Extremitäten, Gesäß, Mammae). Leukozytoklastische Vaskulitis kann zumeist anamnestisch differenziert werden und ist durch palpable Läsionen mit Prädilektionsstelle an den unteren Extremitäten gekennzeichnet.

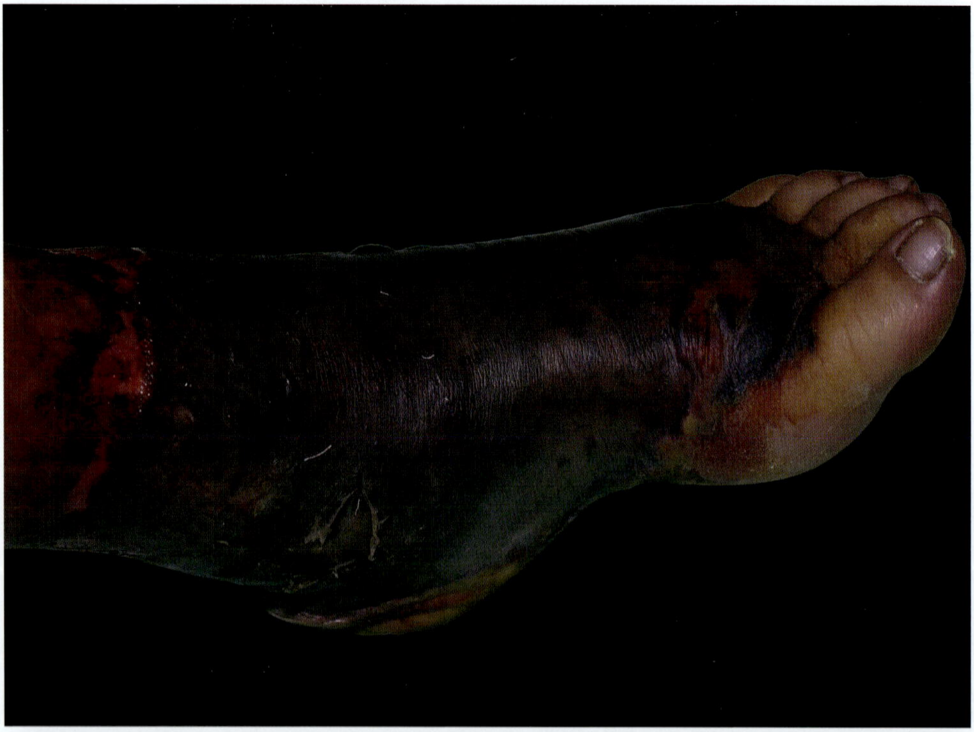

Purpura fulminans: ausgedehnte Nekrose und Einblutung im Rahmen einer Meningokokkeninfektion

Therapie: Es handelt sich meist um ein hochakutes Krankheitsbild (speziell die Meningokokken-Sepsis), welches ein rasches Handeln benötigt. Bei Verdacht auf bakterielle Sepsis erfolgt die empirische Abschirmung mit einem Breitbandantibiotikum. Intensivmedizinische und chirurgische Versorgung sind oft unvermeidlich.

Verlauf: Trotz intensivmedizinischer Betreuung hat die septische Vaskulopathie eine schlechte Prognose mit hoher Mortalität.

Delgado-Jiménez, Y., Fraga, J., Requena, C., Requena, L., Aragües, M., Fernandez Herrera, J., Garcia Diez, A. (2013): Acute bacterial septic vasculopathy. Int. J. Dermatol. 52(9), 1071–80

Skabies

Skabies ist eine heftig juckende Hauterkrankung, die durch den zu den Spinnentieren zählenden Ektoparasiten *Sarcoptes hominis* (Krätzmilbe) hervorgerufen wird.

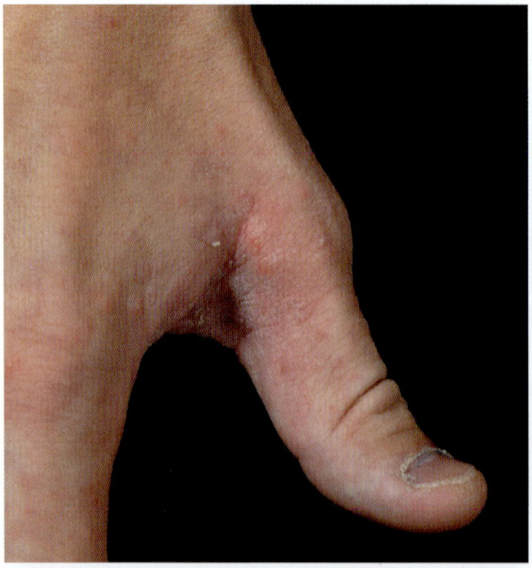

Skabies: Papeln und Plaques an typischer Lokalisation interdigital

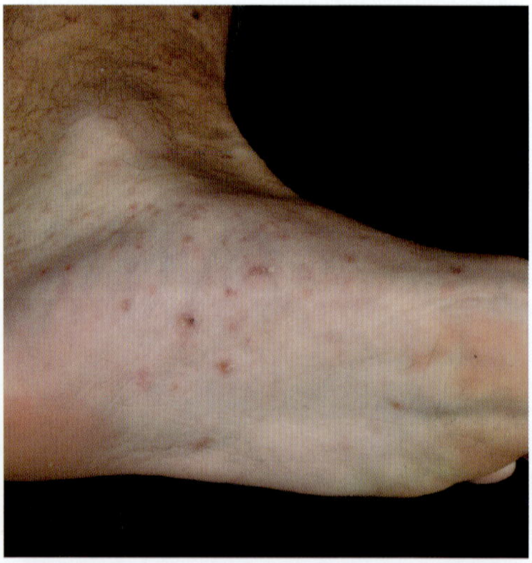

Skabies: längliche, teilweise exkoriierte Papeln und Plaques an typischer Lokalisation plantar

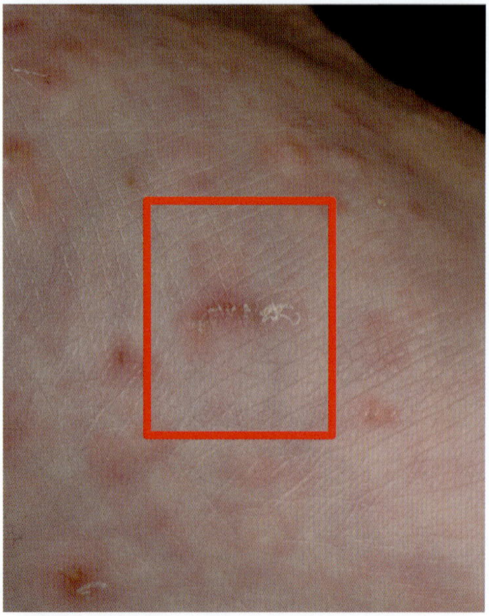

Skabies: Die Nahaufnahme der länglichen Papel zeigt einen Milbengang.

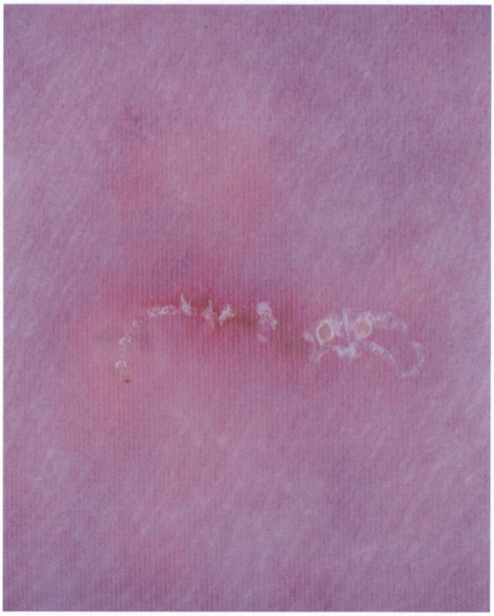

Dermatoskopisch sieht man am Ende des Milbengangs die winzige Milbe als kleines Dreieck.

Epidemiologie: Die Erkrankung ist häufig, wird oft übersehen, hat einen chronischen Verlauf und neigt auch nach Behandlung zu Rezidiven. Die hohe Rezidivrate ist zum einen durch eine unsachgemäße Behandlung, zum anderen durch exogene Reinfestation bedingt. Meist sind mehrere in einem Haushalt lebende Personen gleichzeitig betroffen.

Risikogruppen und Risikofaktoren: Kinder, Personen in Gemeinschaftseinrichtungen, Haushaltskontakte betroffener Personen

Ätiologie und Pathophysiologie: Die weibliche Milbe lebt in der Hornschicht der Haut, in die sie Gänge gräbt, um ihre Eier abzulegen. Die Ansteckung erfolgt durch engen körperlichen Kontakt. Die Symptome und die Entzündungsreaktion sind teilweise durch eine Immunreaktion auf Milbenbestandteile zurückzuführen.

Klinische Beschreibung und Symptome: Die Patient:innen klagen in der Regel über heftigen Juckreiz. Bei Inspektion der Haut finden sich eine Mischung aus Papeln, Knoten, Krusten, Schuppen und Kratzeffekten und die charakteristischen, nur einige Millimeter langen Milbengänge an der Hautoberfläche. Am gewundenen Ende des Ganges findet sich eine kleine Papel (Milbenhügel), unter der die Milbe sitzt. Bei Immunsuppression kann es zu schweren, krustösen Verlaufsformen kommen. Eine mögliche Komplikation ist eine bakterielle Superinfektion.

Prädilektionsstellen: Interdigitalregion, perimamillär, Nabelregion und Genitalregion. Bei immundefizienten Patient:innen kann nahezu das gesamte Integument befallen sein.

Diagnosestellung: Der Nachweis der Milbe erfolgt am einfachsten mit dem Dermatoskop. Alternativ kann die Milbe durch Abschaben der Hornschicht im Bereich des Milbenhügels und Untersuchung des Materials im Mikroskop dargestellt werden.

Sonderformen: krustöse Skabies bei Immunsupprimierten („Scabies norvegica“)

Differentialdiagnosen: Ekzeme, atopische Dermatitis, Prurigo, Dermatitis herpetiformis, Lichen ruber planus

Therapie: Die Therapie der Wahl ist eine Lokaltherapie mit 5 % Permethrin-Creme. Wichtig ist, dass sämtliche Mitbewohner:innen (auch wenn keine Symptome einer Infestation vorliegen) mitbehandelt werden. Aufgrund von vermehrt beobachteten Therapieversagens wird auch zunehmend eine systemische Behandlung mit Ivermectin eingesetzt.

Verlauf: Die Erkrankung hat unbehandelt einen chronischen Verlauf und neigt auch nach Behandlung zu Rezidiven. Der quälende Juckreiz kann auch nach erfolgreicher Behandlung für einige Zeit persistieren.

Al-Dabbagh, J., Younis, R., Ismail, N. (2023): The current available diagnostic tools and treatments of scabies and scabies variants: An updated narrative review. Medicine (Baltimore) 102(21): e33805

Sklerodermie

Die Sklerodermie (systemische Sklerose) ist eine potentiell lebensbedrohliche Autoimmun-Bindegewebserkrankung (Kollagenose), welche durch Fibrosierung der Haut und innerer Organe, Vaskulopathie und immunologische Abnormalitäten gekennzeichnet ist.

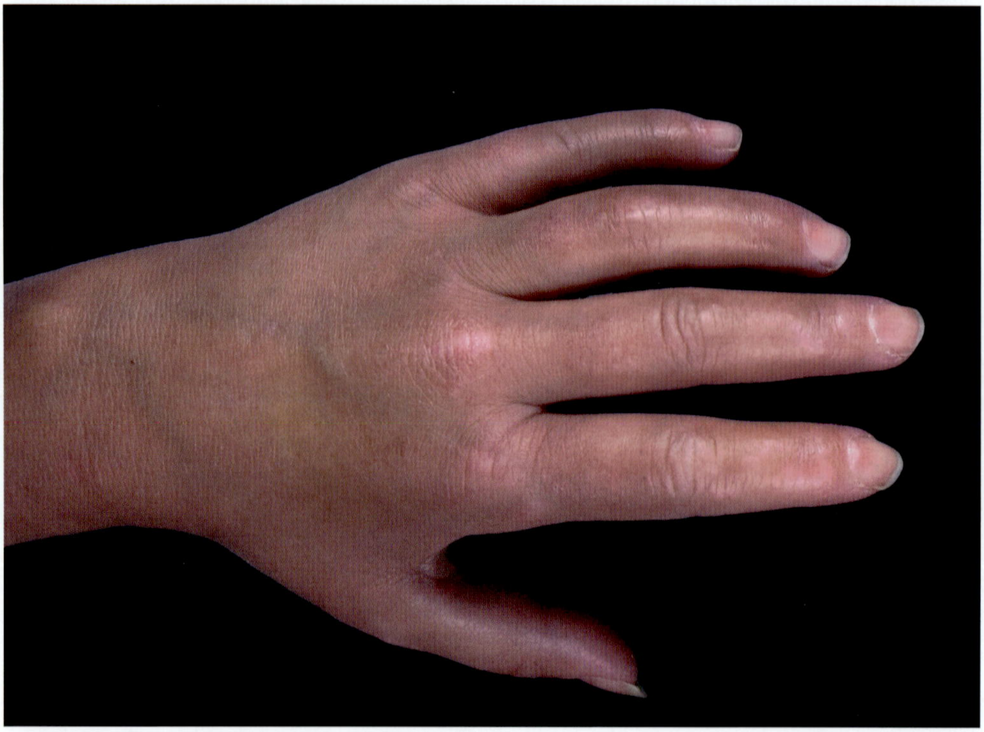

Sklerodermie: Schwellung der Finger mit zunehmendem Verlust der Elastizität (Sklerodaktylie) führt zu den sogenannten Madonnenfingern.

Epidemiologie: relativ selten (Inzidenz ca. 1/100.000), alle ethnischen Gruppen betroffen, Auftreten üblicherweise in jüngeren Lebensabschnitten (30–50 Jahre)

Risikogruppen und Risikofaktoren: Frauen sind deutlich häufiger betroffen als Männer.

Ätiologie und Pathophysiologie: Die Pathogenese der Sklerodermie ist unklar. In frühen Stadien kommt es zu einer mikrovaskulären Dysfunktion mit Endothelzellen-Aktivierung und Schädigung, Gewebsödem und potenziellem Verschluss kleiner Gefäße. Es erfolgt ein Influx von Zellen des angeborenen (Monozyten, Makrophagen, plasmazytoide dendritische Zellen) und erworbenen Immunsystems (T-Zellen, B-Zellen) und der Produktion proinflammatorischer (IL-4, IL-13, IL-31) und profibrotischer Zytokine (z. B. TGF-b Familie). Weiters werden pathogene Autoantikörper produziert. Diese Phänomene resultieren in einer aberranten Aktivierung von Fibroblasten und Myofibroblasten mit überschießender Produktion und Deposition extrazellulärer Matrix-Moleküle, insbesondere Kollagene. Der Endprozess ist die Gewebsfibrosierung, welche zu einer Funktionseinschränkung betroffener Organe führt.

Klinische Beschreibung und Symptome: Klinisch unterscheidet man zwei Subtypen der Sklerodermie: die limitierte kutane (lcSSc) und die diffuse kutane systemische Sklerose (dcSSc), welche sich in Verlauf und Prognose deutlich unterscheiden. Generell kommt es anfänglich zum Auftreten eines Raynaud-Syndroms, eines transienten Vasospasmus der digitalen Arterien, gefolgt von einer ödematosen Schwellung der Finger. Danach verdickt sich die Haut mit zunehmendem Verlust der Elastizität (Sklerodaktylie), was bis zur Hautatrophie führen kann. Oft entwickeln sich Ulzerationen im Bereich der Fingerspitzen. Weitere mögliche klinische Zeichen sind Teleangiektasien im Gesicht, an Lippen und palmar, eine Sklerosierung des Zungenbändchens, Mikrostomie, das Auftreten von gelenksnahen Calcinosis-cutis-Herden sowie Pigmentveränderungen der sklerosierten Haut. Komplikationen sind unter anderem Einschränkung der Beweglichkeit und Gelenkskontrakturen, Nageldystrophie und schlechte Wundheilung bis hin zum Verlust von Fingergliedern.

Prädilektionsstellen: Bei der lcSSc sind die Haut der Hände und Füße distal vom Ellenbogen und Knie sowie das Gesicht betroffen, während bei der dcSSc auch die Haut an proximalen Extremitäten und am Stamm einbezogen ist.

Diagnosestellung: Oft kann die Verdachtsdiagnose klinisch gestellt werden. Daneben gibt es ein für die Subformen typisches Autoantikörper-Profil. Neben erhöhten ANAs (nukleoläres oder gesprenkeltes Muster) findet man bei der lcSSc anti-Centromer-Antikörper und bei der dcSSc Antikörper gegen DNA-Topoisomerase I (Scl-70) und RNA-Polymerase III. Am Nagelfalz zeigen sich Veränderungen der Kapillaren, die man mit dem Dermatoskop oder mit einem Kapillarmikroskop inspizieren kann (Gefäßunterbrechungen, erhöhte Tortuosität).

Dermatopathologie: Histologisch findet sich in den sklerosierten Hautbereichen der Dermis und Subkutis eine Vermehrung von verdickten kollagenen Faserbündeln, insbesondere um Adnexstrukturen, mit vollständiger Ersetzung des periadnexiellen Fettgewebes durch Bindegewebe. Zusätzlich findet sich ein schütteres Rundzelleninfiltrat.

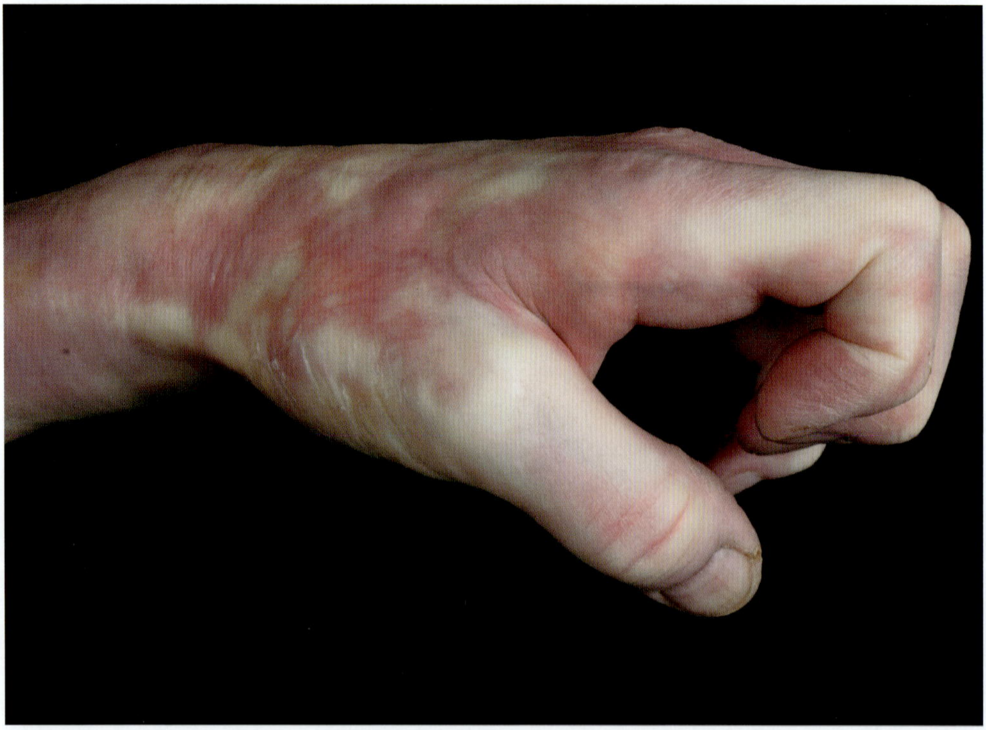

Sklerodermie: Einschränkung der Beweglichkeit der Finger durch sklerotische Veränderungen

Sonderformen: Das CREST-Syndrom ist gekennzeichnet durch Calcinosis cutis, Raynaud-Phänomen, Ösophagus-Beteiligung, Sklerodaktylie, Teleangiektasien. Daneben kann es bei manchen Sklerodermie-Patient:innen zu einer Überlappung mit anderen Autoimmunerkrankungen, wie SLE oder Dermatomyositis, kommen.

Differentialdiagnosen: lokalisierte Fibrosierungen der Haut und des subkutanen Gewebes wie Morphea, eosinophile Fasziitis, generalisierte fibrosierende Erkrankungen wie Sklerödem oder Skleromyxödem, durch Arzneimittel oder Vergiftungen ausgelöste sklerotische Veränderungen, Overlap-Syndrome. Beim Raynaud-Syndrom gilt eine Vielzahl vaskulärer Ursachen als mögliche Differentialdiagnose.

Therapie: Die Therapie der Sklerodermie erfordert ein intensives, multidisziplinäres Vorgehen. Allerdings spricht eine Gewebsfibrosierung prinzipiell schlecht auf Therapie an. Mögliche Systemtherapien inkludieren Immunsuppressiva wie Glukokortikoide, Methotrexat, Mycophenolat-Mofetil oder Cyclophosphamid. Neuere Therapien sind Rituximab, Tocilizumab (Anti-IL-6) oder der Tyrosinkinase-Inhibitor Nintedanib (für Lungenfibrose). Die extrakorporale Photopherese wird bei schweren Verlaufsformen ebenfalls eingesetzt. Bei Ulzerationen der Finger werden Endothelin-Rezeptor-Antagonisten (Bosentan) oder Prostaglandin-Analoga eingesetzt. Bei rasch progressiven Fällen kann eine autologe Stammzellen-Transplantation oder eine CAR-T-Zell-Therapie erwogen werden.

Verlauf: Bei der lcSSc ist der Verlauf schleichend, oft mit langjährigem Raynaud-Syndrom als Prodromalphase. Innere Organe sind meist erst nach jahrelangem Verlauf involviert. Dabei kommt es zum Auftreten pulmonaler Hypertonie und gastrointestinaler Symptome. Die dsSSc hingegen hat einen akuteren Verlauf, innere Organe sind früh betroffen. Oft treten eine interstitielle Lungenfibrose und eine Beteiligung der Nieren auf. Die Erkrankung hat insgesamt eine schlechte Prognose, selbst bei aggressiver Therapie.

Faber, A. M., Krieg, T., Hunzelmann, N. (2024): Systemische Sklerose [Systemic sclerosis]. Dermatologie (Heidelb.) 75(3), 181–196

Sweet-Syndrom

Das Sweet-Syndrom (akute febrile neutrophile Dermatose) wird zu den neutrophilen Dermatosen gezählt. Es handelt sich um eine seltene, akute, fieberhafte Erkrankung unbekannter Ätiologie, die oft in Assoziation mit einem vorangegangenen respiratorischen oder gastrointestinalen Infekt auftritt. Der Name Sweet-Syndrom geht auf den Erstbeschreiber zurück.

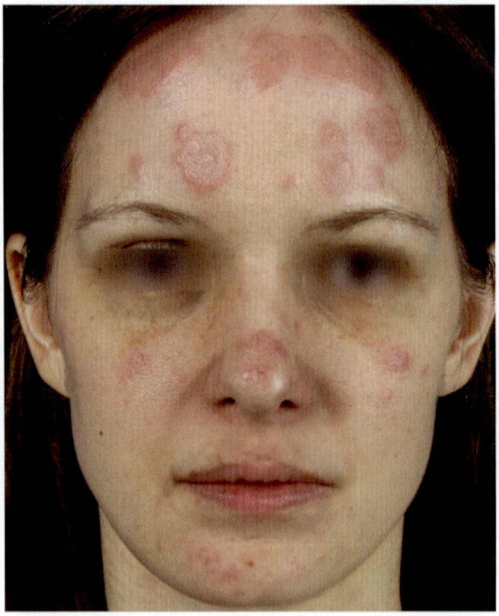

Sweet-Syndrom: saftig erscheinende erythematöse Plaques im Gesicht

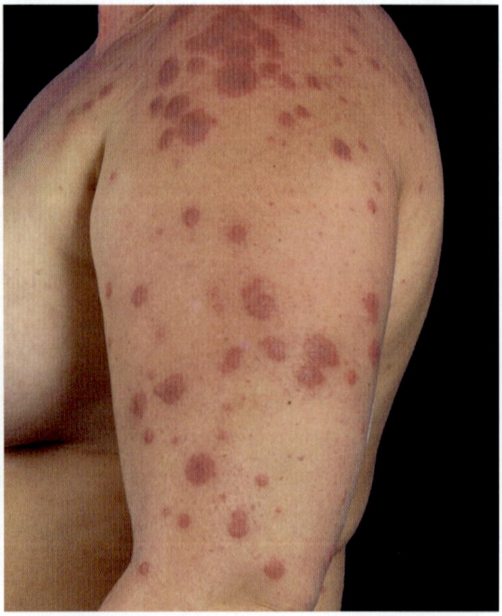

Sweet-Syndrom: multiple erythematöse Plaques mit pseudovesikulösem Charakter an typischer Lokalisation

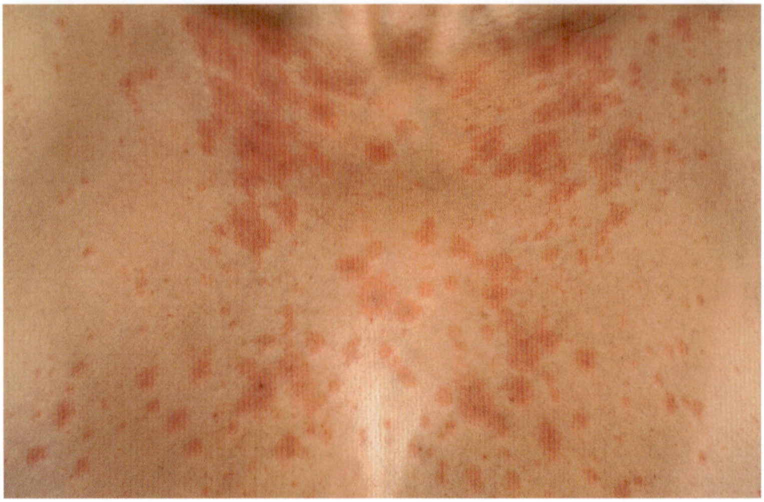

Sweet-Syndrom: multiple erythematöse Plaques im Dekolletébereich

Epidemiologie: weltweit verbreitete, aber seltene Erkrankung, die vorwiegend, aber nicht ausschließlich Frauen betrifft

Risikogruppen und Risikofaktoren: Patient:innen mit hämatologischen Malignomen, rheumatischen Erkrankungen sowie Colitis ulcerosa und Morbus Crohn

Ätiologie und Pathophysiologie: Wie bei den meisten neutrophilen Dermatosen ist die Pathogenese des Sweet-Syndroms unbekannt. Es wird vermutet, dass eine Zytokin-Dysregulation eine Rolle spielt, wobei unter anderem die Zytokine GM-CSF, IL-1 und Interferon-γ beteiligt sein dürften. Das Zusammenspiel dieser Zytokine führt zur Aktivierung und Attraktion neutrophiler Granulozyten.

Klinische Beschreibung und Symptome: Typisch für das Sweet-Syndrom sind relativ rasch auftretende, stark infiltrierte und saftig erscheinende erythematöse Papeln, die zu Plaques mit einer unebenen Oberfläche konfluieren können. Aufgrund des ausgeprägten Ödems können die Läsionen ein pseudovesikulöses Aussehen haben. In einigen Fällen entwickelt sich zentral eine Blase, Pustel oder Nekrose.

Prädilektionsstellen: Kopf-Hals-Region und obere Extremitäten

Diagnosestellung: Die Verdachtsdiagnose wird meist aufgrund der Kombination der typischen Hauteffloreszenzen mit Allgemeinsymptomen wie Fieber und Gelenksschmerzen sowie einer Leukozytose gestellt. Die Diagnosesicherung erfolgt in der Regel über eine Hautbiopsie.

Dermatopathologie: mächtiges Ödem der papillären Dermis und Infiltration mit neutrophilen Granulozyten

Klinische Differentialdiagnosen: Erythema multiforme, leukämische Infiltrate, Arthropodenreaktion

Sonderformen: histiozytoides Sweet-Syndrom (das Infiltrat besteht aus Vorstufen myeloider Zellen, die an Histiozyten erinnern). Diese Variante ist möglicherweise häufiger mit einer hämatologischen Grunderkrankung assoziiert.

Therapie: orale Kortikosteroide

Verlauf: Die Erkrankung hat in der Regel einen protrahierten und subakuten Verlauf, ist aber selbstlimitierend. In ungefähr einem Drittel der Fälle kommt es jedoch zu Rezidiven.

Orfaly, V. E., Shakshouk, H., Heath, M., Hamilton, A., Ortega-Loayza, A. G. (2023): Sweet Syndrome: A Review of Published Cases. Dermatology 239(4), 664–669

Syphilis

Die Syphilis (Lues) ist eine bakterielle, durch *Treponema pallidum* ausgelöste, sexuell übertragbare Erkrankung. Sie kann auch von einer infizierten schwangeren Mutter auf das ungeborene Kind übertragen werden.

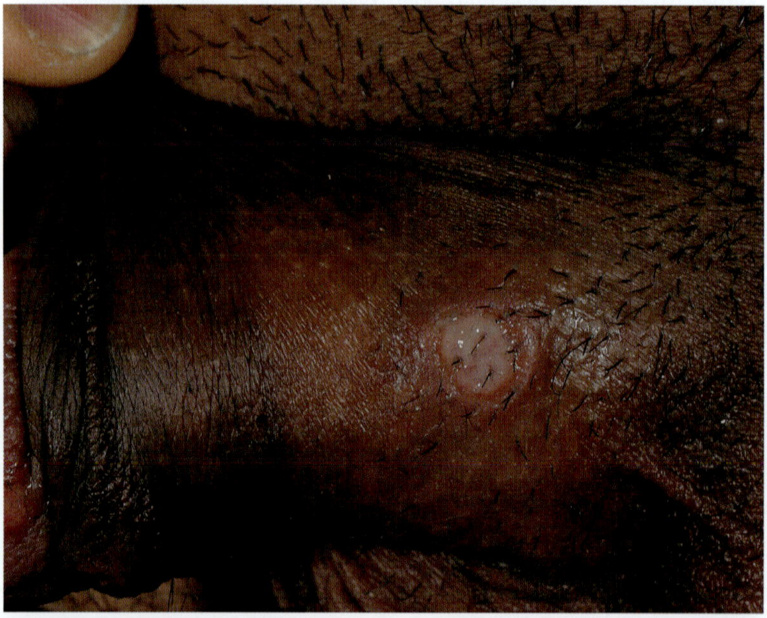

Primäre Syphilis: Primäraffekt der Syphilis am Penisschaft (Ulcus durum)

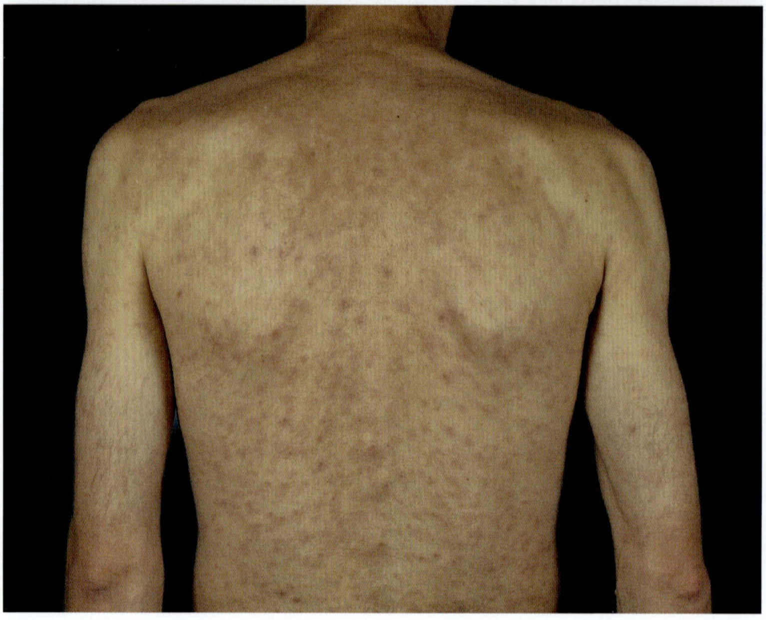

Sekundäre Syphilis: Exanthem im Rahmen der Frühsyphilis

Epidemiologie: Die Syphilis ist eine in Österreich meldepflichtige Infektionskrankheit. In den letzten Jahren kam es zu einem Anstieg von Syphilisfällen weltweit. In Österreich gab es 2019 580 gemeldete Syphilisfälle.

Risikogruppen und Risikofaktoren: ungeschützter Geschlechtsverkehr, häufiger Partnerwechsel, Männer, die Sex mit Männern haben (MSM). Diaplazentare Übertragung auf den Fetus (konnatale Syphilis) bei infizierten schwangeren Personen oder Infektion während des Geburtsvorganges sind möglich.

Ätiologie und Pathophysiologie: *T. pallidum* ist ein gramnegatives, für Menschen obligat pathogenes Bakterium aus der Familie der Spirochäten. Der Erreger tritt durch kleine kutane oder mukosale Wunden in den Körper ein, wo er sich lokal vermehrt und weiter in regionale Lymphknoten wandert. Später disseminiert *T. pallidum* über den Blutstrom und siedelt sich in inneren Organen und im ZNS an. Trotz aktiver Immunantwort können einzelne Erreger potentiell langfristig (Jahre bis Jahrzehnte) überleben und eine chronische Infektion hervorrufen. In späten Stadien kann es durch die Immunantwort zu einer Gewebsdestruktion kommen.

Klinische Beschreibung und Symptome: Die Syphilis verläuft in typischen Stadien, wobei sich aktive und asymptomatische (latente) Krankheitsperioden abwechseln. Man unterscheidet eine Frühsyphilis (Primär- und Sekundärstadium und frühe latente Syphilis; bis 1 Jahr nach Infektion) von einer Spätsyphilis (späte latente und tertiäre Syphilis).

Primäre Syphilis: Nach einer Inkubationszeit von 10–90 Tagen (im Schnitt 3–4 Wochen) entsteht am Inokulationsort eine kleine Papel, die sich dann in ein schmerzloses Ulkus mit verhärtetem Randwall (harter Schanker, Ulcus durum) umwandelt. Daneben besteht eine lokoregionäre Lymphknotenschwellung. Unbehandelt heilt dieses Stadium nach 4–6 Wochen ab.

Sekundäre Syphilis: 4–10 Wochen nach Infektion entstehen Allgemeinsymptome (Fieber, Abgeschlagenheit, Müdigkeit, Muskelschmerzen). An Haut- und Schleimhäuten kann die Sekundärsyphilis ein sehr buntes Bild hervorrufen; es entstehen zunächst ein diskretes, Masern-artiges makulopapulöses Exanthem (typischerweise mit Einbeziehung der Handflächen und Fußsohlen) und eine generalisierte Lymphadenopathie. Spezifische Exantheme und Enantheme (sogenannte Syphilide) inkludieren: mottenfraßartigen Haarausfall im Kopf- und Bartbereich (Alopecia specifica areolaris = Alopecia syphilitica), postinflammatorische, hypopigmentierte Areale im Halsbereich („Halsband der Venus"), Condylomata lata (derbe Papeln in intertriginösen, genitalen und perianalen Bereichen), Clavi syphilitici (derbe Verhornungen palmar und plantar) und Mundschleimhautveränderungen (Plaques muqueuses). In diesem Stadium ist auch eine extrakutane Organbeteiligung möglich, z. B. eine syphilitische Hepatitis, Uveitis und cochleovestibuläre Symptome. Unbehandelt heilt dieses Stadium in ca. 30 % der Fälle aus. Läsionen in diesem Stadium sind hochinfektiös.

Tertiäre Syphilis: Nach einer Latenzperiode von Monaten bis Jahren kann es bei 10–30 % der Patient:innen zu einer manifesten Tertiärsyphilis kommen. Dabei können sich ulzerierende, granulomatöse Gewebsveränderungen (sogenannte Gummata) prinzipiell in jedem Organ ausbilden. Bei 10 % der Patient:innen kommt es nach Jahrzehnten zur kardiovaskulären Syphilis mit Einbeziehung der Aorta ascendens (Mesaortitis luetica), welche zu lebendbedrohlichen Aneurysmen führen kann. Die Neurosyphilis manifestiert sich sehr heterogen; es kann zu Demenz, progressiver Paralyse,

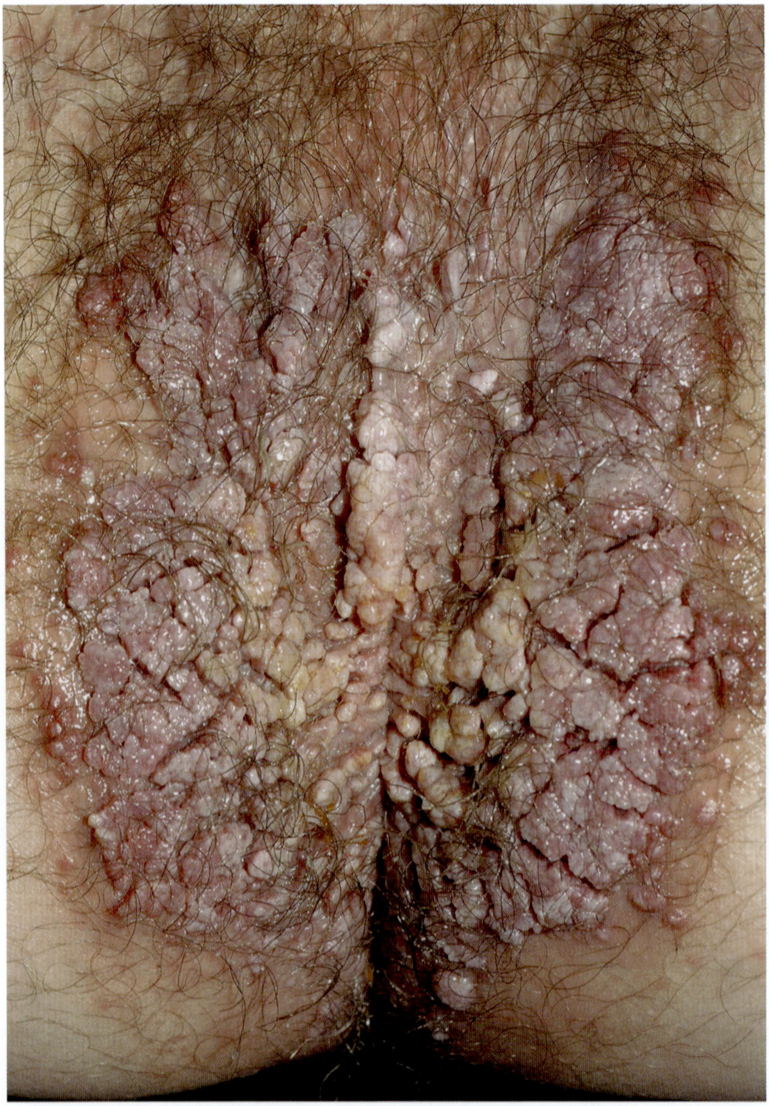

Sekundäre Syphilis: Condylomata lata im Rahmen der Frühsyphilis

Meningitis und Tabes dorsalis (Schmerzen und Sensibilitätsverlust an den unteren Extremitäten) kommen. Im tertiären Stadium sind Patient:innen zumeist nicht mehr infektiös.

Prädilektionsstellen: primäre Syphilis: Genitalbereich, perinal und Analkanal, Lippen und enoral; sekundäre Syphilis: disseminierte Hautläsionen; tertiäre Syphilis: ZNS, Aorta, Haut, Knochen, Leber

Diagnosestellung: Durch ihr buntes Bild sollte man die Verdachtsdiagnose Syphilis, speziell im zweiten Stadium, immer berücksichtigen. Direkter Erregernachweis aus dem Ulcus durum oder Syphiliden kann im Dunkelfeldmikroskop oder mittels PCR erfolgen. Speziell in latenten Phasen erfolgt der serologische Nachweis der Infektion. Dabei kommen als Suchtests der *T. pallidum*-Hämagglutinations-(TPHA)- oder Partikelagglutinationstest (TPPA), welche Antikörper gegen *T. pallidum* messen, zum Einsatz. Als Bestätigung wird der *T. pallidum*-Antikörper-Fluoreszenztest (FTA-ABS) verwendet. Der Venereal Disease Research-Laboratories(VDRL)-Test, welcher nicht-Syphilis-spezifische Anticardiolipin-Antikörper misst, wird zur Verlaufskontrolle und zum Monitoring des Therapieansprechens verwendet. Bei Verdacht auf Neurolues erfolgt eine Liquorpunktion mit Nachweis von Antikörpern.

Sonderformen: Lues maligna: schwere Verlaufsform mit nekrotisierenden Läsionen bei immunsupprimierten Personen. Konnatale Syphilis: erfolgt eine In-utero-Infektion, kann es zu Spontanabort, Totgeburt oder Frühgeburt kommen. Bei überlebenden Kindern spricht man von einer frühen (innerhalb der ersten zwei Jahre nach Geburt) oder späten konnatalen Syphilis, die durch eine Vielzahl an Organbeteiligungen und Stigmata gekennzeichnet ist.

Differentialdiagnosen: Die Liste der Differenzialdiagnosen ist mannigfaltig und hängt vom Stadium ab. Bei primärer Syphilis kommen in erster Linie andere sexuell übertragbare Erkrankungen (z. B. Herpes genitalis, Ulcus molle, Lymphgranuloma venereum) sowie primäre EBV-Infektion in Frage. Im Sekundärstadium sollte man virale Exantheme (primäre HIV-Infektion inkludierend), Pityriasis rosea, Psoriasis vulgaris, Lichen ruber planus, Arzneimittelexantheme und nummuläres Ekzem in Betracht ziehen. Bei Gummata sollte man an Lupus vulgaris, Mycosis fungoides, Sarkoidose oder tiefe Pilzinfektionen als Differentialdiagnosen denken.

Therapie: Therapie der Wahl ist Penicillin G oder Benzylpenicillin-Benzathin in stadiengerechter Dosierung. Bei Penicillinallergie kann auf Tetrazykline, Ceftriaxon oder Azathioprin umgestiegen werden. Wichtig zu beachten ist, dass im erregerreichen Sekundärstadium innerhalb der ersten 24 Stunden nach Therapiebeginn eine influenzaartige Reaktion auftreten kann (Jarisch-Herxheimer-Reaktion), welche durch den Zerfall des Erregers bedingt ist. Dies kann durch die prophylaktische Verabreichung eines Kortikosteroids verhindert werden.

Verlauf: Der typische stadienhafte Verlauf der Syphilis umfasst die beschriebenen aktiven und asymptomatischen Krankheitsphasen der Früh- und Spätsyphilis.

Schöfer, H., Enders, M., Esser, S., Feiterna-Sperling, C., Hagedorn, H. J., Magistro, G., Mayr, C., Münstermann, D., Hahn, K., Jansen, K., Klein, M., Krause, W., Maschke, M., Ochsendorf, F. R., Osowski, S., Petry, K. U., Potthoff, A., Rieg, S., Sing, A., Stücker, M., Weberschock, T., Werner, R. N., Brockmeyer, N. H. (2020): Diagnostik und Therapie der Syphilis: Aktualisierung der S2k-Leitlinie 2020 der Deutsche STI-Gesellschaft (DSTIG) in Kooperation mit folgenden Fachgesellschaften: DAIG, dagnä, DDG, DGA, DGGG, DGHM, DGI, DGN, DGPI, DGU, RKI [Diagnosis and treatment of syphilis : Update of the S2k guidelines 2020 of the German STI Society (DSTIG) in cooperation with the following specialist societies: DAIG, dagnä, DDG, DGA, DGGG, DGHM, DGI, DGN, DGPI, DGU, RKI]. Hautarzt 71(12), 969–999. German

Talgdrüsenhyperplasie

Als Talgdrüsenhyperplasie bezeichnet man umschriebene, um einen zentralen Haarfollikel angeordnete, an Zahl und Größe vermehrte Talgdrüsenläppchen. Es handelt sich nicht um eine Neoplasie, sondern um eine funktionelle Hyperplasie bzw. Hypertrophie.

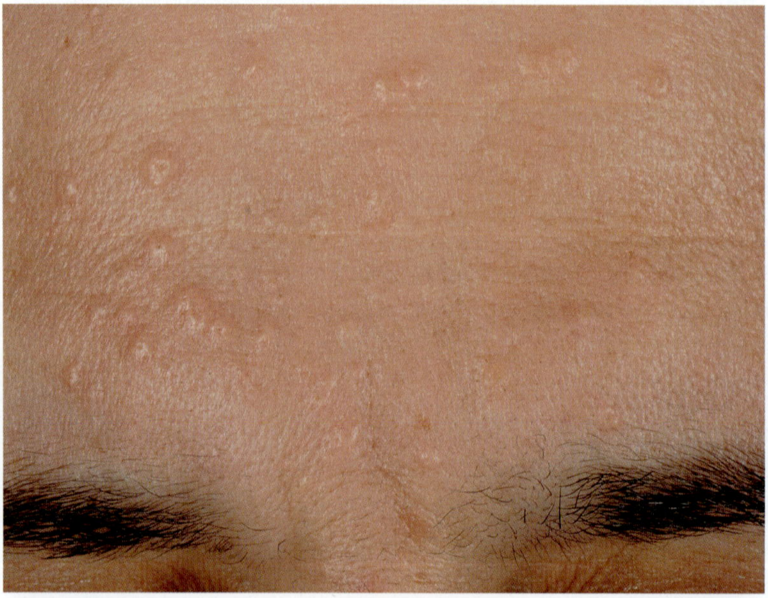

Multiple Talgdrüsenhyperplasien an der Stirn: hautfarbene Papeln mit zentraler Delle

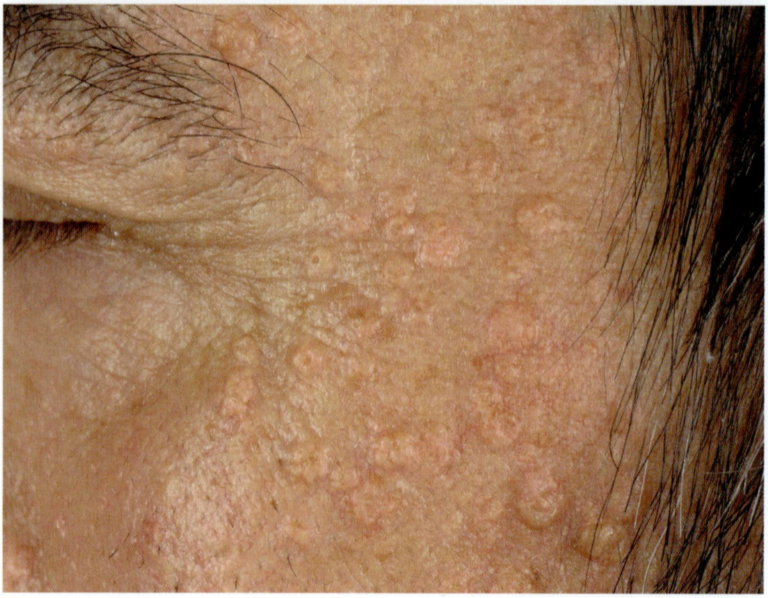

Multiple Talgdrüsenhyperplasien im Gesicht: hautfarbene Papeln mit zentraler Delle

Epidemiologie: sehr häufig, vor allem ab dem 50. Lebensjahr

Risikogruppen und Risikofaktoren: höheres Alter, längere Einnahme von Calcineurininhibitoren wie Ciclosporin

Ätiologie und Pathophysiologie: Der Grund für die Entstehung der Talgdrüsenhyperplasie ist unbekannt. Bei der Ciclosporin-induzierten Form wird vermutet, dass Ciclosporin die Sebumproduktion steigert und die Aktivität des Enzyms 5-Alpha-Reduktase beeinflusst.

Klinische Beschreibung und Symptome: einzeln oder multipel auftretende, linsen- bis erbsengroße Papeln mit gelblichem Farbton und einer zentralen Pore, die nicht immer sichtbar sein muss

Dermatoskopie: Die Talgdrüsenläppchen sind als gut umschriebene, weiße bzw. gelbliche Schollen zu erkennen. Zusätzlich sieht man radial angeordnete, geschlängelte Gefäße, die die zentrale Pore nicht kreuzen.

Prädilektionsstellen: Gesicht

Diagnosestellung: In der Regel kann die Diagnose aufgrund des typischen klinischen Erscheinungsbildes einfach mit dem freien Auge gestellt werden. In einzelnen Fällen benötigt man ein Dermatoskop, um die Diagnose zu sichern, insbesondere, um ein Basaliom auszuschließen. Beim Basaliom fehlen die Talgdrüsenläppchen und die geschlängelten Gefäße kreuzen im Gegensatz zur Talgdrüsenhyperplasie in der Regel das Zentrum der Läsion.

Dermatopathologie: hyperplastische Talgdrüsenläppchen um einen zentralen Haarfollikel

Differentialdiagnosen: Basaliom, Talgdrüsenadenom (= seltene benigne Neoplasie der Talgdrüsen)

Therapie: An sich ist keine Therapie indiziert. Falls kosmetisch störend, können verschiedene ablative Verfahren, von der Kauterisation bis zur Lasertherapie, erwogen werden.

Hussein, L., Perrett, C. M. (2021): Treatment of sebaceous gland hyperplasia: a review of the literature. J. Dermatolog. Treat. 32(8), 866–877

Thrombophlebitis

Thrombophlebitis bezeichnet die Entzündung eines oberflächlichen Venenabschnittes mit begleitender Thrombusbildung.

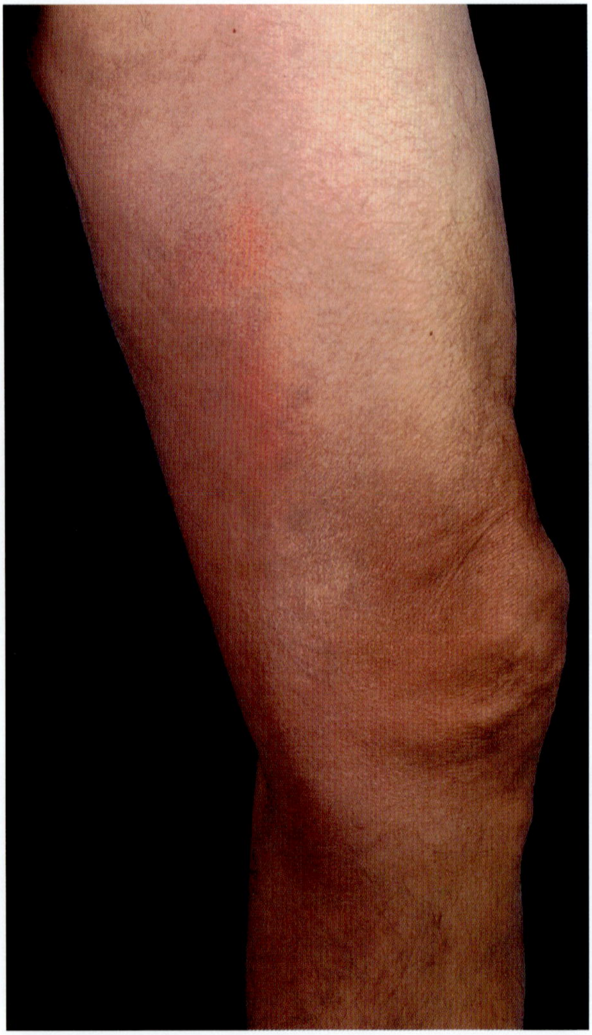

Thrombophlebitis: umschriebene, schmerzhafte Rötung entlang eines verhärteten Venenstrangs

Epidemiologie: Thrombophlebitis tritt häufiger bei Erwachsenen mittleren Alters und älteren Menschen auf, wobei die exakte Inzidenz nicht bekannt ist. Oberflächliche Thrombophlebitiden sind weit verbreitet und betreffen Männer und Frauen gleichermaßen.

Risikogruppen und Risikofaktoren: vorangegangene Venenerkrankungen wie Varikose, längere Immobilität, Schwangerschaft und postpartale Periode, Hormontherapie, Rauchen, Übergewicht, vorangegangene Eingriffe wie z. B. Venenpunktion, maligne Neoplasien, Gerinnungsstörungen sowie Systemerkrankungen wie z. B. Morbus Behçet

Ätiologie und Pathophysiologie: Die Thrombusbildung resultiert aus einer Kombination von Endothelschädigung, verlangsamtem Blutfluss und Hyperkoagulabilität des Blutes. Der Verschluss des Gefäßes setzt eine entzündliche Reaktion in Gang.

Klinische Beschreibung und Symptome: Meist finden sich sowohl Rötung als auch Schwellung, Erwärmung und Verhärtung im Bereich der betroffenen Vene. Zusätzlich besteht meist eine Druckschmerzhaftigkeit.

Prädilektionsstellen: Die häufigsten Lokalisationen sind die Venen der unteren Extremität, insbesondere die Vena saphena magna und die Vena saphena parva.

Diagnosestellung: Die Diagnose wird in der Regel klinisch gestellt. Ultraschalluntersuchungen können zur Bestätigung der Diagnose und zum Ausschluss einer tiefen Venenthrombose (TVT) herangezogen werden.

Sonderformen: Zu den Sonderformen gehören die Thrombophlebitis migrans (saltans), die sich entlang verschiedener Venen ausbreitet und mit malignen Neoplasien assoziiert sein kann.

Differentialdiagnosen: tiefe Venenthrombose, Erysipel, Lymphangitis, abszedierende Entzündungen

Therapie: Die Behandlung umfasst in der Regel konservative Maßnahmen wie Kompressionsverbände und nicht-steroidale Antirheumatika (NSAR) zur Schmerzlinderung. In einigen Fällen können Antikoagulanzien oder die chirurgische Entfernung des Thrombus erforderlich sein.

Verlauf: Die Prognose ist in der Regel gut, mit einer schnellen Verbesserung der Symptome nach Beginn der Behandlung. Nach der Entzündungsphase kommt es zu einer bindegewebigen Umwandlung des Thrombus mit anschließender Rekanalisation des Gefäßes. Als Komplikation kann sich die Thrombose in tiefer gelegene Venenabschnitte ausbreiten.

Di Nisio, M., Wichers, I. M., Middeldorp, S. (2018): Treatment for superficial thrombophlebitis of the leg. Cochrane Database Syst. Rev. 2(2): CD004982

Tiefe Beinvenenthrombose

Eine tiefe Beinvenenthrombose (TBVT) zeichnet sich durch die Bildung eines Thrombus in einen oder mehreren tiefergelegenen Venen der unteren Extremität aus und ist durch einen teilweisen oder vollständigen Verschluss dieser Venen charakterisiert.

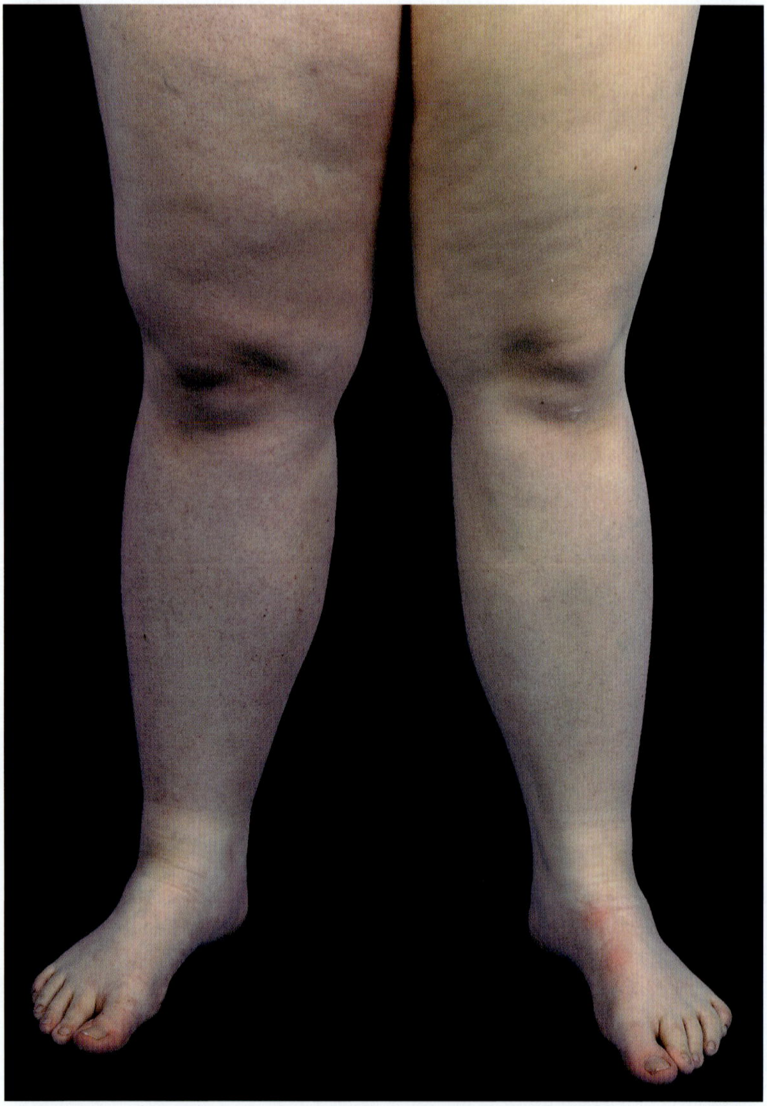

Tiefe Beinvenenthrombose: Schwellung und Rötung bzw. Zyanose des betroffenen Beines

Epidemiologie: TBVT ist häufig und betrifft jährlich etwa 1 bis 2 von 1.000 Menschen. Das Risiko steigt mit dem Alter und bei Vorliegen bestimmter Risikofaktoren.

Risikogruppen und Risikofaktoren: längere Immobilität oder Bettruhe, chirurgische Eingriffe (besonders Hüft- oder Kniegelenkersatz), maligne Grunderkrankung, Schwangerschaft, Hormonersatztherapie bzw. Kontrazeptiva, Gerinnungsstörungen, Rauchen, Übergewicht, vorangegangene tiefe Venenthrombosen oder Lungenembolie

Ätiologie und Pathophysiologie: Die Entstehung einer TBVT ist auf die Bildung von Thromben zurückzuführen, die durch drei Hauptfaktoren begünstigt wird: die Verlangsamung des Blutflusses (Stase), Schädigungen der Gefäßwand (Endothelschädigung) und eine erhöhte Gerinnungsneigung des Blutes (Hyperkoagulabilität). Diese drei Faktoren werden gemeinsam als Virchow-Trias bezeichnet.

Klinische Beschreibung und Symptome: Es findet sich eine Schwellung und Rötung bzw. Zyanose des betroffenen Beines, begleitet von Schmerzen. Typisch sind Schmerzen der Wade bei Dorsalextension des Fußes oder Druckschmerz im Bereich der Fußsohle, wobei jedoch die Spezifität dieser Schmerzsymptome nicht überwertet werden soll.

Prädilektionsstellen: Zu den Venen, die am ehesten von einer TVT betroffen sind, gehören die Vena femoralis, die Vena poplitea sowie die tiefen Unterschenkelvenen (Vena tibialis anterior, Vena tibialis posterior und Vena peronea). In einigen Fällen kann sich eine TVT auch in den Beckenvenen entwickeln, was als iliofemorale Venenthrombose bezeichnet wird.

Diagnose: Der Wells-Score wird dazu verwendet, die Wahrscheinlichkeit einer TBVT einzuschätzen. Es handelt sich um ein Punktesystem, bei dem klinischen Merkmalen und Risikofaktoren Punkte zugeordnet werden. Die Berechnung des Wells-Scores beinhaltet folgende Kriterien:

- Aktives Malignom: +1 Punkt
- Paralyse, Parese oder kürzliche Immobilisierung der unteren Extremitäten: +1 Punkt
- Bettlägerigkeit für mehr als 3 Tage oder OP innerhalb der letzten 4 Wochen: +1 Punkt
- Schmerzen entlang der tiefen Venen: +1 Punkt
- Schwellung des gesamten Beins: +1 Punkt
- Umfangsdifferenz von 3 cm oder mehr an der Wade: +1 Punkt
- Ödem, das sich auf das symptomatische Bein beschränkt: +1 Punkt
- Erweiterte, oberflächliche Kollateralvenen auf der betroffenen Seite: +1 Punkt
- Vorherige dokumentierte TVT: +1 Punkt
- Alternative Diagnose mindestens genauso wahrscheinlich wie TVT: -2 Punkte

≥ 2 Punkte: Wahrscheinlichkeit für TBVT hoch; 0–1 Punkte: Wahrscheinlichkeit für TBVT niedrig

Ein D-Dimer-Test sollte nur nach einer vorherigen Einschätzung der klinischen Wahrscheinlichkeit durchgeführt werden. Bei niedriger klinischer Wahrscheinlichkeit und normalem D-Dimer-Wert ist keine zusätzliche Diagnostik erforderlich. Bei hoher klinischer Wahrscheinlichkeit sollte der D-Dimer-Test übersprungen und stattdessen unmittelbar eine Duplexsonographie angewendet werden, die das Standardverfahren zur Bestätigung oder zum Ausschluss der Diagnose darstellt.

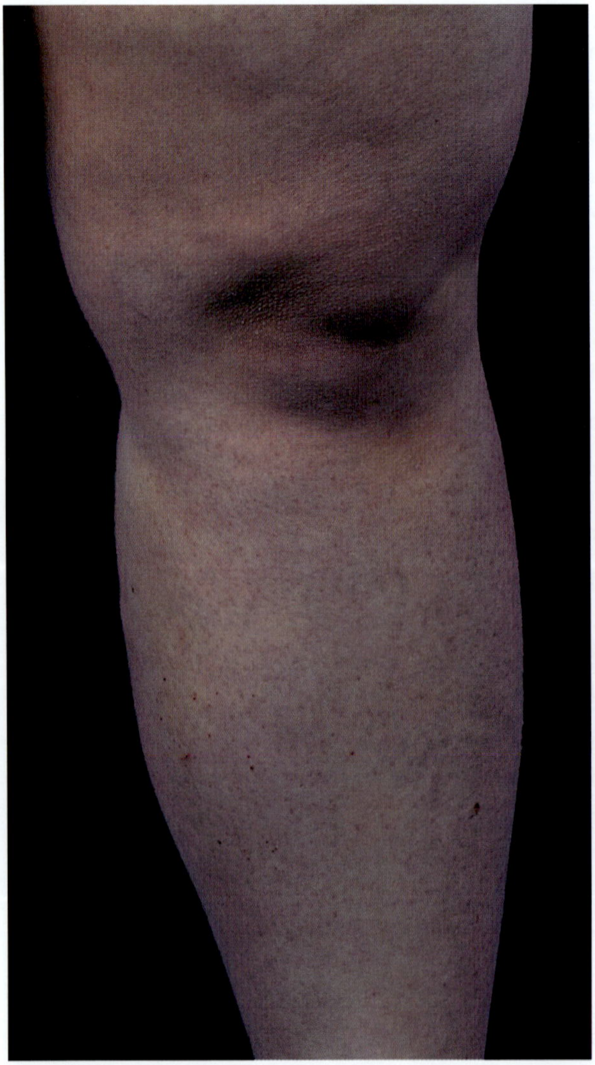

Tiefe Beinvenenthrombose: Detailansicht, die eine diffuse Schwellung und Rötung

Sonderformen: Phlegmasia cerulea dolens: perakute Form mit äußerst schmerzhafter, zyanotischer Schwellung des gesamten Beins; Phlegmasia alba dolens: eine Variante, bei der das Bein aufgrund eines verminderten Blutflusses weiß wird und nicht rot

Differenzialdiagnosen: oberflächliche Thrombophlebitis, Erysipel und Phlegmone, Lymphödem; rupturierte Baker-Zyste, arterielle Verschlusskrankheit

Therapie: Für die Therapie werden hauptsächlich orale Antikoagulanzien wie Faktor-Xa- oder Thrombin-Inhibitoren und Vitamin-K-Antagonisten bevorzugt. Bei der parenteralen Antikoagulation kommen vor allem niedermolekulares Heparin und Fondaparinux zum Einsatz. Üblicherweise folgt auf die Therapieeinleitung eine Erhaltungstherapie von mindestens drei Monaten. Ergänzend wird in der Regel eine Kompressionstherapie angewandt, die einerseits in der Akutphase zur Reduktion von Schwellungen und Schmerzen dient, andererseits langfristig das Risiko für ein postthrombotisches Syndrom verringern soll, obwohl die Evidenz hierfür begrenzt ist. Eine lokale Thrombolyse kann in Einzelfällen erwogen werden, die Datenlage ist aber widersprüchlich.

Verlauf: Venenthrombosen durchlaufen in der Regel zunächst eine Phase der Entzündung, gefolgt von einer bindegewebigen Umwandlung des verbleibenden Thrombus. Häufig ist die Rekanalisation der betroffenen Venen jedoch unvollständig, was zu einer dauerhaften Behinderung des venösen Rückflusses führt. In weiterer Folge kommt es zu einer chronisch venösen Insuffizienz, bekannt unter dem Begriff des postthrombotischen Syndroms. Die wichtigste akute bzw. subakute Komplikation der TBVT ist die Lungenembolie, wobei das Risiko einer Lungenembolie bei proximalen Thrombosen höher ist als bei distalen.

Deutsche Gesellschaft für Angiologie. S2k-Leitlinie „Diagnostik und Therapie der Venenthrombose und der Lungenembolie 2023“. https://register.awmf.org/de/leitlinien/detail/065-002. Letzter Zugriff: 10.02.2024

Urtikaria und Angioödem

Urtikaria und Angioödem sind charakterisiert durch das vorübergehende Auftreten von stark juckenden, oberflächlichen Quaddeln (Urticae) oder tiefen, diffusen Gewebsschwellungen (Angioödem). Sie können Zeichen einer Anaphylaxie darstellen oder als eigenes Krankheitsbild bestehen.

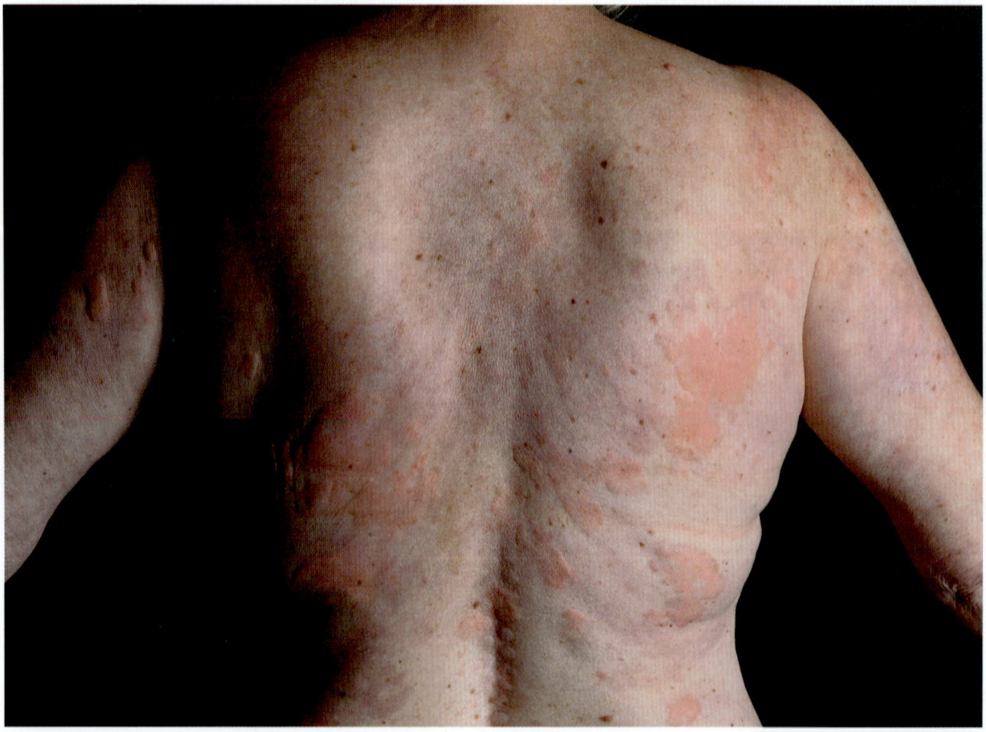

Urtikaria: große, ausgedehnte Urticae am Stamm

Epidemiologie: sehr häufige Erkrankungen. Man schätzt, dass bis zu 25 % der Population zumindest eine Episode von Urtikaria während ihres Lebens durchmachen.

Risikogruppen und Risikofaktoren: Die Auslöser von Urtikaria sind mannigfaltig. Sie kann in jedem Lebensalter auftreten und es besteht keine Geschlechterpräferenz. Beim hereditären Angioödem spielen genetische Faktoren eine Rolle.

Ätiologie und Pathophysiologie: Am einfachsten versteht man Urtikaria und Angioödem als ein Reaktionsmuster, bei dem die Mastzelle eine zentrale Rolle einnimmt. Unterschiedliche Ursachen und Pathomechanismen, zum Beispiel das Crosslinking von IgE an benachbarten FcεR1-Rezeptoren durch Allergene (Typ-I-Allergie, Anaphylaxie), führen zur akuten Degranulation von Mastzellen, deren Mediatoren wie Histamin, Prostaglandine, Leukotriene und andere vasoaktive Substanzen zu einer Erhöhung der Gefäßpermeabilität mit Austritt von Plasma ins Gewebe führen. Histamin und verschiedene Neuropeptide verursachen heftigen Juckreiz. Entzündliche Mediatoren und Zytokine mediieren den Influx von Entzündungszellen ins Gewebe. Neben einer allergischen, IgE-vermittelten Genese können viele andere Stimuli und Mechanismen zur Mastzelldegranulation führen.

Klinische Beschreibung und Symptome: Die Primäreffloreszenz bei Urtikaria ist die Quaddel, eine umschriebene, meist hellrote und erhabene Schwellung der oberflächlichen Hautschichten, die kürzer als 24 Stunden besteht. Quaddeln sind kurzlebig (Minuten bis Stunden), können einzeln oder disseminiert auftreten und verschiedene Größen aufweisen. Typisch ist der heftige Juckreiz, welcher für betroffene Patient:innen eine hohe Morbidität aufweist. Das Angioödem bezeichnet die tiefe Schwellung von Haut- und Schleimhäuten, welche bis zu 72 Stunden persistieren kann. Hier besteht eher Schmerz als Juckreiz. Quaddeln und Angioödem können alleine oder in Kombination auftreten.

Einteilung der Urtikaria: Vom Verlauf unterscheidet man eine akute (kürzer als 6 Wochen) und eine chronische (länger als 6 Wochen) Form der Urtikaria. Pathogenetisch teilt man die Urtikaria in eine spontane (früher idiopathische) sowie immunologisch mediierte (z. B. IgE-abhängige, allergische Urtikaria im Sinne einer Typ I-Reaktion) und nicht-immunologische Formen (z. B. durch Medikamente ausgelöste direkte Mastzelldegranulation) ein. Daneben unterscheidet man spontane und induzierbare Formen (z. B. cholinerge, solare, aquagene, Hitze- oder Kälte-Urtikaria).

Prädilektionsstellen: Quaddeln können am ganzen Körper auftreten. Angioödem kann sowohl Haut als auch Schleimhäute betreffen; wenn es Gesicht, Lippen, Zunge und den oberen Respirationstrakt (Glottis) betrifft, kann es zu einer akut lebensbedrohlichen Verengung der Atemwege kommen. Das akute Angioödem stellt in solchen Fällen einen dermatologischen Notfall dar.

Diagnosestellung: Die Diagnose erfolgt aus dem typischen klinischen Bild sowie genauer Anamnese. Während in manchen Fällen Auslöser definiert werden können (z. B. Einnahme von bestimmten Medikamenten oder Nahrungsmitteln, Insektenstiche, virale Infektionen), ist bei der Mehrzahl der Patient:innen ein solcher nicht fassbar. Wird eine Typ-I-Allergie vermutet, kann ein Prick-Test sinnvoll sein. Histologische Abklärung ist zumeist nicht notwendig. Weiterführende Diagnostik beinhaltet Routine-Bluttests, Bestimmung des Gesamt-IgE-Spiegels, Fokussuche (z. B. beherdete Zähne, Sinusitis) und Stuhluntersuchung auf Parasiten.

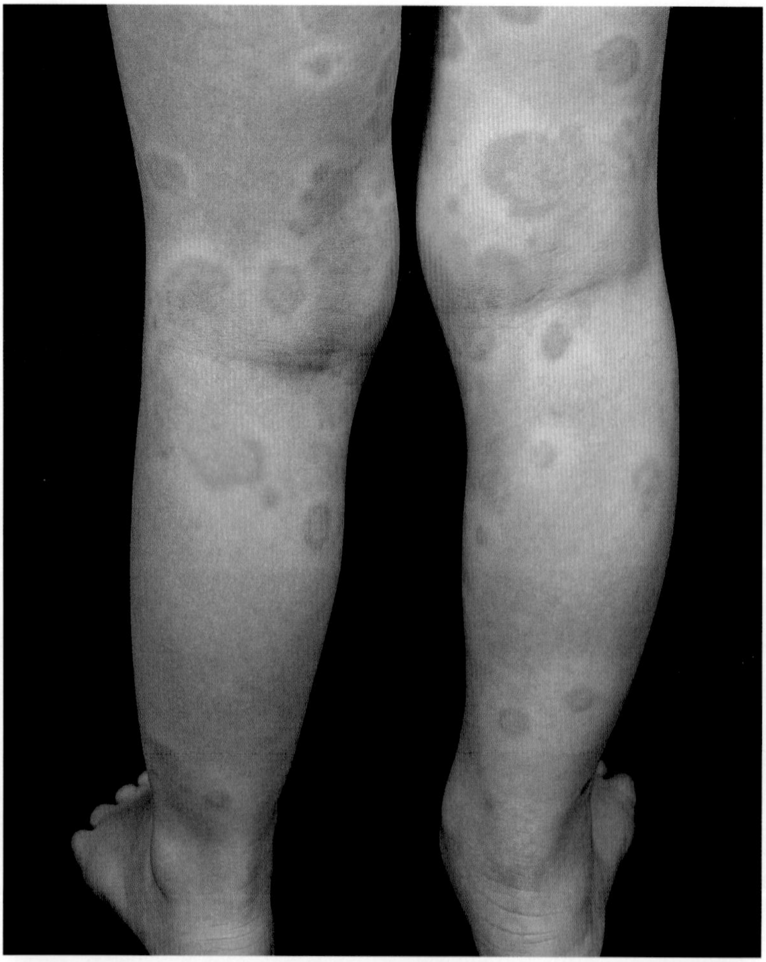

Urtikaria: Quaddeln (Urticae) mit zentraler Abblassung

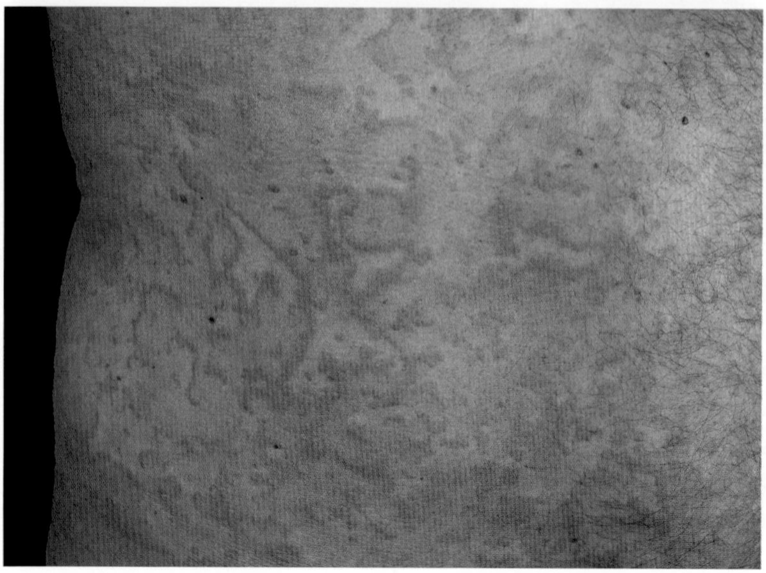

Akut spontane Urtikaria: girlandenförmige Anordnung von Quaddeln

Sonderformen: Chronisch spontane Urtikaria (CSU): Die CSU ist eine häufige Variante der Urtikaria. Historisch wurde die CSU als idiopathisch angesehen; in den letzten Jahren hat man allerdings erkannt, dass bei manchen Patient:innen eine autoimmune (IgG-Antikörper gegen IgE- oder FcεR1-Rezeptoren) oder autoallergische Genese (IgE-Antikörper gegen Autoantigene wie z. B. Thyreoglobulin) bestehen. Selten besteht eine chronisch persistierende Infektion als Auslöser (z. B. *H. pylori*).

Cholinerge Urtikaria: Diese Form wird durch Temperaturveränderungen (körperliche Anstrengung, heißes Duschen) oder emotionalen Stress ausgelöst und ist gekennzeichnet durch das Auftreten von disseminierten, kleinen papulösen Quaddeln.

Hereditäres Angioödem (HAE): Bei diesen Patient:innen besteht ein angeborener Mangel (Typ I) oder eine verminderte Funktion (Typ II) des C1-Esterase-Inhibitors, welcher das Komplementsystem kontrolliert. Daneben gibt es weitere seltene genetische Formen. Die gemeinsame Endstrecke bei diesen Krankheiten ist die Aktivierung von Bradykinin, das eine vaskuläre Permeabilitätssteigerung auslöst. Betroffene Patient:innen erleiden akute Attacken von Hautschwellungen (Gesicht, Lippen, Genitale), gastrointestinale Symptome (Erbrechen, Koliken, Durchfall) und Schwellungen im Respirationstrakt. Ist der Larynx betroffen, kann es zu lebensbedrohlichen Erstickungsanfällen kommen.

Differentialdiagnosen: Die Urtikariavaskulitis geht mit quaddelartigen Hautläsionen einher, die allerdings länger als 24 Stunden bestehen. Daneben kommen Insektenstich-Reaktionen, bullöses Pemphigoid, urtikarielle Arzneimittelexantheme, Erythema exsudativum multiforme und autoinflammatorische Syndrome in Frage. Beim Angioödem sollte man auch an die Einnahme von ACE-Hemmern denken. Erworbener C1-Esterase-Inhibitor-Mangel kann bei Malignomen auftreten (z. B. Lymphome).

Therapie: Ist ein Auslöser bekannt, sollte dieser vermieden werden. In der Regel spricht die Urtikaria gut auf H1-Antihistaminika der neuen Generation an. Zusätzlich kann Montelukast, ein Leukotrienrezeptor-Antagonist, eingesetzt werden. Bei CSU und anderen chronischen Formen der Urtikaria zeigt der Einsatz von Omalizumab (monoklonaler anti-IgE-Antikörper) sehr gute Erfolge. Nur selten ist eine systemische Immunsuppression (Glukokortikoide, Cyclosporin) erforderlich.
Bei HAE erfolgt im Anfall die Verabreichung von gefrorenem Frischplasma, besser aber die Substitution vom C1-Esterase-Inhibitor oder einem Bradykininantagonisten. Prophylaktisch können Plasmakallikrein-Inhibitoren verabreicht werden.

Verlauf: Die Urtikaria kann sich auf eine Episode beschränken oder chronisch rezidivierend über Jahre verlaufen.

Zuberbier, T. et al. (2022): Deutsche S3-Leitlinie zur Klassifikation, Diagnostik und Therapie der Urtikaria, adaptiert von der internationalen S3-Leitlinie. AWMF-Leitlinienregister (013-028)

Venöses Ulcus

Venöse Ulcera sind häufige, durch eine venöse Insuffizienz bedingte Substanzdefekte der unteren Extremität.

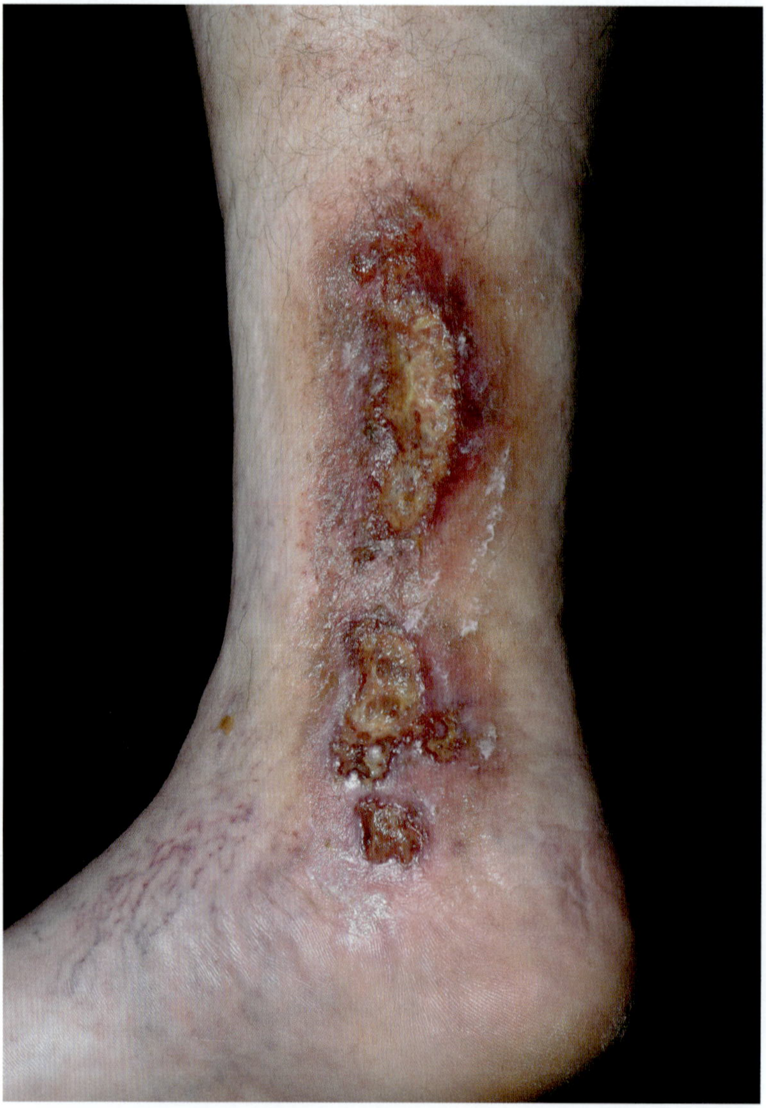

Venöses Ulcus an typischer Lokalisation mit granulierendem Wundgrund und fibrinösen Belägen

Epidemiologie: Venöse Ulcera stellen die häufigste Form der Ulzerationen an den unteren Extremitäten dar und betreffen vor allem die ältere Bevölkerung. Die Prävalenz in der erwachsenen Bevölkerung wird auf etwa 1% geschätzt, wobei die Häufigkeit mit dem Alter zunimmt.

Risikogruppen und Risikofaktoren: Neben der venösen Insuffizienz und Zustand nach tiefer Beinvenenthrombose zählen auch Übergewicht, mangelnde Bewegung, stehende Berufe, höheres Lebensalter und eine familiäre Prädisposition zu den Risikofaktoren.

Ätiologie und Pathophysiologie: Venöse Ulcera entstehen aufgrund einer chronischen venösen Insuffizienz, die zu einem erhöhten Druck in den Venen der unteren Extremitäten führt. Dies resultiert in einem gestörten Blutrückfluss, Ödemen, Entzündungsreaktionen und schließlich in Gewebeuntergang und Ulzeration.

Klinische Beschreibung und Symptome: Venöse Ulcera sind typischerweise am medialen Unterschenkel lokalisiert, können aber auch andere Bereiche des Beines betreffen. Patient:innen berichten häufig über Schmerzen. Die Ulcera sind in der Regel ausgedehnt und landkartenartig begrenzt und weisen oft einen granulierenden Wundgrund und fibrinöse Beläge auf. Sie sind typischerweise umgeben von hyperpigmentierter, indurierter Haut. Zusätzlich können andere Zeichen einer chronisch venösen Insuffizienz, wie z. B. Ödeme, vorliegen.

Prädilektionsstellen: medialer Unterschenkel, insbesondere in der Nähe des Innenknöchels

Diagnosestellung: Die Diagnose basiert auf dem typischen klinischen Bild und der Lokalisation, dem Nachweis einer venösen Insuffizienz mittels Duplexsonographie und dem Ausschluss anderer Ursachen.

Differentialdiagnosen: Zu den wichtigsten Differentialdiagnosen gehören Ulcera anderer Genese wie das Ulcus hypertonicum Martorell, arterielle Ulcera, infektiöse Ulcera, neoplastische Ulcera (z. B. Plattenepithelkarzinom oder Basalzellkarzinom), Pyoderma gangraenosum und Vaskulopathien.

Therapie: Die Behandlung umfasst Kompressionstherapie zur Verbesserung des venösen Rückflusses, Wundmanagement, ggf. chirurgische Interventionen wie Venenoperationen oder Hauttransplantationen und Maßnahmen zur Behandlung der venösen Insuffizienz.

Verlauf: Venöse Ulcera haben eine Tendenz zur Chronizität mit einem hohen Risiko für Rezidive. Eine adäquate Therapie und Compliance mit Kompressionsmaßnahmen sind entscheidend für die Heilung und Prävention von Rezidiven.

Deutsche Gesellschaft für Phlebologie und Lymphologie e.V. (2024): S2K-Leitlinie Diagnostik und Therapie des Ulcus cruris venosum, 4.1, https://register.awmf.org/de/leitlinien/detail/037-009 (abgerufen am: 10.04.2024)

Verruca seborrhoica

Verrucae seborrhoicae (seborrhoische Warzen, seborrhoische Keratosen, senile Warzen) sind extrem häufige, benigne epidermale Neoplasien, die unterschiedlich stark pigmentiert sein können. Manchmal gehen diese warzigen Gebilde aus einer Lentigo solaris hervor, die von einigen Autor:innen als flache Vorstufe seborrhoischer Keratosen betrachtet wird. Seborrhoische Keratosen sind völlig harmlos, werden aber oft als kosmetisch störend empfunden. Wichtig sind diese gutartigen Veränderungen aufgrund ihrer Häufigkeit und der Tatsache, dass sie gelegentlich mit einem Melanom verwechselt werden können.

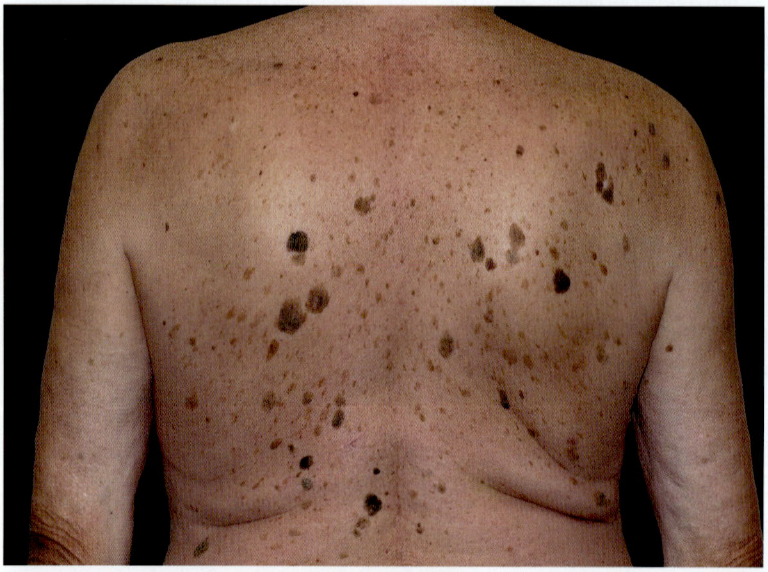

Multiple **Verrucae seborrhoicae** am Rücken

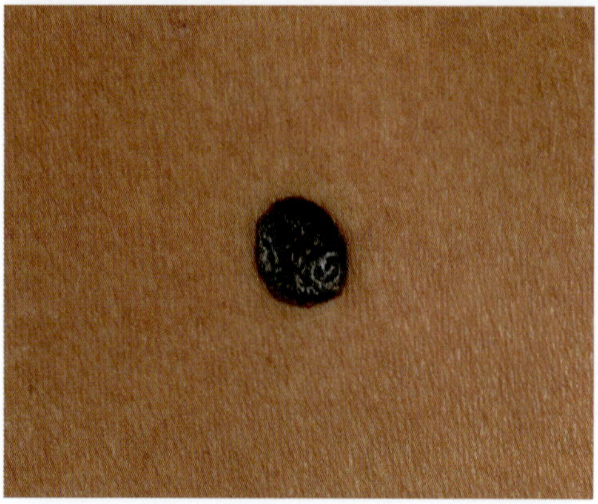

Verruca seborrhoica pigmentata: klinisches Bild mit scharfer Begrenzung. Die Läsion wirkt wie aufgeklebt.

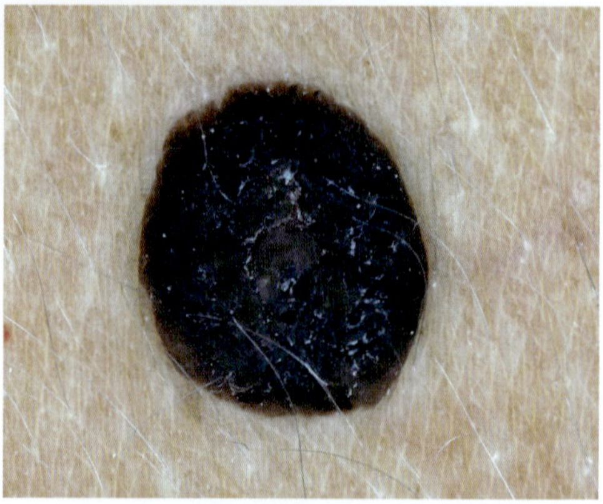

Dermatoskopisches Bild mit komedoartigen Öffnungen und scharfer Begrenzung

Häufigkeit bzw. Epidemiologie: extrem häufig, keine Geschlechtspräferenz, alle ethnischen Gruppen betroffen. Verrucae seborrhoicae treten vor allem im mittleren und höheren Lebensalter auf und kommen im Kindesalter praktisch nicht vor.

Ätiologie und Pathophysiologie: Bei seborrhoischen Keratosen wurden somatische Mutationen nachgewiesen (vor allem FGFR3- und PIK3CA-Mutationen). Obwohl es sich bei Verrucae seborrhoicae um monoklonale Proliferationen handelt, sind diese Gebilde genetisch stabil und stellen keine Vorstufe eines malignen Prozesses dar.

Klinische Beschreibung und Symptome: scharf begrenzte, wie „aufgeklebt" erscheinende, unterschiedlich stark pigmentierte, warzige Gebilde mit rauer Oberfläche. Bei manchen Patient:innen treten seborrhoische Keratosen in großer Zahl auf. Gelegentlich besteht Juckreiz, insbesondere bei Irritation und Entzündung.

Dermatoskopie: scharf begrenzte, unterschiedlich stark pigmentierte Gebilde mit kleinen Hornzysten und komedoartigen Hornpfröpfen in den erweiterten Follikelöffnungen

Prädilektionsstellen: Seborrhoische Keratosen zeigen eine Prädilektion für den Stamm, können aber, mit Ausnahme der Handflächen und Fußsohlen, wo sie sehr selten sind, am gesamten Integument auftreten. Bei Frauen ist die Submammärregion mitunter besonders stark betroffen.

Diagnosestellung: In den meisten Fällen wird die Diagnose rein klinisch und mit der Dermatoskopie gestellt. Im Zweifelsfall Biopsie zum Ausschluss eines Melanoms.

Differentialdiagnosen: Nävi, Melanome, Basaliome, Plattenepithelkarzinome, Viruswarzen

Dermatopathologie: Akanthose und Papillomatose der Epidermis mit Pseudohornperlen und variabler Pigmentierung; gelegentlich Entzündungsreaktion

Wichtige Sonderformen: Lichen planus-artige Keratose (seborrhoische Keratose mit bandförmiger Entzündung in der Histologie), Melanoakanthom (stark pigmentierte Variante), Stukkokeratose (unpigmentierte, meist in großer Zahl an den Unterschenkeln auftretende, hyperkeratotische Läsionen), Dermatosis papulosa nigra (multiple, kleine pigmentierte, seborrhoische Keratosen im Gesicht von Personen mit dunkler Hautfarbe).

Therapie: Es handelt sich um gutartige Veränderungen und in der Regel ist keine Therapie indiziert. Falls gewünscht, können seborrhoische Keratosen mit dem scharfen Löffel abgetragen werden. Auch andere gewebszerstörende Maßnahmen wie Kryotherapie oder Laserbehandlung kommen gelegentlich zur Anwendung.

Barthelmann, S., Butsch, F., Lang, B. M., Stege, H., Großmann, B., Schepler, H., Grabbe, S. (2023): Seborrheic keratosis. J. Dtsch. Dermatol. Ges. 21(3), 265–277

Virale Exantheme

Viele Virusinfektionen, von der akuten HIV-Infektion bis zur Coronavirus-Infektion, können mit einem Exanthem einhergehen, wobei das Auftreten des Exanthems nicht obligat und die Ausprägungen unspezifisch und variabel sind. Es gibt jedoch auch Virusinfektionen, die nahezu immer mit einem charakteristischen Exanthem einhergehen. Ein typisches Beispiel ist das vesikulöse Exanthem bei Varizellen (siehe Kapitel Herpesvirus-Infektionen der Haut, S. 92 f.). Zu den anderen Viruserkrankungen mit spezifischen Exanthemen zählen Masern, Röteln, Ringelröteln und Hand-Fuß-Mund-Krankheit. Eine Sonderform stellt das Exanthem bei Mononukleose dar, das durch die gleichzeitige Einnahme von Amoxicillin getriggert wird.

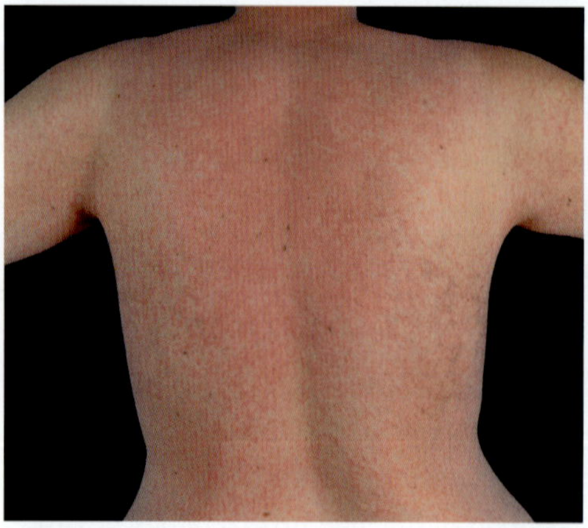

Masernexanthem: konfluierendes makulopapulöses Exanthem am Stamm

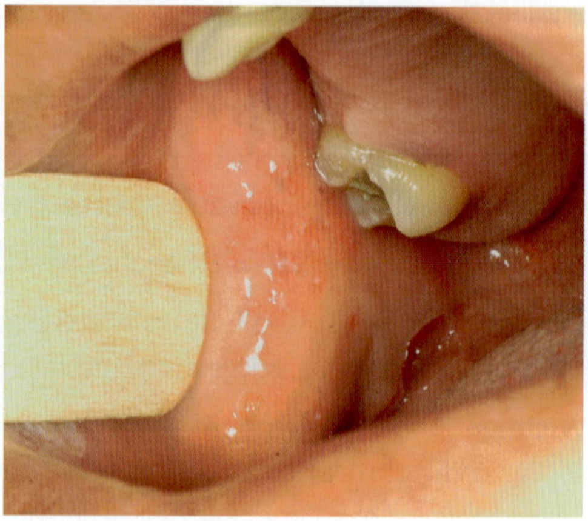

Masernexanthem mit Koplik-Flecken an der Wangenschleimhaut

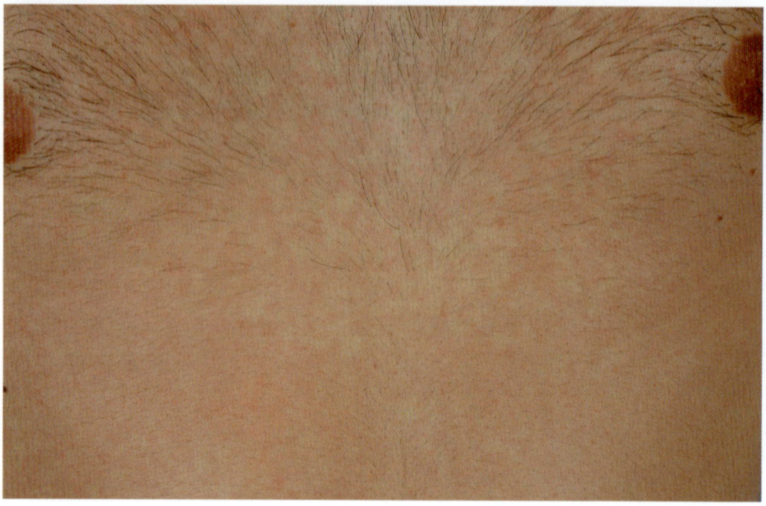

Röteln: klein-papulöses Exanthem am Stamm

Erreger: Masern: RNA-Virus aus der Familie der Paramyxoviren; Röteln: RNA-Virus aus der Familie der Togaviren; Ringelröteln: Parvovirus B19; Hand-Fuß-Mund-Krankheit: Coxsackie-Viren bzw. Enteroviren

Epidemiologie: weltweit verbreitete Infektionen, die meist im Kindesalter auftreten. Masern und Röteln wurden in vielen Ländern mit hohem nationalem Einkommen durch Impfprogramme zurückgedrängt, wobei in letzter Zeit, bedingt durch eine wachsende Impfskepsis, ein Wiederanstieg der Masernfälle zu beobachten ist.

Klinische Beschreibung und Symptome: Virusexantheme zeigen eine Virämie an, daher finden sich oft Allgemeinsymptome.

Bei den meisten exanthematischen Viruserkrankungen treten Prodromi wie allgemeines Krankheitsgefühl und Müdigkeit sowie Begleitsymptome wie Fieber und je nach Erreger Rhinitis, Konjunktivitis, Husten, gastroenterale Symptome und Lymphknotenschwellungen auf. Die Begleitsymptome können mild (z. B. Ringelröteln) oder schwer (z. B. Masern) sein.

Das Masernexanthem beginnt im Gesicht, konfluiert rasch und breitet sich auf Rumpf und Extremitäten aus. Wenige Tage vor Auftreten des Exanthems finden sich an der Wangenschleimhaut charakteristischerweise multiple, stecknadelkopfgroße Flecken mit weißem Zentrum (Koplik-Flecken).

Röteln gehen mit einem hellroten, nicht konfluierenden, makulösen Exanthem einher, das im Gesicht beginnt und sich zentrifugal ausbreitet. Begleitend tritt oft eine nuchale Lymphknotenschwellung auf.

Ringelröteln beginnen im Gesicht mit dunkelroten, rasch flächig konfluierenden Papeln an den Wangen („Ohrfeigengesicht"), gefolgt von typischen, urtikariell anmutenden, ringförmigen bzw. girlandenförmigen Läsionen an den Extremitäten.

Bei der Hand-Fuß-Mund-Krankheit finden sich zu Beginn schmerzhafte, kleine Aphten der Mundschleimhaut und danach kommt es zum Auftreten akraler Bläschen mit rotem Randsaum.

Diagnosestellung: klinische Diagnose, Erregernachweis (PCR), Anstieg des Antikörpertiters

Differentialdiagnosen: Arzneimittelexantheme, parainfektiöse Exantheme wie Gianotti-Crosti-Syndrom, „pediatric inflammatory multisystem syndrome" (PIMS) oder „reactive infectious mucocutaneous eruptions" (RIME)

Therapie: Außer gegen Varizellen (siehe Herpesviren-Infektionen) gibt es derzeit keine spezifische antivirale Therapie der exanthematischen Viruserkrankungen und daher ist nur eine symptomatische Therapie möglich.

Impfungen gibt es gegen Masern, Röteln und Varizellen.

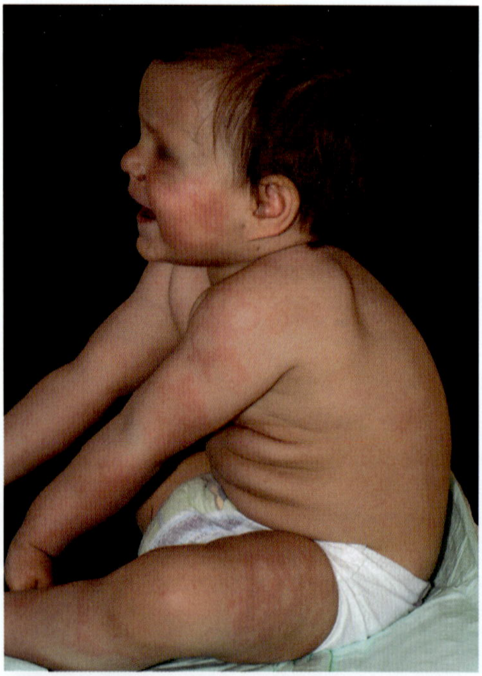

Ringelröteln: guter Allgemeinzustand und girlandenförmiges, urtikariell anmutendes Exanthem im Gesicht und am Stamm

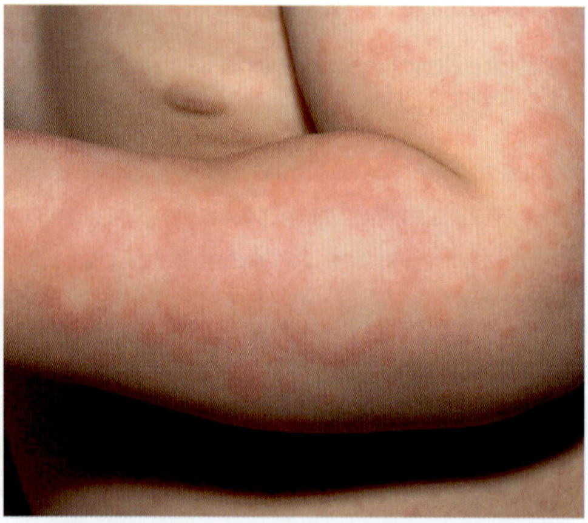

Ringelröteln: girlandenförmiges, urtikariell anmutendes Exanthem

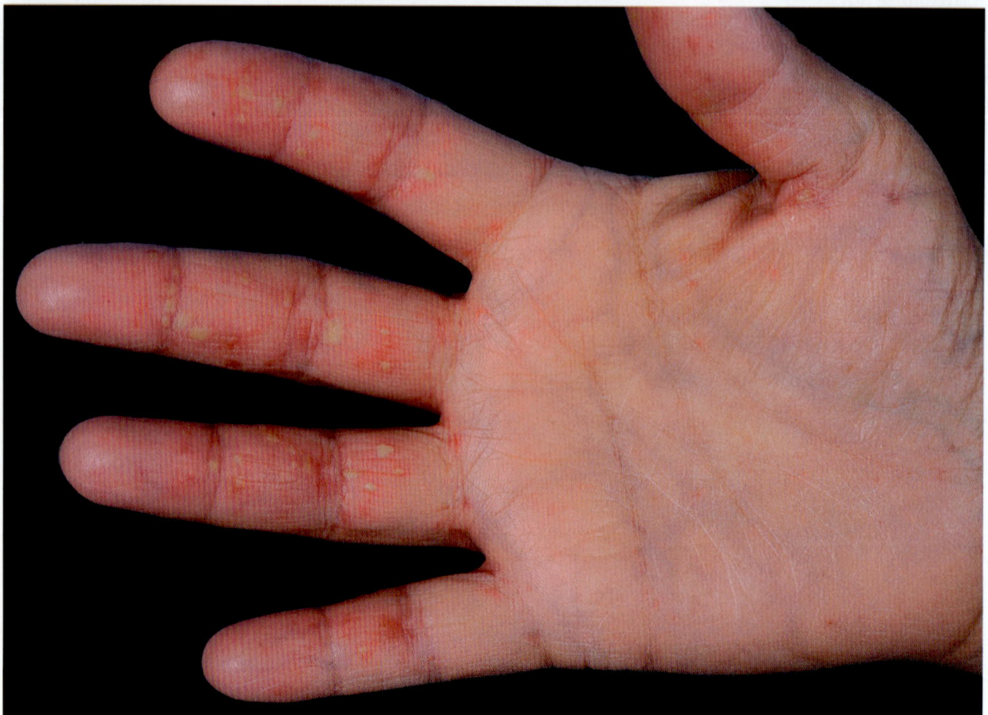

Hand-Fuss-Mund-Krankheit: multiple Bläschen mit rotem Randsaum an den Fingern

Verlauf: Mit Ausnahme von Masern verlaufen die meisten viralen exanthematischen Erkrankungen milde und komplikationslos, insbesonders im Kindesalter. Masern hingegen können neben den relativ stark ausgeprägten Allgemeinsymptomen auch zu schwerwiegenden Komplikationen wie Pneumonie, Otitis media und in seltenen Fällen zu einer subakuten sklerosierenden Panenzephalitis führen. Ringelröteln sind in seltenen Fällen bei Personen mit hämolytischen Anämien mit aplastischen Krisen vergesellschaftet. Besonders bei Infektion im ersten Trimenon können Röteln zu einer Embryopathie führen, die durch Herzfehler, Katarakte und Taubheit gekennzeichnet ist.

Fromme, J. E., Tantcheva-Poór, I., Fölster-Holst, R. (2022): Virale Exantheme im Kindesalter [Viral exanthems in children]. Hautarzt 73(6), 452–460

Viruswarzen

Viruswarzen sind extrem häufige, durch humane Papillomaviren (HPV) ausgelöste, epidermale Hyperplasien. Man unterscheidet verschiedene Ausprägungen, die sich in Bezug auf HPV-Subtyp, Lokalisation und Epidemiologie unterscheiden, wobei es jedoch Überschneidungen gibt. Generell werden kutane Warzen (z. B. Verrucae vulgares, plane Warzen) von Schleimhautwarzen (Kondylome bzw. Papillome) unterschieden.

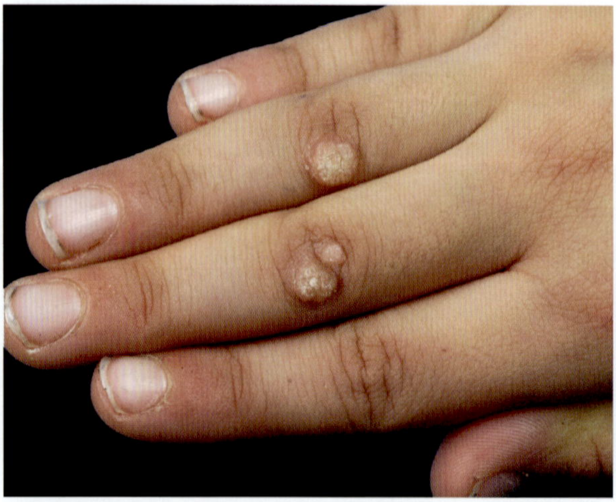

Verrucae vulgares an den Fingern

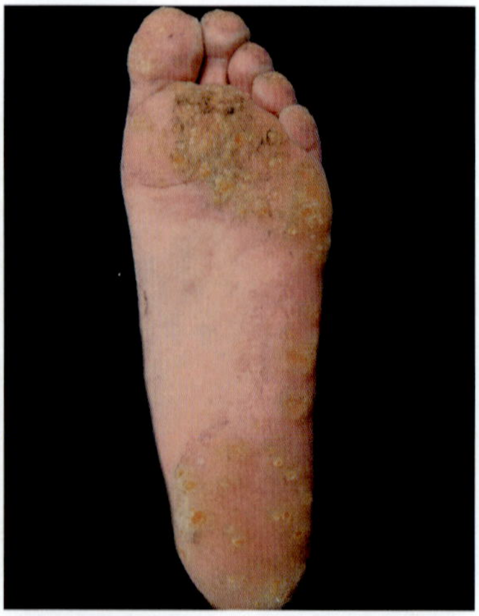

Plantarwarzen (Verrucae plantares) mit Neigung zur Konfluenz (Mosaikwarzen)

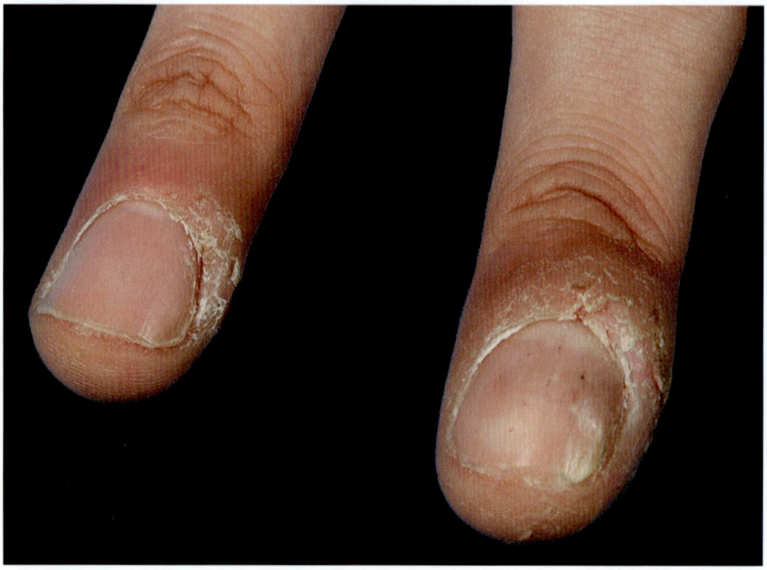

Periunguale Warzen

Erreger: HPV sind kleine DNA-Viren mit derzeit mehr als 200 bekannten Subtypen. Sie werden in fünf verschiedene Genera unterteilt, wobei die Genera alpha-HPV und beta-HPV die häufigsten sind. Kutane Warzen wie Verrucae vulgares und Plantarwarzen werden in der Regel durch HPV 1, 2, 27 und 57 hervorgerufen, während plane Warzen meist auf HPV 3 oder 10 zurückgeführt werden können. Beta-HPV-Viren, meist latent bei Gesunden, führen bei Personen mit Epidermodysplasia verucciformis und bei Immunsupprimierten zu multiplen Warzen und zu Plattenepithelkarzinomen. Schleimhaut-HPV-Viren lassen sich grob in „high risk" und „low risk" Subtypen einteilen. High-Risk-Subtypen umfassen HPV 16, 18, 30, 31, 33 und sind Hauptursache des Zervixkarzinoms. Low-Risk-Subtypen (v.a. HPV 6, 11) kommen in „Condylomata acuminata" (Feigwarzen) und in Larynxpapillomen vor. HPV 13 und 32 sind für die seltene fokale epitheliale Hyperplasie (M. Heck) verantwortlich.

Epidemiologie: Kutane Warzen sind sehr häufig, insbesondere im Kindesalter. Die Prävalenz genitaler Warzen steigt nach Erreichen des sexuell aktiven Alters an und wird, je nach untersuchter Personengruppe, unterschiedlich hoch eingeschätzt. Laut einer Metaanalyse aus dem Jahr 2023 sind weltweit etwa ein Drittel aller Männer mit HPV infiziert, wobei der Prävalenzgipfel zwischen dem 25. und 29. Lebensjahr liegt. Für Frauen gibt es weniger verlässliche Daten, da die Infektion oft latent verläuft.

Risikogruppen und Risikofaktoren: kutane Warzen: Kinder, angeborene zelluläre Immundefekte, Immunsuppression; genitale Warzen: häufige Sexualkontakte, Immunsuppression, insbesondere HIV-Infektion

Ätiologie und Pathophysiologie: Die Infektion erfolgt meist durch Schmierinfektion, wobei insbesondere bei kutanen Warzen auch Autoinokulation eine Rolle spielt. Bei Erstinfektion gelangt HPV über bisher noch nicht identifizierte Rezeptoren in die Zellen der Basalzellschicht des Plattenepithels und in weiterer Folge gelangt virale DNA in den Zellkern. Unter Ausnutzung der wirtseigenen Transkriptionsmaschinerie kommt es zur Replikation der viralen DNA. Bestimmte Virusproteine (E6, E7) führen auch zu einer Steigerung der Proliferationsrate der basalen Keratinozyten, was zur epithelialen Hyperplasie und damit zur Viruswarze führt. Bei Hochrisiko-HPV agieren diese Virusproteine über vermehrten Abbau des Tumorsuppressorproteins p53 als Onkoproteine und führen zu ungehinderter Zellproliferation und damit zur malignen Transformation. Hochrisiko-Subtypen wie HPV 16, 18, 30, 31, 33 sind für HPV-induzierte Karzinome verantwortlich, insbesondere für das Zervixkarzinom, aber auch für andere Karzinome der Haut und Schleimhäute.

Klinische Beschreibung und Symptome: Verrucae vulgares präsentieren sich als hyperkeratotische, raue Papeln mit einer verrukösen Oberfläche. Dermatoskopisch lassen sich charakteristischerweise schwarze oder rote Punkte erkennen, die thrombosierten Kapillaren entsprechen. Plantarwarzen (Verrucae plantares) manifestieren sich als endophytische Läsionen mit einem verdickten Stratum corneum und neigen zur Konfluenz (Mosaikwarzen). Durch den Druck beim Stehen und Gehen können sie Schmerzen verursachen. Im Gegensatz dazu sind Verrucae planae vorwiegend flach oder leicht erhaben, mit einer glatten Oberfläche und weniger hyperkeratotisch als andere Warzenarten. Filiforme Warzen zeichnen sich durch ihre langgestreckte Form und einen dünnen, bindegewebigen Stiel aus. Kondylome manifestieren sich üblicherweise als weiche, hautfarbene Papeln mit einer gefurchten Oberfläche. Sie können sowohl einzeln in Erscheinung treten als auch zu umfangreicheren, blumenkohlähnlichen Massen konfluieren.

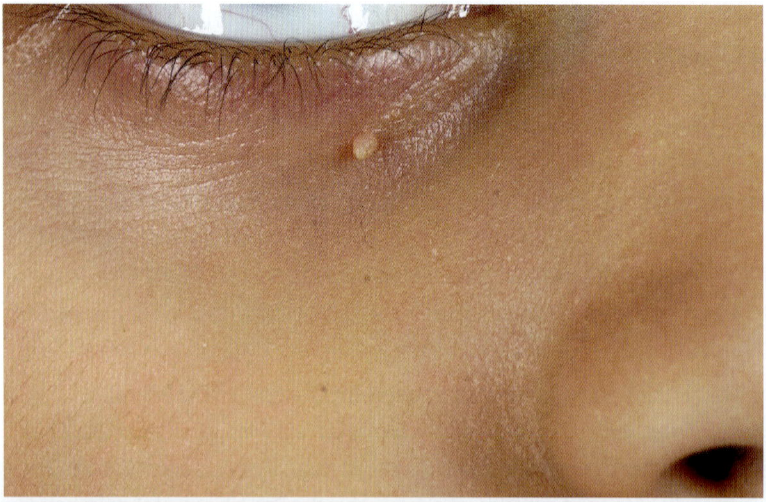

Filiforme Warze im Gesicht

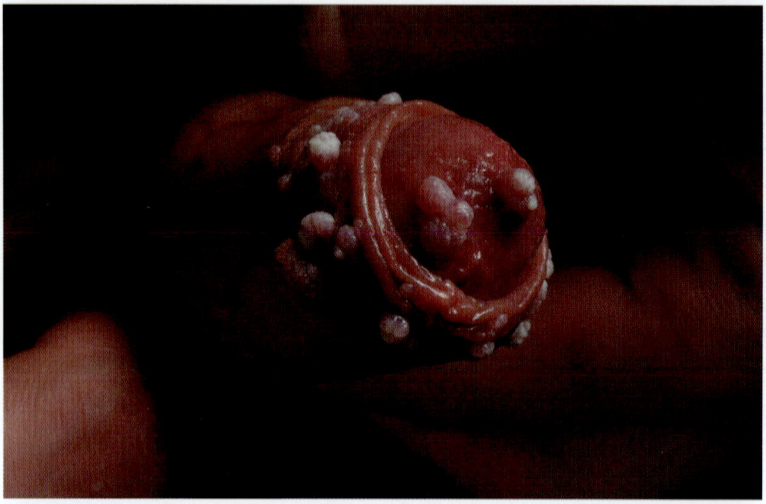

Kondylome an der Glans penis und im Bereich des Penisschafts

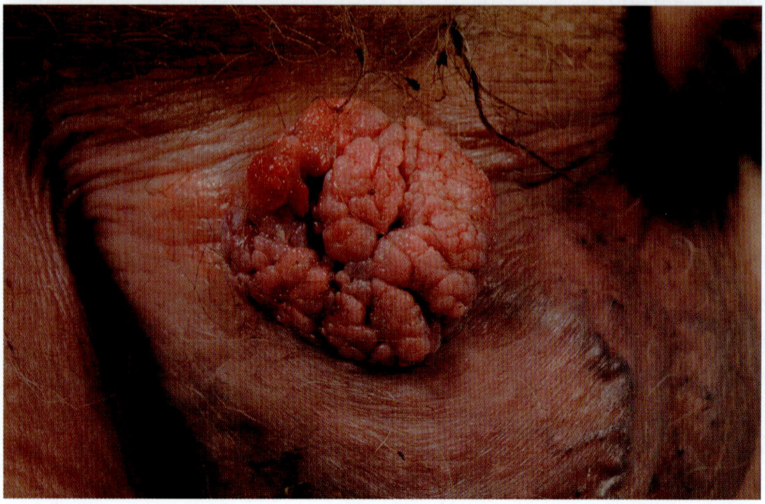

Riesenkondylom (Buschke-Löwenstein-Tumor)

Prädilektionsstellen: Verrucae vulgares: Hände, Füße, Gesicht; plane Warzen: Gesicht und Unterarme; filiforme Warzen: Gesicht; genitale Warzen: Penisschaft und Glans penis bei Männern, Introitus vaginae bei Frauen sowie perinal bei allen Geschlechtern – sie können jedoch im Bereich der gesamten Genitalregion auftreten.

Diagnosestellung: In den meisten Fällen kann die Diagnose rein klinisch gestellt werden, im Zweifel wird eine Hautbiopsie zur Diagnosesicherung durchgeführt. Zum Nachweis des HPV-Typs stehen verschiedene Verfahren zur Verfügung.

Dermatopathologie: Akanthose der Epidermis mit radiär verlängerten Reteleisten und Hypergranulose. Gelegentlich weisen die betroffenen Keratinozyten auch einen perinukleären Halo auf und werden aufgrund ihres charakteristischen Aussehens als Koilozyten bezeichnet.

Sonderformen: Unter Buschke-Löwenstein-Tumor (Riesenkondylom) versteht man eine seltene Form genitaler Warzen, die durch eine exzessive Wucherung charakterisiert ist und hauptsächlich durch HPV 6 und 11 hervorgerufen wird. Die Läsionen können beträchtliche Größe erreichen und erfordern oft eine chirurgische Entfernung. Die fokale epitheliale Hyperplasie (Morbus Heck) ist eine seltene Erkrankung, verursacht durch HPV-Typen 13 und 32 und durch multiple flache Papeln im Mundbereich gekennzeichnet. Morbus Heck tritt häufig bei Kindern und Jugendlichen auf und ist in bestimmten ethnischen Gruppen häufiger anzutreffen. Epidermodysplasia verruciformis ist eine sehr seltene genetische Erkrankung, gekennzeichnet durch eine anormale Suszeptibilität für bestimmte HPV-Typen (insbesondere Beta-HPV-Viren), die zu einer lebenslangen Neigung zu flachen Warzen führt und mit einem erhöhten Risiko für Plattenepithelkarzinome einhergeht.

Differentialdiagnosen: weiche Fibrome, seborrhoische Keratosen, Clavus, Hirsuties papillaris penis

Therapie: Bei kutanen Warzen im Kindesalter wird in der Regel die Spontanheilung abgewartet, ansonsten werden Warzenviren durch physikalische Methoden (Kryotherapie, Kaustik, Chirurgie, Laser), chemische Methoden (Trichloressigsäure, Podophyllotoxin) und Immuntherapien (Imiquimod) behandelt. Die wichtigste vorbeugende Therapie zur Vermeidung einer Infektion stellt die HPV-Vakzinierung dar. Die derzeit umfassendste Impfung bietet Schutz gegen neun HPV-Typen: 6, 11, 16, 18, 31, 33, 45, 52 und 58 und kann die häufigsten Infektionen und einen signifikanten Anteil HPV-assoziierter Karzinome verhindern. Die Impfung wird typischerweise für Kinder und Jugendliche im Alter von 9 bis 14 Jahren empfohlen, wobei jedoch in der Zukunft eher mit einer Erweiterung der Indikation zu rechnen ist.

Verlauf: An sich sind Viruswarzen reaktive und daher selbstlimitierende Veränderungen, die bei guter Immunitätslage spontan abheilen. Auf der Basis einer Infektion mit Hochrisiko-HPV-Typen kann es jedoch zur Entstehung von Plattenkarzinomen kommen, insbesondere bei Immunsuppression.

Bruni, L., Albero, G., Rowley, J., Alemany, L., Arbyn, M., Giuliano, A. R., Markowitz, L. E., Broutet, N., Taylor, M. (2023): Global and regional estimates of genital human papillomavirus prevalence among men: a systematic review and meta-analysis. Lancet Glob Health 11(9): e1345-e1362

Vitiligo

Vitiligo ist eine relativ häufige Autoimmunerkrankung, die mit Verlust der pigmentproduzierenden Zellen der Haut, den Melanozyten, einhergeht. Dadurch kommt es zur Depigmentierung der Haut und Haare (Poliose). Typischerweise treten multiple, scharf begrenzte, hypopigmentierte Flecken auf. Die Erkrankung ist an sich harmlos, führt jedoch aufgrund des auffälligen Erscheinungsbildes häufig zu Stigmatisierung der betroffenen Patient:innen. Vitiligo ist mitunter mit Autoimmunerkrankungen der Schilddrüse assoziiert.

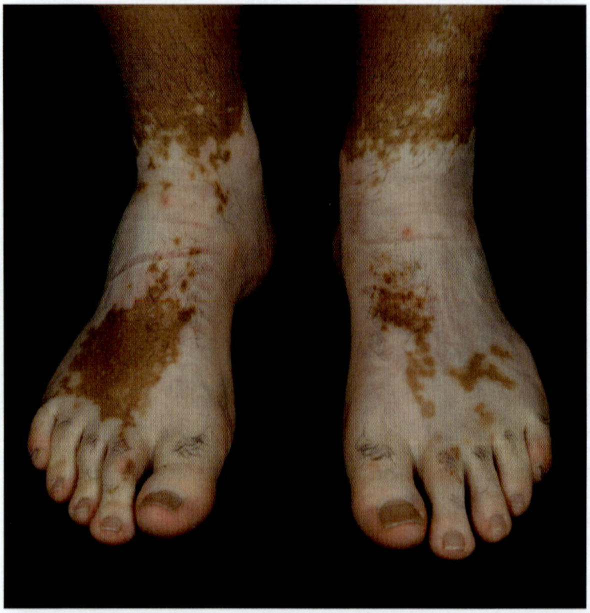

Vitiligo: scharf begrenzte, konfluierende, hypopigmentierte Flecken der Haut mit Inseln normal pigmentierter Haut

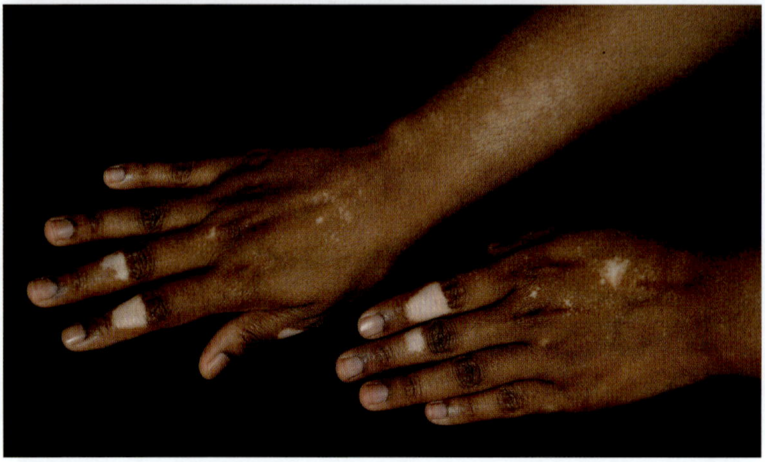

Vitiligo: scharf begrenzte, konfluierende, hypopigmentierte Flecken der Haut

Häufigkeit bzw. Epidemiologie: Die Häufigkeit der Erkrankung wird in der Regel mit 0,5–1% der Bevölkerung angegeben. Neuesten Daten zufolge liegt die Inzidenz zwischen 25 und 61 Fällen pro 100.000 Personenjahren. Es besteht keine Geschlechterpräferenz und alle ethnischen Gruppen und Hauttypen sind ungefähr gleich häufig betroffen. Mögliche Begleiterkrankungen sind neben Autoimmunerkrankungen der Schilddrüse, rheumatoider Arthritis und Diabetes mellitus auch Alopecia areata, Psoriasis und atopische Dermatitis.

Ätiologie und Pathophysiologie: Die Ätiologie ist unklar. Die Krankheit wird durch einen antigenspezifischen Mechanismus in Gang gesetzt, der vor allem zytotoxische T-Zellen, insbesondere CD8+ T-Zellen, aktiviert. Dabei kommt es zur Zerstörung der Melanozyten.

Klinische Beschreibung und Symptome: Charakteristischerweise manifestiert sich die Erkrankung in Form von scharf begrenzten, hypopigmentierten Flecken der Haut. Die Flecken sind zu Beginn kreisrund und nach Konfluenz polyzyklisch begrenzt. Gelegentlich sind auch Haare depigmentiert. Die Ausdehnung ist variabel und reicht von einigen wenigen isolierten Flecken bis zu ausgedehnten, landkartenartig begrenzten, hypopigmentierten Bezirken.

Prädilektionsstellen: Streckseiten der Extremitäten, Gesicht, genital

Diagnosestellung: In den meisten Fällen kann die Diagnose rein klinisch gestellt werden, im Zweifel wird eine Hautbiopsie zur Diagnosesicherung durchgeführt.

Sonderformen: Segmentale Vitiligo beschränkt sich auf Hautareale einer Körperhälfte.

Dermatopathologie: Verlust der epidermalen Melanozyten

Differentialdiagnosen: andere Formen der Hypopigmentierung

Therapie: UV-Licht-Bestrahlungstherapie, Lasertherapie, chirurgische Therapien (Transplantation von Melanozyten), lokale und systemische immunsuppressive Therapien, neuerdings auch Januskinase (JAK)-Inhibitoren (Ruxolitinib, Tofacitinib)

Verlauf: Der Verlauf ist meist langsam progredient. Die Depigmentierung kann jedoch auch zum Stillstand kommen oder sich zurückbilden. Die Repigmentierung erfolgt durch Einwanderung von Melanozyten aus dem infundibulären Anteil des Haarfollikels.

Akl, J., Lee, S., Ju, H. J., Parisi, R., Kim, J. Y., Jeon, J. J., Heo, Y. W., Eleftheriadou, V., Hamzavi, I., Griffiths, C. E. M., Ashcroft, D. M., Mysore, V., Gupta, S., Parsad, D., Lim, H., Bae, J. M., Ezzedine, K. (2024): Global Vitiligo Atlas. Estimating the burden of vitiligo: a systematic review and modelling study. Lancet Public Health, 2468-2667(24) 00026-4

Weiche Fibrome

Weiche Fibrome (Acrochorda, „Skin Tags") sind extrem häufige, filiforme Bindegewebsausstülpungen der Haut, die in Ausnahmefällen auch recht groß werden können. Es handelt sich um harmlose benigne Veränderungen.

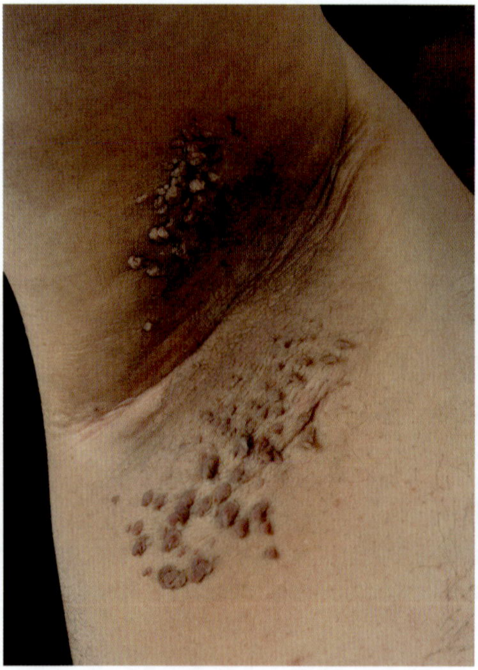

Multiple weiche Fibrome im Bereich der Axilla

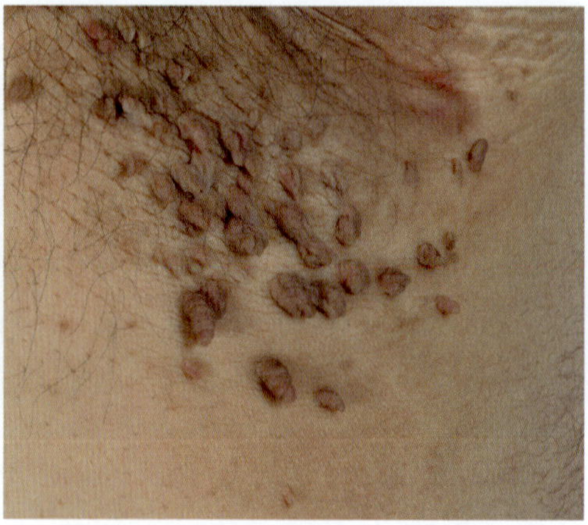

Weiche Fibrome: polypöse Ausstülpungen der Haut im Bereich der Axilla

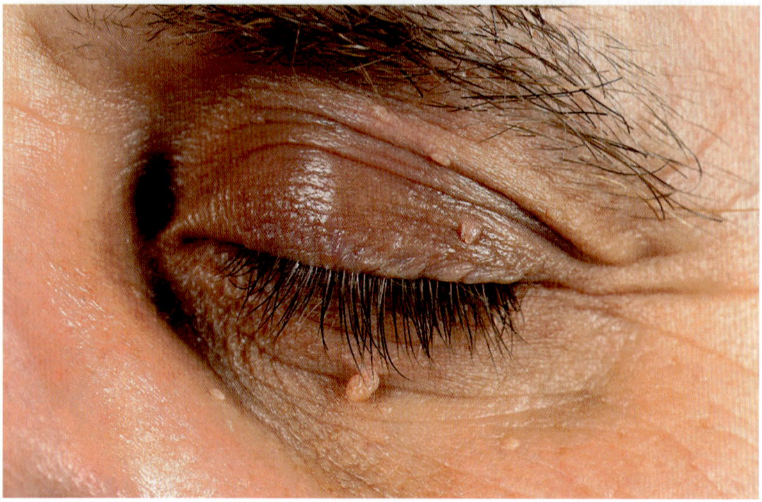

Weiches Fibrom im Bereich des Unterlids

Häufigkeit bzw. Epidemiologie: Weiche Fibrome treten extrem häufig auf, ohne eine Präferenz für ein bestimmtes Geschlecht zu zeigen, und betreffen alle ethnischen Gruppen. Sie finden sich gehäuft im mittleren und höheren Lebensalter und sind oft, aber nicht ausschließlich mit Adipositas assoziiert. Es besteht auch eine Assoziation mit Acanthosis nigricans, Diabetes mellitus Typ 2 und bestimmten genetischen Erkrankungen.

Ätiologie und Pathophysiologie: Es wird angenommen, dass ein Verlust der Elastizität in der Dermis zu den Bindegewebsausstülpungen führt und dass dieser Prozess durch chronische Reibung, Adipositas und durch Alterungsprozesse der Haut begünstigt wird.

Klinische Beschreibung und Symptome: kleine, hautfarbene, filiforme bzw. polypöse Ausstülpungen der Haut, die meist multipel auftreten. Einzelne Läsionen können ungewöhnlich groß werden (Fibroma pendulans).

Prädilektionsstellen: Typische Lokalisationen sind die Achseln, die Leiste und der submammäre Bereich.

Diagnosestellung: Die Diagnose erfolgt in den meisten Fällen rein klinisch aufgrund des charakteristischen Erscheinungsbildes.

Differentialdiagnosen: dermale Nävi, Neurofibrome, Viruswarzen, gestielte seborrhoische Keratosen

Dermatopathologie: Ausstülpung der Epidermis mit bindegewebigem Stiel

Therapie: Es handelt sich um gutartige Veränderungen und in der Regel ist keine Therapie indiziert. Falls gewünscht, können weiche Fibrome mit dem Skalpell flach abgetragen oder mittels Scherenschlag entfernt werden.

Verlauf: chronisch-persistierend

Sari, R., Akman, A., Alpsoy, E., Balci, M. K. (2010): The metabolic profile in patients with skin tags. Clin. Exp. Med. 10(3), 193-7

Zysten und Pseudozysten

Man unterscheidet Zysten und Pseudozysten. Zysten sind Hohlräume, die mit einem Epithel ausgekleidet sind, wohingegen Pseudozysten keine epitheliale Zystenwand aufweisen. Die vier häufigsten Zysten der Haut sind die Epidermiszyste (Synonyme: Epidermoidzyste, epidermale Einschlusszyste), die Trichilemmalzyste (Synonym: Pilarzyste), das Hidrozystom und das Steatozystom. Milien sind kleine, oberflächliche Epidermiszysten. Die dorsale Fingerzyste und die Mukoidzyste der Schleimhaut sind Pseudozysten.

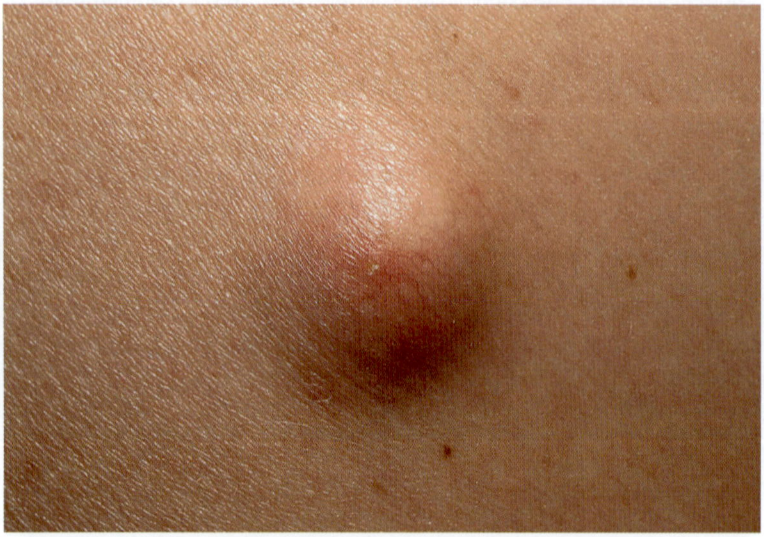

Epidermiszyste: glattwandiger Knoten mit zentraler Pore

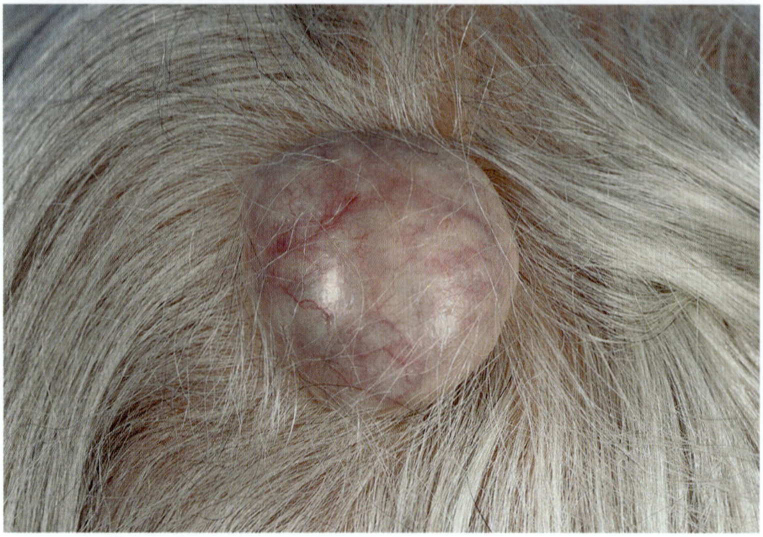

Trichilemmalzyste: nussgroßer Knoten mit glatter Oberfläche und erweiterten Gefäßen

Epidemiologie: geordnet nach Häufigkeit: Epidermiszyste > Trichilemmalzyste > Hidrozystom und Steatozystom. Zysten treten gelegentlich multipel auf und können in äußerst seltenen Fällen Teil eines syndromalen Krankheitsbildes genetischen Ursprungs sein.

Ätiologie und Pathophysiologie: Zysten entstehen aus einem präformierten, mit Epithel ausgekleideten Hohlraum, der sich mit Talg und Hornmaterial (Epidermiszyste und Trichilemmalzyste), apokrinem bzw. ekkrinem Sekret (Hidrozystom) oder einer viskösen Flüssigkeit (Steatozystom) füllt. Ursache dafür ist eine Abflussbehinderung. Pseudozysten entstehen durch eine traumatisch bedingte Ansammlung von muzinösem Material in der Dermis.

Klinische Beschreibung und Symptome: Typischerweise sind Zysten erbsen- bis kirschgroße Vorwölbungen der Haut von prall-elastischer Konsistenz. Epidermiszysten und Trichilemmalzysten können apfelgroß werden. Die Haut über prall gefüllten, großen Zysten ist glatt und glänzend und von geschlängelten Gefäßen durchzogen. Epidermiszysten weisen eine zentrale Pore auf, über die sich auf Druck oder spontan Talg entleeren kann. Eine häufige Komplikation der Epidermiszyste ist die bakterielle Superinfektion, die mit Rötung und Schmerzen einhergeht und unbehandelt in der Regel zur spontanen Perforation mit Entleerung von übelriechendem, eitrigem Inhalt führt. Milien sind stecknadelkopfgroße, oberflächliche Epidermiszysten, die oft multipel auftreten. Hidrozystome können gelegentlich einen leicht bläulichen Farbton aufweisen. Dorsale Fingerzysten sind schmerzhafte, erbsengroße, transluzente Papeln, die typischerweise an der Streckseite der Fingerendglieder lokalisiert sind. Mukoidzysten der Schleimhaut finden sich gehäuft an der Innenseite der Unterlippe.

Prädilektionsstellen: Epidermiszysten: gesamtes Integument; Trichilemmalzysten: Capillitium, Hidrozystome: Gesicht; Steatozystome: Stamm; dorsale Fingerzysten: Streckseite des Fingerendgliedes; Mukoidzyste: Mundschleimhaut

Diagnosestellung: In den meisten Fällen wird die Diagnose rein klinisch gestellt, wobei eine sichere Unterscheidung zwischen Epidermiszysten und Trichilemmalzysten nicht möglich ist.

Differentialdiagnosen: an sich keine, Hidrozystome werden gelegentlich für Basaliome oder andere Adnextumore gehalten und zur Diagnosesicherung entfernt.

Dermatopathologie: Epidermiszyste: Die Zystenwand besteht aus einem verhornenden, mehrreihigen Epithel mit Stratum granulosum, der Zysteninhalt aus lamellär geschichtetem Horn.

Trichilemmalzyste: Die Zystenwand besteht aus einem verhornenden, mehrreihigen Epithel ohne Stratum granulosum, der Zysteninhalt aus amorphem, eosinophilem Material.

Hidrozystom: Die Zystenwand besteht aus einem zweireihigen Epithel, das gelegentlich eine apokrine Dekapitationssekretion aufweist, der Zysteninhalt ist amorphes Sekret.

Steatozystom: Die Zystenwand besteht aus einem verhornenden, mehrreihigen Epithel ohne Stratum granulosum mit einer gezackten Kutikula, ähnlich dem Talgdrüsenausführungsgang, in der Zystenwand finden sich gelegentlich Talgdrüsenläppchen.

Dorsale Fingerzysten und Mukoidzysten: keine Zystenwand, der Zysteninhalt ist muzinöses Material.

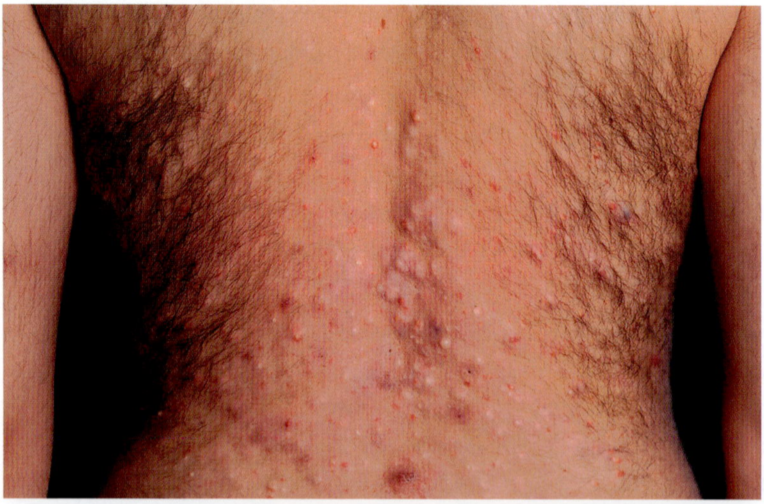

Steatozystome finden sich bei Steatocystoma multiplex.

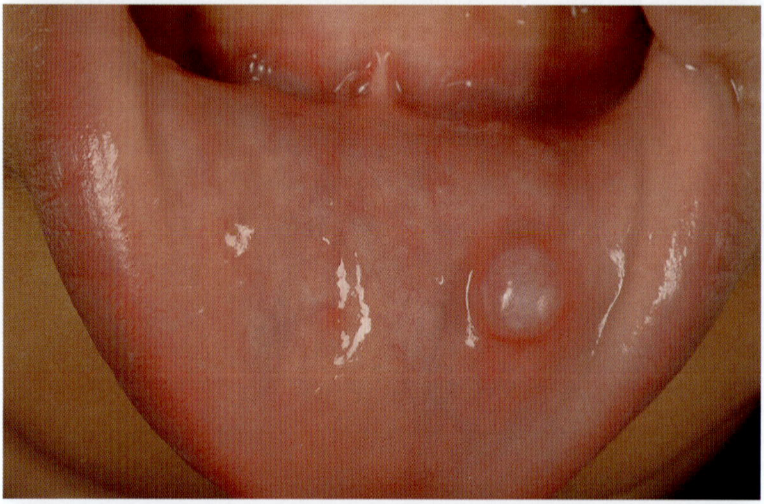

Mukoidzyste an der Mundschleimhaut

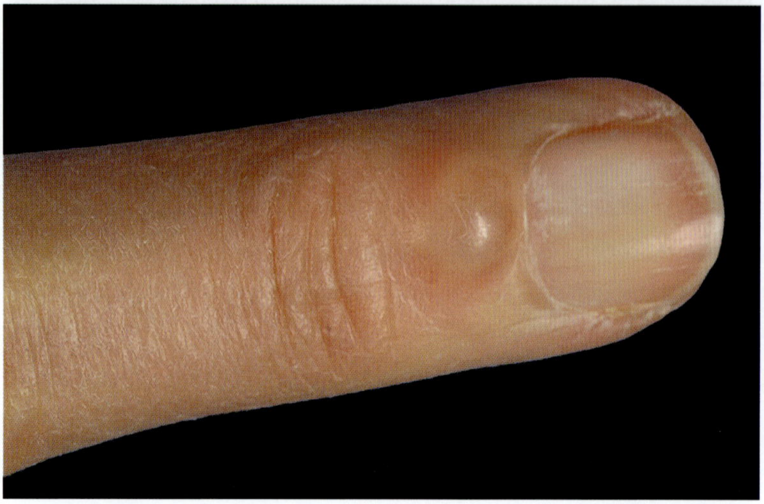

Dorsale Fingerzyste: erbsengroße, transluzente Papel an der Streckseite eines Fingerendglieds

Sonderformen: Multiple Epidermiszysten können im Rahmen eines Syndroms (Gardner-Syndrom, Gorlin-Goltz-Syndrom) oder nach Therapie mit einem B-RAF-Inhibitor auftreten; multiple Trichilemmalzysten treten gelegentlich familiär gehäuft auf; multiple Steatozystome finden sich bei Steatocystoma multiplex, eine Genodermatose mit autosomal dominantem Erbgang, die auf eine Mutation im KRT17-Gen zurückzuführen ist.

Therapie: Es handelt sich um gutartige Veränderungen und in der Regel ist keine Therapie indiziert. Epidermiszysten und Trichilemmalzysten können aufgrund ihrer Größe stören und werden dann chirurgisch entfernt. Inflammierte Epidermiszysten werden inzidiert, entleert und gespült. Eine systemische Antibiose ist nur selten nötig. Dorsale Fingerzysten sind schmerzhaft, neigen zum Rezidiv und eine chirurgische Entfernung ist oft angezeigt, alternativ kann man auch andere gewebszerstörende Maßnahmen durchführen. Mukoidzysten der Schleimhaut heilen in der Regel spontan ab, können aber im Einzelfall mit verschiedenen ablativen Verfahren (z. B. chirurgisch oder mittels Laserbehandlung) abgetragen werden.

Verlauf: chronisch-persistierend

Pérez-Muñoz, N., Llamas-Velasco, M., Castillo-Capponi, G., Morgado-Carrasco, D., Iglesias-Sancho, M., Carrasco-García, M. Á., Fernández-Figueras, M. T. (2019): Dermatopathology of Cutaneous Cystic Lesions: A Practical Review With Diagnostic Clues and Pitfalls. Am. J. Dermatopathol. 41(11), 783–793

Stichwortverzeichnis